自身免疫病的藏医学理论基础

童晓鹏　主编

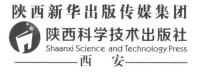

陕西新华出版传媒集团

陕西科学技术出版社
Shaanxi Science and Technology Press

————西　安————

图书在版编目（CIP）数据

自身免疫病的藏医学理论基础／童晓鹏主编. — 西安：陕西科学技术出版社，2023.1

ISBN 978 - 7 - 5369 - 8461 - 5

Ⅰ．①自… Ⅱ．①童… Ⅲ．①藏医－自身免疫病－诊疗 Ⅳ．①R291.4

中国版本图书馆 CIP 数据核字（2022）第 095573 号

ZISHEN MIANYIBING DE ZANGYIXUE LILUN JICHU
自身免疫病的藏医学理论基础
童晓鹏　主编

责任编辑	高　曼
封面设计	朵云文化

出 版 者	陕西新华出版传媒集团　　陕西科学技术出版社
	西安市曲江新区登高路 1388 号 陕西新华出版传媒产业大厦 B 座
	电话（029）81205187　传真（029）81205155　邮编 710061
	http://www.snstp.com
发 行 者	陕西新华出版传媒集团　　陕西科学技术出版社
	电话（029）81205180　81206809
印　　刷	西安市久盛印务有限责任公司
规　　格	787mm×1092mm　　16 开
印　　张	15.75
字　　数	260 千字
版　　次	2023 年 1 月第 1 版
	2023 年 1 月第 1 次印刷
书　　号	ISBN 978 - 7 - 5369 - 8461 - 5
定　　价	78.00 元

　　自身免疫性疾病近年越来越多地走进人们的视线。随着人类医学知识的增加、科技的发展,很多疾病都被我们了解,也被我们攻克,但是自身免疫病因为其复杂性,至今病因不明,注定是一场医学界的"攻坚战"。免疫学是获得成果最多的领域,诺贝尔奖生理医学奖中近四分之一的获奖者为免疫学家。

　　在西藏这片古老而神秘的土地上,自身免疫性疾病在"跃跃欲试"。在这里,世界医学科研最前沿的自身免疫性疾病遇到了古老的藏医药,但古老的藏医学是否能够"驯服"这个世界医学难题,愿这本书能给读者带来一些思路。本书从西藏的一些形象的自身免疫性疾病的故事引出,扩展到世界各地对自身免疫性疾病病因的研究和思考,最后落脚到藏医学的研究和藏医治疗自身免疫性疾病的思考,同时对我国同为传统医学的中医和藏医进行了比较,希望能帮助读者扩展思路。希望本书能够为我国传统民族医药的发展作出一点贡献。

编者

2022 年 2 月

目　录

第一章　突如其来的灾难（一）

第一节　美丽山村

走进昌都区察雅县的烟多镇,只见绿树掩映着白墙青瓦,精致的藏式楼房错落有致,房前屋后干净清爽,一面面鲜艳的五星红旗迎风飘扬。随着青藏铁路的修通、各种交通方式的普及、国家政策的支持、当地人民的自觉打理,以及政府对农村进行的人居环境整治,这个一度"脏、乱、差"的村庄焕然一新,成了当地有名的美丽社区。

这个美丽的山村居住着几百户人家,每家每户的房屋都干净整洁,和以前生活在帐篷里的游牧生活相比,简直是天壤之别,他们生活的地方再也不见以前"脏、乱、差"的样子。

"以前,农村就是'脏、乱、差'的代名词。如今,多亏政府的支持和帮助,把马路铺到我们家门口,家家户户房前屋后干净清爽,村里道路两侧也干净整洁。"烟多镇的居委会主任扎木说,"我们坚持每周组织群众打扫社区卫生,经过坚持不懈的努力,群众的卫生意识大大提高了,社区干净得和城里一样漂亮了。"

过去,村容村貌差是昌都区农村环境突出的"短板",针对这个问题,昌都区积极组织群众清理村镇里的卫生死角,包括河道、沟渠等,以烟多镇为试点开展垃圾分类宣传工作。同时,建章立制,把农村人居环境整治纳入村规民约,建立了一周一小扫、一月一大扫工作机制,形成了人人参与、齐抓共管的良好局面。除此之外,昌都区实施了多个乡镇之间的垃圾转运站和生活垃圾填埋场建设,目前已建成并投入使用。

"现在社区有了垃圾桶,还有了保洁员,村里变干净了,水也清澈了。每当夜幕降临,社区到处灯火通明,感觉比城里还舒服,人们的日子过得越来越幸福。"昌都区察雅县烟多镇的社区居民次仁说。

随着村镇的生活条件逐渐变好,经过深加工的食品逐渐进入藏区人民的生活,吃进体内的深加工食品逐渐增多,因而现在藏区的孩子和其他地区的孩子在生活上的差别已经不大。虽然深加工食品的味道比较好,但由于加工过程中加入了各种知名的或者不知名的添加剂,对身体造成的影响不容小觑。孩子们正处于生长发育阶段,这些看起来美味的深加工食品在进入孩子们的身体之后,难免会埋下疾病的种子,在成长过程中逐渐发芽。

第二节　突发疾病

刚过去的 4 月 15 日,本是很平常的一天,但对于住在西藏自治区一个小村庄的扎西一家来说是一个不愿回忆的日子。

凌晨 3 时,还在梦乡里的马涛被一阵急促的拍门声惊醒。门外的人喊道:"马医生! 马医生! 快起来,出事了!"听到喊声,马涛一骨碌从床上爬起来开门,门外站的是村支书巴桑和村民扎西。看到马涛打开门,巴桑拉起马涛就往前跑,边跑边对马涛飞速地说着:"马医生,你快去看看,扎西家里出事了。你是不知道,扎西家的小儿子不知道怎么回事,睡着睡着突然哭了起来,问他他也说不清楚,只说肚子疼。但是扎西和他媳妇发现儿子身上起了很多小红点。"马涛被巴桑拉的差点跌倒,连忙稳住身子,问:"你稳着点,说说到底怎么回事。"巴桑赶紧拉了扎西一把,说:"扎西,你来说,说说你家小儿子到底怎么回事。"扎西看起来很不好,对马涛说:"我也不知道怎么回事。下午尼玛还在外面和其他孩子玩,回来的时候也没有什么不舒服的地方,给他洗澡的时候只看到膝盖和脚踝附近起了一些小红点,我们都以为是小虫子咬的,也没在意。那会儿问他,他没说疼,也没说痒,晚上还吃了一大碗饭,之后就睡了。睡到半夜突然就哭了起来,说是肚子疼,我们掀开他的衣服发现身上起了很多红点,像是流血了一样。他还想用手去抓这些红疹子,应该是觉得痒。我俩都吓得不行,就赶快喊了巴桑一起来找你了。"顿了顿,扎西又着急地说:"马医生,你一定要看看尼玛到底是怎么回事啊。"

马涛听扎西讲话的时候脚下不停,差不多到了扎西家门口不远处,对扎西说:"我去看看孩子,你先不要着急。"巴桑也对扎西说:"对对对,扎西,你先让马医生去看看孩子怎么回事。再说,着急也没用啊。"可能是马涛的镇定给了扎西鼓励,巴桑的话可能也起了作用,扎西点点头,看起来没有之前那么着急了。于是3个人来到了扎西家。还没进屋就听到尼玛在哭,可能是哭的时间久了,听着嗓子都哑了。马涛随扎西进了房间。

虽然马涛在的这个地方位于西藏自治区内部的一个小村庄,但是随着现在国家发展得越来越好,这个小村庄的生活水平也在不断提高。现在家家户户都能住上房子,有电可以用,生活水平更好一点的还能在别的地方买上一套房。当然,这个小村庄的生活水平不断提高,和村支书巴桑不无关系。可以说,是巴桑带领着他们走上了富裕的道路。可话虽如此,这里的很多基础设施还是不完善,距离最近的大医院也要好几个小时的路程。不过,巴桑在这个年纪能够将家乡建设成这样,已经很不错了。

巴桑黑黑瘦瘦的,年龄不大,25岁,然而年纪轻轻的巴桑已经是这个村里的村支书了。虽然巴桑年轻,但这个村庄的人都很敬佩他,因为他是这个村里20多年出来的为数不多的大学生。巴桑在大学毕业后并没有选择留在繁华的大都市,而是回到了自己的家乡。对于这个选择,他的辅导员也是支持的。巴桑的心思全在自己家乡,他大学期间不仅各科成绩十分优秀,参加了不少社团活动,而且是校学生会的一分子,还是优秀毕业生。当时校外的好几个公司都给巴桑发招聘通知,但是巴桑还是选择了回到自己家,希望能够用自己所学的知识为家乡作出一点贡献。村里的人都说巴桑是一个懂得感恩的孩子。用巴桑的话说就是:"在我很小的时候阿爸阿妈就不在了,这里的每一个人都是我的阿爸阿妈,他们在我小的时候养育了我,又送我去读大学。现在我已经长大了,所以我应该为家乡多做贡献。"于是巴桑便在毕业之后回到了家乡。回到家乡的巴桑果然没有让家乡人失望:他回来的第3年就让家家户户住进了砖瓦房,也通上了电。巴桑说,他以后还会为家乡做更多贡献,回报这个养育了他的地方。话不多说,这边马涛看到了正在阿妈怀里哭的尼玛,于是上前检查。他掀开尼玛的衣服,看到肚脐周围有很多红点,按压一下并没有发现褪色。此时马涛心里已经有了一个猜测。为了验证自己的想法,马涛对扎西的媳妇说:"梅朵,你把尼玛的衣服脱了,我看看其他地方有没有红点。"梅朵和马涛一起把尼玛的衣服脱掉,刚脱掉上衣,马涛就看到尼玛的两边手臂都有大小不一的红点,等脱掉裤子,果不其然,双腿也有不少的红点,几乎连接成片。马涛此时已经基本确认尼玛患了过敏性紫癜。为了进一步验证自己的诊断,马涛又查看了尼玛的脚踝,发现脚踝周围也有大小不一的出血点,而且尼玛的两个脚踝都有点水肿。检查完了之后,马涛又帮着梅朵给尼玛把衣服穿上。

马涛在思考的同时,旁边的扎西和梅朵都有点着急,此时看他已经检查完毕,于是着急地问:

"马医生,尼玛到底是怎么回事?"

马涛说:"尼玛这种情况是得了过敏性紫癜。"

"过敏什么?"扎西迷茫地又问了一遍。

看到扎西一脸茫然,马涛又说了一次:"过敏性紫癜。是一种小孩子容易得的病,可以分很多种。尼玛这种情况算是表面上看起来比较严重的一种,不仅肚子疼,而且你看……"马涛说着又撩起尼玛的裤腿,指着脚踝说,"脚踝这里也有点肿了。"

扎西听马涛说了这么多,虽然还是茫然,但是他听懂了"比较严重"这个词,于是着急地问:"那怎么办?孩子现在还在哭,能不能先让他舒服一点?"

马涛说:"行,我先给他看看。但是你也知道,咱们这小村庄的条件还是达不到,最好还是直接送到大医院吧。"说话的同时,马涛让梅朵用热毛巾给尼玛敷肚子。敷过热毛巾以后,尼玛应该是感觉好了些,没有再哭了,也慢慢地睡着了。马涛对扎西说:"这个方法只是暂时缓解一下他的疼痛,现在还是赶快把他送到大点的医院吧。"

扎西听到要把孩子送往大医院有点犹豫。虽然这两年家里的情况越来越好,但是如果去大医院,不知道要不要住院。即使不住院,这一来一回的路费也要不少钱,如果再加上住院,可是不小的一笔。家里虽然有一点存款,但住院还是支撑不了太久,可是听马医生这样说,这个病好像还很严重,那么就不得不去大医院看。

马涛不知道就这么一会儿工夫,扎西心里考虑了这么多,但是他知道,让这样一个刚脱离了温饱线的藏民家庭选择去医院住院实在是有点残忍。但是尼玛的病,如果不出意外,应该是一个混合型的过敏性紫癜。肯定要去医院进行一次详细的检查,以确诊没有肾脏方面的损害。如果情况好,就是一个单纯的复合型过敏性紫癜,假如有肾脏损害,那情况要严重很多……想到这里,马涛决定要劝说扎西带着尼玛去大医院全面检查一遍。于是马涛说道:"扎西,我知道对于你们家的这种情况,最好是不住院,但是一定要去检查一遍。因为这个病说起来,轻的话,就是起一些小红点,但是万一严重了,可是会造成肾脏的损伤呀!所以,为了心安,还是要带孩子去全面检查一遍。"

听到这里,巴桑看到扎西还是有点犹豫,就对扎西说:"扎西,你别犹豫了。我忽然想起来上大学的时候好像遇到过这种病,当时我们班有一个同学突然有一天就休学了,别人说他是什么'紫癜性肾炎',据说就是因为小时候得过什么'过敏性紫癜'之后没有彻底治愈,耽误了治疗时机,最后导致每年都要去医院打针吃药。休学那次好像是因为前几天感冒一直好不了,最后变成了尿血,不得已只能休学了。所以,你还是赶快带着尼玛去大医院吧,钱的事情,我们大家会想办法的。而且现在国家对咱们看病也有一定的补助,到最后可能花不了多少钱。但是孩子的病一定不能耽误。以防万一,咱们还是要去仔细地检查一遍。"

听了马医生和巴桑的话,扎西终于下定决心带孩子去大医院检查,即使真的要住院也认了。总之希望结果是好的吧。

第三节　医院就诊

看到尼玛现在没有再哭闹,扎西想等到天亮以后再去医院,但马涛对他说:"不要等天亮了,现在他的肚子疼只是暂时缓解。这个病就是反反复复,说不定一会儿又开始疼了,还是先带孩子去医院吧。"于是扎西就让梅朵去收拾一些用得着的东西,他去拿上家里的钱和一张存折。存折上面是从两年前开始存的钱,到现在才存了1万左右,假如孩子要住院,这些只是杯水车薪,根本不够。现在唯一的愿望就是希望活佛保佑尼玛,让他快点好起来。

可是现在时间还早,巴桑也知道去往县城的那一趟车还没有发车,所以怎么带着扎西他们去县城里又是一个问题。虽然现在他们村里已经被治理得差不多了,家家户户也能够住上好的房子,情况稍微好点的家庭也有一些存款,但要是说谁家有车,那还真是需要好好想想。巴桑又想到自己,自从父母去世以后,自己算是吃百家饭长大,而扎西家是自己的邻居,小时候没少麻烦他们,尼玛就像自己的弟弟一样,虽然人还不大,但是平时也是有好吃的好玩的都会跑过来想和自己分享。想到这里,巴桑觉得尼玛一生病,自己也不舒服了,他已经把尼玛完全当成自家弟弟来看待,扎西一家对自己的态度也是没的说,所以自己能帮上忙一定要帮。可巴桑这边考虑了许久,也没想到谁家有车可以让扎西使用。

因为从来没有去大医院住过院,扎西也不清楚都需要些什么。马涛对扎西说:"先带一些必要的,衣服带一两件替换的就行。再带上一些吃的。哦,对了,你们的医疗本,还有身份证、户口本这些重要的证件,一定要带上。"交代完之后,马涛想了想没有什么要再带的了,又对扎西说:"先带这些吧,其他的也没有什么必须带的了。"

收拾好必须带的东西之后,扎西也考虑到了交通工具方面的问题,但想了一圈也想不到。这时候扎西忽然想到,邻居卓玛家好像有一辆牛车,可以先借来用一用。于是扎西对巴桑说:"我去看看卓玛家的牛车还能不能用。"巴桑想也是,先坐牛车过去,再过不久去城里的车也该发车了,到时候再带着孩子坐汽车去城里。走起来总好过在家里一直等。

于是扎西去邻居家借来了牛车,梅朵抱着孩子,扎西把能用着的东西放上车子。本来扎西想着他们夫妻二人带着孩子去城里就行,但这时候巴桑对扎西说:"扎西,我和你们一起去,好歹可以照顾一下。再说你们对城里的大医院也不熟悉,我跟着比你们自己瞎转悠要强。"扎西想了想觉得也对,巴桑是见过大世面的,有他跟着自己也不那么紧张。

马涛看到这种情况,对巴桑说:"还是我跟他们过去吧。你是村支书,这里事情太多了,你一时半会儿也走不开。再说我可以给大医院的医生讲清楚病情,你去了也不知道该怎么说。"巴桑想了想,觉得村里这边确实也走不开,马涛跟着比自己要合适,而且村里的人生病最多也是个感冒发烧,于是说道:"行,那就麻烦马医生跟扎西他们去一趟大医院。"巴桑说着又转身对扎西说:"有马医生跟着,我们都放心。你们先赶车往城里走,路上遇到汽车,就让马医生带着梅朵和孩子先去医院,你把牛车赶回来,然后可以坐车再过去。"

扎西听得连连点头,觉得巴桑的安排很合适。于是一行人赶着车走了。扎西赶着牛车,马涛和梅朵带着孩子坐在后面,时不时地查看一下尼玛的情况,看尼玛有没有发烧。马涛知道,对于过敏性紫癜来说,可怕的不是看似凶险的红疹,而是肉眼无法观察到的肾脏损伤。如果仅仅是皮肤表面出现这些紫红色斑块,而没有肾脏损伤,那这个过敏性紫癜就和平时的湿疹差不多,并没有什么可怕的。假如真的累及肾脏,那蛋白尿就是必不可少的了。但愿这个孩子运气好,只是普通的紫癜。

一路无话,扎西赶着车,在离城里还有2/3的路程时,开往城里的汽车过来了,马涛赶紧拦住汽车,带着梅朵和必要的东西上了汽车。汽车比牛车快了不少,剩下的路程也在不长的时间中过去了。中间尼玛醒来哭了一会儿,梅朵本想给尼玛喂点东西吃,但是被马涛拦住了:"先别给他吃东西,去医院以后说不定要进行一些检查,不能吃东西。"于是梅朵又费心把尼玛哄睡。好在尼玛比较听话,也比较好哄,就这样一路在尼玛的睡眠中、马涛和梅朵的相对无言中过去了。中间马涛也对尼玛进行了检查,发现他身上的紫癜好像又多了一些,好在没有发烧。没有发热证明暂时没有炎症。马涛放心了一半,就等到医院给孩子检查一下,看有没有蛋白尿的形成。

第四节　入院检查

马涛带着梅朵和尼玛到了县城的人民医院,一路无话。虽说这里是县城,但是和马涛来西藏之前的城市大医院相比,还是差了很多。马涛算是单位上规定援藏的医生,没来之前在单位也算是一名排得上号的好医生,但是来到这里之后,虽然自己有一身的技术,但是苦于没有设备,也就无法施展开来。好在马涛当年学习的是中西医结合专业,而他个人对中医很感兴趣,所以虽然苦于这个小地方缺少必要的医疗器械,但平时还是可以根据自己所学,用中医知识为村民们诊治。也许是因为地域原因,这里的人们对于中医的接受程度反而比西医高很多。而且长久以来,由于这里与其他地区的联系相对来说并没有特别密切,所以当地居民也在长期的生活实践中,总结出了一套属于自己民族的独特医学理论体系,即藏医学。马涛在西藏的这几年,跟着当地的藏族医生学了不少的藏医知识,偶尔也能用一用。

马涛带着梅朵和尼玛到了医院,先去办理了就诊卡。考虑到尼玛的这个病很有可能是过敏性紫癜,于是马涛带着梅朵给孩子在风湿科挂了一位名叫刘鹏的医生的号,挂完号就在候诊区等着叫号。因为马涛他们到医院比较早,所以没等多久就轮到他们,他俩带着孩子去了诊室。

经过一番视诊、问诊、触诊以及体格检查之后,刘鹏医生对马涛说:"初步诊断,孩子可能是过敏性紫癜,但是还需要开一些检查来明确诊断。"马涛说:"好的,刘医生,您开吧。"于是医生给尼玛开了一些检查,例如血常规、尿常规、凝血功能、大便检查。因为梅朵说尼玛最初是因为肚子疼得厉害才来医院,医生又给尼玛开了一个胃肠道 B 超。医生检查的时候发现尼玛的膝关节是肿着的,因此又开了一项 X 光片的检查,看一下骨头有没有问题。各项检验中的尿蛋白定性就是检查尿液中是否有蛋白质,用以判断病变是否累及肾脏。开完检查单,刘鹏医生让马涛带着孩子去抽血、验尿,做各项检查。

等待的过程似乎是漫长的,梅朵看起来很担心,问马涛:"马医生,你说尼玛的病会不会很严重?"对于这个问题,马涛也无法回答,只能含糊地说:"你先不要担心,现在血也抽过了,检查结果一会儿就出来了。我看孩子现在肚子也不疼了,就先给孩子吃点东西吧。嗯,对了,他之前肚子不舒服,就先吃点软的。"于是梅朵用热水把从家里带来的饼子泡软了喂给尼玛。

虽然之前尼玛一直说肚子疼,但是这会儿也没有再疼了,马涛想,也许尼玛的腹痛没有什么大的问题,关键是这个关节肿胀。于是马涛让梅朵抱着尼玛,左手托着尼玛的左腿,右手按揉他的膝盖,问尼玛:"尼玛,你腿这里疼不疼?"尼玛摇摇头说:"不太疼。"虽然尼玛说他的膝盖不疼,但是马涛知道不能掉以轻心,因为疾病可能有一个发展过程,检查结果没有出来之前,谁也不知道究竟发展到了哪一步。最好的结果就是不要累及肾脏。

马涛又想到过敏性紫癜发病之前可能会有一些预兆,而且不出意外,尼玛得的过敏性紫癜有可能是关节型过敏性紫癜。于是询问梅朵:"梅朵,尼玛在这次生病之前有没有说过他腿疼?"梅朵回想了一下说:"好像是说过腿疼,我一直以为是小孩子在长身体,也没在意。"马涛又问:"还记得大概有多久吗?"梅朵想了想说:"大概是 1 个月以前吧,有一天尼玛从外面玩回来之后,晚上睡觉的时候说自己膝盖有点疼。我也没在意,认为小孩子正在长身体,腿疼一点也很正常。第二天之后我就让他每天多喝一碗牛奶,后来他也没再说过腿疼了。"

马涛听过之后回想了一下自己学过的有关过敏性紫癜的知识。大多数情况下,过敏性紫癜虽然可以在任何年龄发作,但是多发于 2~6 岁的儿童。通常情况下,过敏性紫癜仅仅是在患儿四肢部位出现典型的瘀伤样皮疹,大多数的患者如果仅出现皮疹,是不需要进行治疗的,机体自身就会痊愈。但是,一些过敏性紫癜的患儿会发展到腹痛和关节炎,这种情况如果西医治疗,就是进行止痛。而过敏性紫癜最严重的并发症,是前面多次提到的肾脏损伤,而且过敏性紫癜导致的肾脏损伤是不可逆的。对于确诊了有肾脏损害的患儿,前 6 个月需要定期监测血压和尿液中蛋白质量的分析。而且对于过敏性紫癜,大约 1/3 的患者会出现反复发作的现象,虽然后期发作的严重程度不如首次,但是其反复发作仍然让人担忧。

按照梅朵的说法,尼玛上次关节疼的时候应该没有出现紫癜,所以这次出现紫癜才没有联想到上次的关节疼痛。这正是过敏性紫癜比较难判断的一点。因为有时候关节疼痛和紫癜并不会同时出现,对于小儿来说,关节疼痛很容易被忽略,而被父母认为是生长痛。如果诊断不清,治疗错误,很有可能使得病情无法控制,继而导致肾脏损害。这次幸亏有紫癜的出现,才让扎西和梅朵夫妇俩注意到,才能送到医院吧。唉,这到底是幸运还是不幸呢?或许真的像古人说的那样"祸兮福之所倚"。

马涛这边在独自思考，那边梅朵把尼玛喂饱后，就让尼玛自己玩了。马涛看尼玛玩得开心，虽然身上的红色皮疹还在，但是没有再说肚子疼，而且刚才化验尿的时候，马涛观察尿液也没有泡沫，心里稍微放心了一些。这样看来，应该只是单纯的皮疹吧。最起码症状会比较轻。

过了不久，扎西带着剩下的东西着急地赶了过来。看到马涛和梅朵在这边坐着，于是问马涛："马医生，尼玛的检查做了吗？医生那边怎么说？有没有说是什么情况？尼玛到底严重不严重啊？"

马涛见扎西还没坐下就开始着急发问，连忙对他说："你先坐下擦擦汗，孩子那边刚检查完，正在等结果出来。"本来是一个比较凉爽的天气，扎西因为担心孩子，愣是赶出了一头的汗。扎西听到检查已经做完，这才想到坐下来，接过梅朵递过来的毛巾擦了擦头上的汗。虽然扎西勉强坐了下来，但是心里仍然担心尼玛的检查结果。于是又问梅朵："尼玛现在怎么样了？"梅朵说："我也不太清楚，尼玛现在没有吵闹说肚子疼，刚才检查做完之后还喂他吃了点东西。刚才马医生给他检查腿的时候说是膝盖有点疼，我看他身上的红点也没有再长了。"扎西听到这里，看尼玛自己在旁边玩得挺开心，没看到有什么别的不舒服，心里勉强好受一点，就等检查结果出来，看是怎么一个情况。

三个人又坐了一会儿，扎西想到马涛还没来得及吃饭，于是对马涛说："马医生，要不你先去吃点东西，我们两个在这边先守着，结果出来了就给医生去看。"马涛觉得留下这两个没怎么出过门的人在这等着不太合适。扎西好一些，最起码之前来过县城几次，梅朵就不一样了，她一直在乡下住着，这算是第一次进县城，能够不慌张已经很不错了。想到这里，马涛对扎西说："先不吃了，等孩子检查结果出来之后，看情况是什么样再去吃吧。如果不严重，咱们就可以回家了。"

扎西和梅朵想到这里，也变得有所期待。但想着马医生陪着饿了一早上，心里觉得过意不去，于是梅朵拿出自己带的饼，递给马涛，说："马医生，要不您先吃点饼？自家打的，就是可能会有点硬，您别嫌弃。"马涛看梅朵对自己太客气，也不好拒绝，于是接过梅朵递过来的饼吃了起来。这边扎西也拿了一个饼边吃边等，一时无话。

第五节　住院

　　这边三个人边吃边等,等到吃完饼,马涛对扎西说:"我去检查那边问一下检查结果有没有出来,你们先在这边等我一会儿。"于是马涛去检查窗口询问,窗口里面的医生说已经出来并传到医生那边的电脑上了,直接去医生那里就可以看得到。马涛听到赶快回到扎西他们那里,对扎西说:"检查结果出来了,已经传递到医生那边的电脑里了,我们现在过去问一下医生吧。"扎西和梅朵听了之后既高兴又忐忑,高兴的是终于要知道检查结果了,但是不知道结果到底怎么样,不知道尼玛到底用不用住院。

　　想到这里,几个人也没有心情再说话,赶紧来到医生的诊室。看到医生还在给别的人看病,不得不再耐心等待。好不容易前面的患者就诊完毕,后面暂时也没有人再过来,马涛上前一步对医生说:"刘医生,刚才您给看的尼玛的检查结果说是已经传到您电脑上了,您现在能不能帮我们看一下?"刘鹏医生说:"稍等一下,我这就帮你们看。"

　　三个人看着刘医生打开检查单的页面,医生先看了血常规,指着血常规结果对马涛说:"这个病现在可以确诊为过敏性紫癜了。你看,检查的结果显示红细胞没有异常,但是白细胞和血小板有点高,凝血时间也有点延长,不过这个凝血时间延长没有太大关系,是属于过敏性紫癜常见的一种表现。但是白细胞升高,证明体内可能有炎症存在。孩子前一段时间有没有感冒?"梅朵听到刘医生问,想了想说:"是有一点。前几天,大概有四五天吧,尼玛有点咳嗽,还有点发烧,后来找马医生开了一些药,现在算是好了。"马涛也想到大概1周之前,是给尼玛开了一些感冒药,于是说:"是的,我1周前给孩子开了一些药,后来也没再带孩子去我那,应该是好了的。"

　　刘医生听到这里,好奇地问了马涛一句:"你也是医生?"马涛回答说:"是的,我现在在他们(指了指扎西)村里当驻藏医生。"刘医生知道了马涛是医生,于是对他说:"嗯,既然你也是医生,那就比较好解释了。孩子现在已经确诊,就是过敏性紫癜。血常规除了白细胞、血小板升高之外,没有别的太大的异常,白细胞升高可能和他之前感冒有关系。但是我要说的一点是他的尿常规,你看这一项。"刘医生指着尿常规的那一项检查结果报告对马涛说,"你看尿常规检查,其他都没有问题,白细胞、红细胞含量都正常,但是尿蛋白定性这一项,是一个疑似阳性的结果,所以我觉得孩子需要再做一个 24 小时的尿蛋白定量检验。另外还有,他的腹部 B 超没什么异常,可能就是单纯的腹痛,正好和这次紫癜在一起发作了,而且 X 光片也没有显示膝盖有问题。所以现在需要确定一下是不是有肾脏损伤。"马涛听过之后问:"那让孩子住院吧。"刘医生说:"也好,住院可以查一个 24 小时尿蛋白定量,再观察观察其他的。对了,他的膝关节肿胀,应该是和紫癜有关,而且现在正处于发展阶段,所以最好静止休息,减少活动。还是让孩子住院吧,这样也减少来回坐车。"说到这,医生又顿了顿,说:"你还是和孩子的父母商量一下,看要不要住院。"刘医生这边也担心扎西他们不舍得花钱让孩子住院。马涛答应下来说:"好,我问问他们。"

这边马涛和刘鹏医生商量好让孩子住院的事情,回过头对扎西说:"扎西,我和医生都认为应该让孩子住院,你俩商量商量。"扎西夫妇两个听着他俩的对话,也在思考让孩子住院的事情。也许住院会花很多钱,但是如果不治疗,也许就会像之前巴桑他们说的那样,造成一辈子的痛苦。再说了,眼看着巴桑把家乡治理得越来越好,以后的日子也应该会越来越好,而且自己和梅朵苦点累点不怕,只要孩子能够平安长大就满足了。马医生也说有国家给补助的新农合,应该花不了太多钱。

想到这里,扎西与梅朵相看一眼,互相点了点头,扎西对马涛和医生说:"好,我们住院。"

医生和马涛看到扎西夫妇决定让孩子住院,松了一口气。于是医生赶快给尼玛开住院手续,然后让扎西去交费。马涛想到扎西带的钱可能不多,于是把自己钱包里的钱也掏出来递给扎西,扎西这边说什么也不接。马涛说:"你拿着,就当是我借给你的,等你有了再还给我。"扎西听了马涛的话,一个大男人愣是快要哭了出来。也是,生活在这个地方的藏民们,每日风餐露宿,大家关注的都是怎样吃饱穿暖,很少有人会有存款意识。再说这边很多时候都是以物换物,金钱的使用也不多。也就是近几年,随着政府对藏地越来越重视,才让藏民们有了安稳的住处,生活也逐渐变好起来。生活在这里的老藏民们几乎一辈子不会去住院,但是孩子终究是金贵的。

扎西不再耽搁，很快去交了住院费用，办好了住院手续，带着孩子来到住院部住进了病房。虽然说是病房，也只是比乡下的诊室好一些的房间。不过卫生条件还是比较好的，病床上的床单被罩都洗得干干净净，医护人员对人也比较客气。也许是这里民风淳朴，大家都认为医生可以救命，所以患者们对医护人员很是尊敬。马涛看到这里，又想起自己在大医院的时候。这里医院的条件和大医院是没得比，可是大医院有的病人对医护人员的态度却不那么友好。想起自己在医院里受到的一些对待，马涛越发觉得这边的民风淳朴。

就这样，尼玛住进了医院，然后就是一系列的常规治疗。刘鹏医生随后给尼玛开了 24 小时尿蛋白定量，然后嘱咐扎西看着尼玛，从第 2 天早上 6 时把膀胱内的尿排清并弃去，开始计时，把 24 小时所排出的尿全部贮存在一个容器内（包括第 2 天早上 6 时准解出的尿），全部送检查。如果在这 24 小时之内解大便，亦强调先解小便收集，然后解大便。少量尿液亦不要遗漏。尿量收集不齐全，尿蛋白量的计算就不准确。检测前要先用量杯量总尿量，然后搅匀，取出一小杯测定每 100 毫升的蛋白量，再根据实际尿量进行计算。总之，要准确测得 24 小时尿蛋白量，必须准确收集整日尿量，检测部分是总尿量的混合液，才有代表性。又因为本试验是计算尿蛋白的绝对值，与饮水量关系不大，所以测定当天不必限制水分和进食量，如常进食便可以。

为了防止取得的尿液标本变质，必须在尼玛排第 1 次小便后，在小桶内加入适量甲苯（每 100 毫升尿液加入甲苯 0.5 毫升）共 10 毫升，使其形成一薄膜，覆盖于尿液表面，隔绝空气，达到防腐的目的。之后再取混合好的尿液于 15 毫升的试管里，并在试管壁上标注好总的尿量，然后送去检验科。

第六节 治疗

尼玛已经确诊了是过敏性紫癜，况且尼玛有关节肿胀、疼痛的表现，所以明确诊断为关节型过敏性紫癜。刘鹏医生通过中医辨证、西医辨病，以及考虑到尼玛发病之前有过一次感冒，于是根据辨证结果写下尼玛目前的症状、证型、治疗方法及方药：

症状:发热、咽痛,全身不适,皮肤紫癜伴有瘙痒,且伴有关节肿痛,1周前有过风寒感冒。脉浮数,舌红苔薄黄。

中医辨证:风热伤络证。

西医辨病:过敏性紫癜(关节型)。

治疗:祛风清热、凉血安络。

方剂:银翘散加减。

具体用药:金银花 10g　连翘 15g　薄荷 9g　桔梗 9g　牛蒡子 9g
防风 9g　淡豆豉 9g　黄芩 15g　升麻 9g　当归 9g
赤芍 10g　红花 9g　生甘草 9g

　　刘鹏医生开过中药之后嘱咐扎西,这些药护士煮好之后会送过来,只需 1次 1 袋、1 天 2 次服用即可。之后又开了一些西药,分别是:0.1 克/片规格的维生素 C、20 毫克/片规格的复方芦丁片、25 毫克/片规格的双嘧达莫,均为 1次 1 片,1 日 3 次。

　　因为尼玛的关节疼痛不太明显,所以刘鹏医生没有给他使用糖皮质激素进行注射。同时因为尼玛的 24 小时尿蛋白定量还没有检测出来,故而也未服用糖皮质激素。

　　帮助扎西安排好尼玛住院后,马涛来到刘鹏医生的办公室,准备和刘医生讨论尼玛的治疗,询问医生一些关于过敏性紫癜的治疗方法。马涛说道:"我当时只在实习时候遇到过过敏性紫癜,但是工作之后因为科室的不同,没再遇到过这种病。就目前来说,这种病有没有好的治疗方法?"给尼玛诊治的刘鹏医生也是一个好学之人,于是两个人就开始讨论起来。

　　刘鹏医生说:"其实对于过敏性紫癜来说,你也知道,在西医中被分为好几种类型,分别是单纯型过敏性紫癜、腹型过敏性紫癜、关节型过敏性紫癜、肾型过敏性紫癜以及混合型过敏性紫癜。每种类型的临床表现,除了单纯型过敏性紫癜最为常见,且主要表现为皮肤紫癜,其他的无非就是除皮肤紫癜之外亦有腹痛、关节肿痛或肾脏受损等表现。而混合型过敏性紫癜则是除皮肤紫癜之外,亦混合有其他两种及两种以上临床表现。"说到这里,刘鹏医生顿了顿,又说:"对于过敏性紫癜的治疗,西医上分为一般治疗、对症治疗、抗血小板凝集药物治疗、抗凝治疗等。此外,如果是单纯的皮肤紫癜或者轻微的关节病变,就像尼玛这样,暂时不需要使用糖皮质激素。但是如果有严重的消化道出血或者有肾病综合征或急性肾炎的表现等,就需要使用大剂量的糖皮质激素进行冲击治疗。而如果有肾衰竭,就需要用血浆置换和透析的方法。再严重的,就要用大剂量的丙球蛋白进行冲击治疗。急性肾炎也可以用血浆置换疗法。"

听到这里,马涛大致了解了过敏性紫癜的西医治疗方法,就询问刘医生这些西医治疗方法的效果怎么样,比如尼玛这样的关节型过敏性紫癜。又考虑到关节型过敏性紫癜的关节疼痛和皮肤紫癜有可能不是同时出现,如果发生在儿童身上,很有可能会被父母认为是生长痛而耽误治疗时机。但是马涛对西医关于关节疼痛治疗的了解,无非就是根据其类型进行止痛或者抗风湿治疗,又或者进行外科手术治疗。马涛想到自己以前本科时候学的有关骨关节疾病的中医治疗,于是就询问刘鹏医生:"刘医生,您说,现在对于类似尼玛这种的关节疼痛,除了止疼,还有没有其他的治疗方法?比如您常用的中医治疗方法都有哪些?"

刘鹏医生沉思了一会儿说:"对于西医来说,治疗关节疼痛,就是各种类型的止痛,而中医就需要通过辨证来确定证型,继而选择不同的方药。我觉得在这一点上,中医的治疗方法要强于西医。但是,特别严重的关节疾病,我认为还是要采用西医的手术方法进行治疗。对于尼玛的这种轻微关节疼痛,我觉得需要等 24 小时尿蛋白定量检测结果出来之后再进行对因治疗。"

刘鹏医生又说:"其实我之前对于关节型过敏性紫癜的治疗有过一定的了解,也查阅过一些相关资料,并且做过一些对比观察实验。"马涛问:"刘医生您做的那些观察,主要是观察单纯的西医和中医之间治疗疗效的不同,还是西医和中西医结合之间,又或者西医、中医以及藏医之间的不同?能不能具体讲一下?"刘鹏医生说:"具体的东西有点多,不过我这有之前整理出来的一些数据,你可以拿去看一下。"说到这里,刘医生笑了笑说:"虽然我已经做过记录,但还是希望你能替我保密。"马涛接过刘医生给他的资料,说:"这太不好意思了,您辛苦做出来的东西就这样给我看了。"刘鹏医生听了之后看了他一眼,正色道:"做出来的就是给人看的。再说,你如果学会之后,你那诊所附近的村民都可以受益,也不必跑这么远来看病了。"

　　马涛十分感谢地收起来资料,说:"谢谢您,我看完之后再还给您。马上到中午了,要不咱们一起去吃个饭吧。"刘鹏医生摆摆手笑着说:"不用这么客气,拿去看吧。你的饭我就不吃了。再说,你的钱不都给尼玛交住院费了吗?"马涛尴尬地看了医生一眼,说:"行吧,那就下次,反正还有机会。"于是马涛拿着刘医生给他的资料离开办公室,来到了尼玛的病房里。

　　这边尼玛在进行一些一般治疗,马涛看暂时没有什么事情,于是对扎西说:"这边暂时没什么事,刘医生给你说的怎样留尿,你也记得吧?"扎西说:"记得,记得。马医生,真是谢谢你了,尼玛这边也住进来了,检查明天我陪着去做。这次辛苦马医生了,您要不先回去,等实在有事了您再过来。"马涛想村里那边也离不开自己,于是点点头说:"行,我先回家。我待会儿把电话留给尼玛的主治医师,有事可以让刘医生给我打电话。"扎西说:"好的好的,马医生,您先回家吧。"

　　马涛给刘鹏留下自己的电话号码,就带着刘鹏给他的资料返回村里了。扎西和梅朵在医院守着尼玛,等着第2天开始给尼玛检测24小时尿蛋白定量。

第七节　认真学习

　　王涛带着刘医生给他的资料坐车回到家后就开始研读。马涛虽然已经在临床待了一段时间,但是"术业有专攻",他了解的有关过敏性紫癜的诊治方法还停留在上学期间的那点知识,而刘鹏给他的都是近几年收集到的比较新的治疗方法和对比实验。

　　根据中医学理论,对于紫癜的治疗,一般以补气摄血或凉血止血为主要治疗原则,初期见血热之象,当以凉血止血为主,延至后期,缠绵难愈则一般多虚寒之症,治宜健脾益肺、补气摄血。

　　亦有学者选取其所在医院的40例关节型过敏性紫癜患者,随机分为单纯西医治疗组(对照组)和中西医结合治疗组(治疗组),之后对照组使用西药肾上腺皮质激素、维生素C、抗组胺药、葡萄糖酸钙、抗凝治疗等方法进行综合治疗。治疗组在对照组用药的基础上,根据中医辨证,自拟祛风化湿通络消斑汤等方药内服,同时外用消肿止痛散瘀消斑汤。治疗过程中,他们根据中医辨证将治疗组分为:风热痹阻,营热内迫;热毒蕴结,血热痹阻;湿邪壅盛,痹阻经络;瘀血痹阻,经络阻滞4种类型,根据证型的不同,选择不同的内服方药。[①]

对于风湿痹阻、营热内迫型者,需祛风化湿、清营散痹通络,内服自拟的祛风化湿通络消斑汤加减。药用忍冬藤、连翘、赤芍、茜根、炒黄芩、络石藤、豨莶草、汉防己、秦艽、徐长卿、防风、丹皮、当归、甘草。若腹痛,则加白芍、元胡,头痛甚者加僵蚕。

对于热毒蕴结、血热痹阻者则需清热解毒、凉血散痹通络,方药选用自拟凉血解毒通络消斑汤加减。组成的药物有忍冬藤炭、连翘、紫草、水牛角、赤芍、丹皮、茅根、茜根、槐花、炒黄芩、蒲黄炭、生地炭、丝瓜络、甘草。若腹痛重者加白芍柔肝止痛,尿血者加小蓟凉血止血,便血者则需加地榆炭增强止血功效。

湿邪壅盛、经络痹阻者需健脾利湿、散痹通络,方用其自拟健脾利湿散痹通络汤加减。具体药物包括苍术、茯苓、汉防己、生意仁、泽泻、滑石、木瓜、五加皮、地龙、川牛膝、川芎、大腹皮。若患者倦怠乏力加党参,浮肿及关节积液者加猪苓、冬瓜皮,蛋白尿者加石韦、蝉蜕。

瘀血痹阻、经络阻滞者需化瘀散痹、通络消斑,方用自拟化瘀散痹通络消斑汤加减。具体药物有忍冬藤、桃仁、红花、当归、川芎、鸡血藤、蒲黄、丹参、赤芍、丹皮、茜根、益母草、花蕊石、甘草。

对于治疗关节型过敏性紫癜患者的关节肿痛等症状,这些学者们用自拟消肿止痛散瘀消斑汤外治熏洗,效果亦佳。具体用药包括忍冬藤、荆芥、蝉蜕、连翘、鸡血藤、秦艽、浮萍、僵蚕、白鲜皮、地肤子、紫草、威灵仙、青黛、制乳香、制没药、黄柏、丹参、槐花、海桐皮、甘草。至于具体药量,鸡血藤、忍冬藤、槐花各20克,青黛3克,其余各种药物均为10克,6岁以下药量减半。若上肢关节肿痛加桑枝10克,下肢关节肿痛则需加川牛膝10克。熏洗过程中要将上述药物加水适量,煎15分钟,之后滤除药液,置于盆中。药液较热时可用来熏蒸患病关节处,待凉至可洗时,用纱布蘸着药液冲洗关节及斑疹处。熏洗过后可

① 贤清惠,孙立华,汪宏,等.中西医结合治疗儿童过敏性紫癜关节型40例疗效观察[J].
医学理论与实践,2014,27(21):2817－2818,2821.

用纱布蘸取药液外敷至关节肿痛之处,直至药液彻底变凉。外洗法不适用于有皮肤溃烂之处及对药物过敏者。①

通过两组的治疗效果对比,得出的结论是,治疗组 21 例,治愈 18 例,显效 1 例,有效 1 例,无效 1 例,治愈率为 85.7%,总有效率 95.2%;对照组 19 例,治愈 13 例,显效 1 例,有效 3 例,无效 2 例,治愈率 68.4%,总有效率 89.5%。因此得出,中西医结合方法治疗关节型过敏性紫癜比单纯应用西医方法治疗效率要高。

虽说现在很多人在抨击中医,言之不如古人,但是整体观念仍然是中医治疗疾病的基本特点之一。整体观念的内容之一就是人体内部的五脏六腑与外在的形体是一个统一的整体,正所谓"有诸内者必形诸外",对于显现在皮肤上的过敏性紫癜,应当能揭示其内在五脏的功能状态,继而反映整个机体的情况。故治疗皮肤紫癜可运用整体观念,从五脏去治。

从五脏论治皮肤紫癜分别包括从心论治、从肺论治、从脾论治、从肝论治以及从肾论治。无论是从任何一脏论治皮肤紫癜,均需通过辨证论治以及因人制宜。

例如从心论治皮肤紫癜,需清热凉血消斑。《景岳全书》有言:"血本阴精,不宜动也,而动则为病……盖动则多由于火,火盛则破血妄行。"因此治疗应以清热凉血、活血化瘀为原则。常用药物有水牛角、紫草、茜草、生地黄、牡丹皮、白茅根、丹参、赤芍等。②

从肺论治则需益气固表祛斑。对于过敏性紫癜,中医古籍中又称之为"葡萄疫"。《医宗金鉴·外科心法》中所言:"此证多因婴儿感受疬疫之气,郁于皮肤,凝结而成,大小青紫斑点,色状如葡萄,发于遍身,惟腿胫居多。"又有《外科正宗·葡萄疫》中说:"葡萄疫,其患多生小儿,感受四时不正之气,郁于皮肤不散,结成大小青紫斑点,色若葡萄,发于遍体头面,乃为腑证。"古籍中明确指出此病与肺之间的关系,因此可从肺论治。治疗上益气固表祛斑,补益肺气与

①　贤清惠,孙立华,汪宏,等. 中西医结合治疗儿童过敏性紫癜关节型 40 例疗效观察[J].医学理论与实践,2014,27(21):2817-2818,2821.
②　郭颖,尹仲衡,段行武,等. 从五脏辨治过敏性紫癜的中医理论与临床应用探讨[J]. 环球中医药,2019,12(01):112-115.

祛散外邪相结合,具体需视病情而定。

至于从脾论治,《金匮要略》有言:"五脏六腑之血,全赖脾气统摄。"故若出现脾不统血,则会出现血液溢于肌肤而发为紫癜;同时亦有因湿困脾阳导致脾不运化而肌肤失于濡养所致皮肤紫癜。此二者一为虚、一为实,因此治疗方面则需辨证而治,虚则补之、实则泻之。虚者需以补脾扶正为治疗原则,治法上为补益气血、健脾摄血,常用药物包括黄芪、党参、西洋参、山药、炒白术、紫草、茜草、益母草、浮萍、墨旱莲、连翘、三七、大枣等。也可以用中医经典方剂——归脾汤进行药物的加减治疗。实者则需健脾清热、祛湿消斑,以健脾祛湿为主要治疗原则,主要治疗药物包括苍术、生薏苡仁、牡丹皮、土茯苓、白鲜皮、蛇床子、地肤子、青黛、黄柏、牛膝、苦参、凌霄花、连翘。热重者,加白茅根、紫草、茜草;湿重、大便溏薄者,加冬瓜仁、白术、生牡蛎;腹痛者,加炙香附、陈皮。亦有用清胃散加减治疗者。

而从肝论治第一步则需疏肝理气、活血化瘀,继而去瘀生新。治疗皮肤紫癜需使全身气血运行通畅,因肝为藏血之脏,故其功能失常则会出现无法储藏血液,继而血液外溢导致皮肤紫癜。对于肝气郁结甚至郁而化火者,需疏肝理气、活血化瘀。可选用失笑散合清热地黄汤加减,亦可用逍遥散合失笑散加减。活血化瘀之后的去瘀生新需要多配合益气、理气之药,可用血府逐瘀汤加减治疗。此外,若关节疼痛者加木瓜、桑枝、地龙,腹痛者加白芍、半夏,便血者加生槐花、生地榆,尿血者加小蓟、白茅根、仙鹤草等。疏肝理气、活血化瘀与去瘀生新共同应用,以达到治疗的目的。

若从肾论治则需明确"肾为先天之本",小儿的过敏性紫癜反复发作,久病不愈,必会累及肾脏。因此治疗时应适当选取补肾之法治疗反复发作的顽固性皮肤紫癜。运用益气补肾的方法,治疗时必须扶正与祛邪兼顾,故可选用麦味地黄汤为基础方进行加减,亦可选用生地黄、水牛角、牡丹皮、山药、龟板、女贞子、墨旱莲、紫草、赤芍、丹参、黄柏、黄芪、玄参等药物进行加减治疗。

虽说可分别从五脏对过敏性紫癜进行论治,但是在实际的辨证论治过程中不能拘于一脏之病变,不能固守成规,而应该四诊合参,整体把握五脏一体观,从整体上治疗过敏性紫癜。

看完了刘鹏医生给他的资料之后,马涛忽然有了一种想要再和刘鹏医生进行一番讨论的冲动。马涛突然站起来就往外走,结果走到门口才发现天还是黑的。马涛不由失笑,发现自己心急了一些,现在去医院和医生讨论问题,先不说医生有没有在医院,就现在这个时刻,去县城的车都没有一辆。

马涛依依不舍地放下手里攥着的资料,躺回床上。回想着自己以前看过和遇到过的病人,有一些病人用一直以来的方法可以治好,但是有一部分病人的病情总是反反复复,无法彻底治愈。自己虽然也学过中医,但是水平怎么样,自己还是知道的,一直以来都觉得中医与西医是不可能结合在一起,自己也曾对所学的这个专业有过一些怀疑,而现在看到过敏性紫癜可以通过中医与西医的结合而有效治疗,那么其他疾病应该也可以效仿此法。因此马涛才会这么着急地想要学习一些方法,去治疗那些迁延不愈的病症。

马涛在床上躺着思考这些事情,不知不觉就睡着了。

第八节　医生讲给扎西的故事

马涛回去认真学习医生给的各种资料,在医院待着的扎西也是忐忑不安地等着给尼玛做检查。好不容易挨到第 2 天,扎西开始给尼玛留存 24 小时的尿液。医生也嘱咐扎西,让尼玛留尿的这一天正常饮水。治疗方面,因为没有明确检查结果,还是按照前一天给出的治疗方案进行治疗。扎西看尼玛暂时没什么太大的问题,于是想去医生那里多了解一下这个病的情况。毕竟看着尼玛身上起这么多的红斑,而且还有肚子疼、腿疼,扎西心里就觉得这应该是一个很可怕的病。于是扎西对梅朵说:"你在这里看着扎西,我去医生那边了解一些情况。"梅朵看尼玛挂着的吊瓶里面的药液还有不少,于是回答道:"好的,你去吧。"

扎西来到医生办公室,正好看到刘鹏还在,于是上前问道:"刘医生,您能不能具体给我讲讲尼玛的病到底是什么情况? 他为什么会得这个病? 以前我从来没见过这种病。"

刘鹏看到扎西一脸着急的样子,安抚了一下他说:"扎西,你不用着急,尼玛的这个检查结果还没有出来,但是根据我以往的经验,问题应该不大。"扎西听到医生说问题不大,松了一口气。但随即又听到医生开口:"但是,也不排除有特殊情况。虽然尼玛身上的紫癜不太多,按道理来说应该没有肾脏损伤,但是过敏性紫癜也有出现很少的紫癜甚至不出现紫癜反而有肾脏损伤的情况出现。所以,我们现在还是需要做一个尿蛋白定量。至于为什么做尿蛋白定量,是因为我们在给尼玛的入院检查做的尿常规结果里面发现可能有蛋白质。"

扎西听过医生的解释略微放心一点,但还是不明白尼玛为什么会得这个病,于是又问了一遍:"那,医生,你说尼玛为什么会得这个病呢?"医生看着扎西说:"尼玛这个病叫作过敏性紫癜,这个你已经知道了。引起过敏性紫癜的原因很多,但是具体是什么原因,到现在也没有弄清楚。不过有的专家说过敏性紫癜可能和生活的环境有关系,比如尼玛,可能是他和小朋友们玩的那块地方有可以引起过敏的东西,也有可能是吃的东西引起的过敏。所以,如果说非要去检查到底是什么原因引起的过敏性紫癜,还真不是一件容易的事情。但是这只是一种说法。另外还有人认为这是一种自身疾病,是由于身体内部的免疫系统出现问题,才会产生的一种疾病。"

刘鹏医生说到这里,看到扎西一脸懵的表情,笑了起来,说:"你看看,我也是蠢了,给你说免疫系统,你肯定不知道。这样吧,我给你讲一个故事,你能把这个故事听明白,这个病你也就差不多能明白一点。"扎西听了点点头,刘鹏就开始给扎西讲述有关免疫系统的故事:

"如果说把人体比喻成为一座城堡,那么免疫系统就相当于城堡的守卫,守护着我们人体,不让人体生病。而我们人体内的各种细胞啊、组织啊、器官之类的,就相当于城堡中的居民。正常情况下,城堡的守卫不可能去攻击城堡中居住的人,只会去排查那些想要通过城门或者其他途径进入城堡中的外来者。进入城堡中的外来者也分为有益的和有害的,假如是商人来做生意,那肯定是会让进门的。但是假如是敌人想要攻打我们,那城堡的守卫肯定会奋起抵抗,将敌人拦截在外面。"

"可是,假如守卫没有拦住那些敌人怎么办?"扎西听到这里问了一句,"是不是这时候人体就会生病了?"

"对。"刘鹏医生回答道,"假如城堡的守卫没有拦住外来的敌人,那么人体就会生病。同时,你想一下,如果城堡内部出现了叛徒,而这些卫兵没有及时将这些叛徒清理,会出现什么情况?"

"那就是说,无论是守卫没有及时挡住外面进来的敌人,还是没有及时清理掉内部出现的叛徒,我们都会生病吗?"扎西看着刘鹏医生问道。

　　"是的。"刘鹏医生回答,"人体内部的那些反应比单纯的守卫消灭敌人这件事复杂得多,但是也可以用这些来帮助理解。人体内有一种疾病,叫作'自身免疫性疾病',对于这个'自身免疫病'来说,如果同样用前面的比喻,那么就相当于守卫自己内部出现了叛徒,这些叛徒虽然还是守卫的样子,但是却会攻击我们自己,想要把我们自己人当作坏人,从而消灭掉。这样一来,攻击自身的叛徒就会对我们自身造成损害,在人体中,这种损害所形成的疾病就是'自身免疫性疾病'。"

　　刘鹏医生喝了口水接着讲:"所以现在就有人提出,像尼玛这种过敏性紫癜,就属于一种自身免疫性疾病,而具体引起自身免疫性疾病的原因,谁也没有弄清楚。现在只知道,是因为我们的免疫系统出了毛病,把我们自己人当作坏人进行消灭,才会出现自身免疫性疾病。不知道我这样说,你能不能明白。"

　　说完这些话,刘鹏医生想了想又对扎西说:"其实对于尼玛的病,你也不要太担心,现在医疗技术手段比较先进,只要好好用药,这个病即使情况严重,也可以控制得比较好。除了要平时及时增减衣物,保持良好的作息习惯,不乱吃东西,适当锻炼,注意不要感冒之外,和正常人没有特别大的区别。"

　　扎西听完刘鹏医生的话之后,思考良久:"尼玛的检查还没有做,所以现在着急也没有用,但是我最起码知道了这个病大概是怎么发生的。既然是因为体内的叛乱引起生病,那么平乱就是了,听医生的话,准没错。"想到这里,扎西也不再纠结了,谢过医生之后就回到了病房。

　　病房这边尼玛的液体已经输完,梅朵正陪着尼玛玩,看到扎西回来,就问扎西:"医生那边怎么说?"扎西说:"医生没说什么,给我讲了一下这个病。尼玛的具体情况还是要等到检查结果出来之后才知道。不过医生说尼玛的情况应该不是太严重,让我们安心等明天的检查。"梅朵听到扎西这么说,虽然还是很担心,但也只能静下心来等着。扎西对梅朵说:"好了,你也不用太担心,马上中午了,你去买点吃的,我先守着尼玛。等明天结果出来就知道具体情况了。"梅朵点点头,把病床旁边的位置让给扎西,自己带上饭盒准备出去买一些饭菜回来。

第九节　检查结果

医院里,扎西和梅朵陪着尼玛进行常规的治疗,医生也根据以前对过敏性紫癜的一些了解以及试验进行用药。马涛在家依然研究刘鹏给他的那些资料,本来说是第2天去医院和刘鹏讨论一下中西医结合治疗疾病的事情,但是由于村里有人生病,只能再拖一天。于是第3天,马涛和巴桑一起来到了医院。

马涛和巴桑到达医院的时候,扎西已经把尼玛用于测定24小时尿蛋白定量的尿液送去检验,正等待检查结果出来。看到马涛和巴桑都过来了,又是一番激动。马涛问扎西:"尼玛这两天怎么样? 还有没有哪里不舒服? 肚子又疼了没? 我看看他的腿现在怎么样了。"马涛边说边上前检查尼玛的双腿。扎西回答道:"这两天还可以,刘医生给尼玛用了药之后,尼玛也没再说肚子疼,身上起的红点也下去了点,而且没有再出新的了。但是关节好像还是有点肿,所以这两天也没怎么让他下床活动。"

扎西说着的时候,马涛已给尼玛检查完了,看到尼玛身上的红色斑点果然有些褪去,肚子软软的没有说有疼的地方,就是双腿的膝盖还有点疼,脚踝处有一点红肿,除此之外没有别的不舒服。马涛检查完尼玛之后,对扎西说:"尼玛的情况还可以。刘医生现在应该在办公室吧,我再去和刘医生讨论讨论,你们先等等检查结果。"说完之后就去了医生办公室。

来到医生办公室之后,马涛和刘鹏打声招呼,还没来得及坐下,就开始说道:"刘医生,我想和您讨论一下关于中西医结合治疗过敏性紫癜的事情,如果能够再顺便讨论一下其他疾病的相关治疗,那就更好了。"刘鹏看到马涛迫不及待的样子,笑着说:"哈哈,马医生你过来了,给你的资料都看完了? 来,不着急,有什么问题坐下来慢慢说。"马涛坐下来之后,把上次带走的资料放到刘鹏桌子上,说道:"是啊,我回去之后就赶快看这些资料。昨天看完之后就想过来,可是村里突然有点事,就拖到了今天才过来。昨天看完我有好多问题想要和您讨论,想着今天过来看尼玛的检查结果,顺便把我的疑问还有一些问题和您讨论一下,不知道您今天有没有时间?"刘鹏看了一下自己的工作,发现还有几个病人没有处理完,于是对马涛说:"你要讨论的可是一个大问题呀。这样吧,我先给你看一下尼玛的检查结果,早上送过去,现在应该差不多出来了。我这边还有几个病人,等我处理完,咱们再详细说。"

刘鹏说着就打开了尼玛病例系统中检验结果那一页,看到早上送检的24小时尿蛋白定量结果果然出来了。马涛也凑过去看尼玛的检查结果。说实话,虽然之前刘鹏对扎西说尼玛的病情不太严重,但是检查结果没有出来之前,他也不敢保证百分之百没有肾脏损伤,所以此时看检查结果,心里也是有点忐忑,害怕真的有肾脏损伤。毕竟在这里,虽说现在大家都能吃饱穿暖,甚至还有钱到医院看病,但是如果真的说起来,生活仍然还在挣扎,如果家里有一个需要长期吃药的病人,那这一家的生活水平是真的要直线下降。马涛和刘鹏俩人都盯着检查结果显示页,当看到尿蛋白定量那一栏显示为阴性时,两个人同时松了一口气,相互看了一眼,都笑了。马涛也不急着和刘医生讨论问题了,刘鹏看他这样,就让他赶快去给扎西他们说检查结果。又对马涛说:"你先去给他们说一下,尼玛的治疗方案需要调整一下,我再用之前试验好的方法给他治疗关节疼痛,至于其他的皮肤紫癜,就没有什么可担心的了。"既然尿蛋白定量结果正常,那就是普通的过敏性紫癜累及关节的疾病,这样比累及肾脏的疾病要好治得多。

马涛赶快回到尼玛的病房,对扎西说:"扎西,尼玛的检查结果出来了。"本来扎西看到马涛急匆匆地过来,心里就有点紧张,这会儿听到马涛说检查结果出来了更是着急,巴桑和梅朵也是紧紧盯着马涛,等着他后面的话。马涛看了三个人一眼,笑着说:"哈哈,都别担心,尼玛的检查结果没事,没有影响肾脏。也就是说,尼玛这次就是一个单纯的过敏性紫癜,只不过有一些关节上的疾病。这样可轻多了,也比较好治。"

扎西三人听完马涛的话之后,一改之前的消沉,都高兴起来。尼玛虽然不懂,但是看到阿爸阿妈不像前两天那样,也变得开心了。

马涛看大家都不再失落,又说:"虽然现在病情不严重,但是还是要按照医生说的,按时吃药、打针,接下来刘医生那边会给尼玛调整一下治疗方案,等治好之后,尼玛就可以回家了。"

听到自己可以回家之后,尼玛特别高兴,开心地问阿妈:"阿妈,我想快点回家,在这里待着太难受了,我想回去找小伙伴们玩,还想去看看德仁大叔家的羊有没有生小羊羔。他说这几天就要生小羊羔了。"听了尼玛的话,大家都笑了起来,说他生病了也不忘家里的小羊羔。

第十节　痊愈出院

既然已经确定尼玛的病情没有那么严重,几个人都不再忧心,梅朵的脸上也有了笑容。这边尼玛的治疗方案也进行了调整,除了之前的治疗需要调整,还要对尼玛的关节肿痛进行治疗。而关节肿痛的治疗,就需要用到刘鹏自己总结的治疗方法。好在尼玛虽然有关节肿痛的表现,但是并不是特别严重,因此刘鹏和马涛商量过后,便采用自己以前用过的有效的方法,又对尼玛进行一系列的辨证之后,选取了一个内服方和一个外用方,准备进行内外同治。

内服方:紫草 10g　白薇 10g　牡丹皮 6g　白鲜皮 10g　黄芩 10g
　　　　侧柏叶 10g　茜草 10g　鸡血藤 15g　秦艽 9g　防己 10g
　　　　牛膝 10g　地肤子 15g　蝉蜕 12g　僵蚕 10g
服用方法:内服,每日 1 付,一日 2 次。
外洗方:鲜芦根 30g　鲜茅根 30g　鸡血藤 15g　金银花 15g
　　　　赤小豆 15g　牛膝 9g　茯苓皮 9g　牡丹皮 9g　白鲜皮 9g
　　　　赤芍 9g　丹参 9g
外洗方法:水煎取 500mL 药液外洗,每日 2 次。

这次的治疗除了用内服方之外,还加用了中药外洗,通过中药外洗的方法刺激皮肤、穴位、经络,达到内外同调的目的。方剂中用金银花、鲜芦根活络疏风、清热散邪,牡丹皮、鲜茅根、赤芍等药物可引药入血、散热解毒,牛膝、鸡血藤和茯苓皮可以舒筋活络、活血止痛,将这些药物综合使用,可以很好地达到行气消肿、凉血解毒、止痛活络的作用。

刘鹏在对尼玛的治疗方案进行调整之后,又给他治疗了 3 天,3 天过后,给尼玛做了一些相关检查,看到他关节肿胀的表现差不多消失,查体也说关节不疼了,而皮肤紫癜也差不多已经消退。这个治疗方法在治疗好尼玛的同时,也进一步验证了刘鹏的方法是正确的。于是刘鹏对扎西说:"现在好了,尼玛的情况已经稳定了,你们可以出院回家了。"

听了医生的话,扎西和梅朵一直提着的心也落回了肚子里。正要转身回去收拾东西准备回家,刘鹏又说了一句:"但是平时生活上也要注意,不要吃太多深加工的食品。现在生活条件好了,咱们这里也有南方的水果,很多南方的水果不是很适合我们这里的孩子吃,所以这些也要注意。尤其是芒果,最容易引起小孩子过敏。"扎西听过医生的话问:"医生,什么是深加工的食品?"刘鹏想了想回答道:"深加工食品就是过度加工的食品,比如肉罐头、薯条、薯片等,还有小孩子爱吃的辣条等。所以最好是在家自己做饭吃,尽量让孩子少吃零食。"

听了医生的话,扎西和梅朵赶紧答应下来。又回想起这次尼玛得病之前先是感冒,但是感冒之前,因为本来就是家里最小的孩子,所以平时比较得宠,而且现在生活条件好了,有时候会给尼玛一些零花钱,可能他就拿着去买零食吃,然后因为某些原因,就得了这个病。想到这里,两个人心里都默默有个想法:"回去就不能让尼玛吃零食了。"

就这样,尼玛在医院进行 1 周左右的治疗之后出院了。出院之后的尼玛在阿爸和阿妈的监督下,很少再吃零食,而且过敏性紫癜也没有再犯。马涛自从了解到中医与西医结合治疗过敏性紫癜,再加上最近几年在西藏地区了解到的有关藏医的知识,不禁想起以前自己看的书里面描写的一件真实事故。虽然这件事故导致的疾病无法依靠单纯的药物治疗,但是一些类似的疾病,还是可以考虑这种多医学结合的治疗方法。而马涛记忆中的事故,就是历史上著名的切尔诺贝利事故。

马涛并没有经历过这次事故,但仅根据书上的描述,就知道那次事故的严重程度。更何况到目前为止,切尔诺贝利事故的核泄漏所造成的影响仍然存在,而正常事故之后形成的疾病更是多种多样。

下面请跟随文字的脚步,重新审视那场灾难。

第二章 突如其来的灾难(二)

第一节 突发爆炸

苏联的乌克兰境内有一座名为切尔诺贝利的核电站。这座核电站位于乌克兰北部,距离首都基辅以北 130 千米,是苏联时期在乌克兰境内修建的第一座核电站。1986 年 4 月 26 日凌晨,人们都还在睡梦中没有醒来,突如其来的一场爆炸把他们从梦中惊醒。从睡梦中被惊醒的人们不知道,在距离他们不远的核电站发生了一场严重的事故。由于核电站的操作人员粗心大意并违反规章制度,而且当时的安全干事和负责夜晚实验操作的实验员没有及时做好通信工作,导致核电站的第 4 号核反应堆在半烘烤实验中突然失火,引发了爆炸。在这场事故中,当场死亡 31 人,而当晚的人们只注意到爆炸声和过分美丽的"极光"样的光芒。

在当时,谁也不知道这美丽到极致的光芒是最为致命的辐射,并且在几分钟之内,切尔诺贝利的事故等级就窜到了最高级。当时,这些美丽光芒以及爆炸后所形成的放射性尘埃,其威力相当于"二战"后期投放到广岛的"小男孩"原子弹的数百倍。

有人描述,那些原本在空中自由飞翔的鸟儿,如果沾上了空中的放射性物质尘埃之后,就会突然从空中坠落而亡。而那些直接接触高剂量辐射的人,头发和牙齿会迅速脱落,皮肤开始溃烂,全身器官逐渐坏死。痛苦的是,这些接触到高剂量辐射的人,什么也做不了,他们无法阻止辐射在自己体内蔓延,更加令人无助的是,那些医院的医护人员们同样也什么都做不了,只能眼睁睁地看着他们从活生生的人变成一具具尸体。而这些死亡之后的尸体,不能让他们的亲属领走,无法返回故里,因为即使这些人死亡之后,仍然是一个巨大的辐射体。后来随着他们修建了石棺,那些伤害过他们的东西,被深埋在了地下。

后来有人做了这次事故的相关统计,这场突如其来的爆炸使得反应机组被完全损坏,而8吨多的强辐射物质的泄漏,不仅污染了乌克兰当地的土地、水源以及各种动植物,同时,那些随风四处飘散的尘埃,也使得俄罗斯、白俄罗斯和乌克兰的许多地区遭到核辐射的污染。可以说,切尔诺贝利核电站爆炸是人类史上最为惨烈的技术悲剧之一,成千上万的普通民众因为核电站爆炸泄露的放射性物质而长期受到辐射,进而并发感染或导致致命疾病,数以万顷的土地、无数的水源被污染,无数的动植物受到影响。更重要的是,这些辐射给我们的基因造成的影响无法估量。

核辐射是原子核从一种结构或能量状态变为另一种结构或能量状态的过程中释放出来的微观粒子流,而核辐射本身就存在于所有的物质之中。可以说,所有的物质都有辐射,这是一种较为常见的现象。一般来说,宇宙和自然界中的物质产生的核辐射本身并不具有大的危害性,但是如果在短时间内出现大量的核辐射,就会对人体健康造成极大的危害。同时,如果人体长时间在一个充满辐射的环境中工作或者生活,这些辐射会在人体中积累,继而影响我们的健康。轻者会造成急性放射病,例如乏力不适、恶心呕吐、食欲减退等,中度辐射损伤则可出现白细胞数量下降。如果人体长期接受辐射,则会导致各种疾病产生,例如再生障碍性贫血、各种肿瘤、眼底病变、生殖系统疾病以及免疫系统疾病。更为严重的是,强辐射会造成基因突变,而基因突变对人体所造成的影响则是巨大的。

第二节　爆炸发生之后

对于当时只有1000万人口的白俄罗斯而言,切尔诺贝利的这场爆炸不啻一场灭顶之灾。尽管素来以农业国自称的白俄罗斯并不曾拥有核电站,但是切尔诺贝利爆炸造成的伤害使得这个国家失去了485座村落,而其中70座被永远埋葬在了地下。这与当年牺牲了619座村庄的法西斯战争相比,如果说每4个白俄罗斯人中就有1个死于战争,那么现如今,每5个白俄罗斯人就有1个住在被核辐射污染的地区。

位于切尔诺贝利的一座空空如也的楼房里,没有居民,但是却有物品、家具,有着谁也不会穿也永远不会再穿的衣服,有着谁也不会再去吃的食物。但是在这样一座空建筑里,正在进行着一场审判,被告席坐着 6 名被告,而观众席上只坐着一群记者,等待着第一手资料。苏共最高领导层决定此爆炸案件应该在案发地进行审判,即使切尔诺贝利此时已变成无人区,城市也作为"辐射严控区"被关闭,审判者仍然将切尔诺贝利选作审判之地——没有证人、没有听众,甚至没有电视报道,也没有多余的记者。正是因为如此,才没有吵闹,保证审判可以顺利进行。

被告席上仅仅有 6 名被告,分别是切尔诺贝利核电站的站长、总工程师、副工程师,当晚值班的班长、反应堆车间主任和苏联国家核能监督机构监察员。每个人都希望能够在被告席上看到数十位责任官员,其中也包括莫斯科的,当代科学也应该承担其责任。但是结果仅仅是将核电站站长、总工程师和副工程师判处 10 年有期徒刑,其他人的量刑更短。等 10 年过后,这件事情悄然而过,甚至站长从监狱出来之后,在某个公司当了一名普通的职员。就这样,这件事被草草了结……

第三节 新工程的实施

乌克兰的切尔诺贝利事件之后,4 号反应堆的严重泄漏及爆炸事故造成大约 1650 平方千米的土地被辐射,后续的爆炸引发火灾形成的热浪将无数的高辐射物质散发至大气层中,覆盖了大面积区域。切尔诺贝利事件所造成的辐射线剂量是 1945 年 8 月广岛原子弹爆炸的 400 多倍,此次事故造成了 31 人当场死亡,上万人由于放射性物质的长期影响而患病,至今仍有不少因放射性物质影响导致畸形的婴儿出生。

切尔诺贝利事件是一起严重的核泄漏事件,随着大气飘散的强辐射物质进入苏联的西部地区、东欧地区、北欧的纳维亚半岛,由于风向的关系,大约有 60% 的放射性物质飘落在白俄罗斯的土地之上。此次事故引起了人民群众对核电站安全性的关注,也间接导致了苏联的瓦解。苏联瓦解后的独立国家包括俄罗斯、白俄罗斯、乌克兰等,每年仍在为事故的善后做大量工作,居民的健康保健方面的投入依然耗费大量人力物力,因事故直接或者间接死亡的人数难以估计,而且事故所造成的长期影响到目前为止仍然是一个未知数。

爆炸发生的那一瞬间,仿佛什么也听不到,只看到冲天的火焰,火焰是那么明亮,仿佛能照亮一切黑暗。但是随着火焰飞起的还有浓浓的黑烟和可怕的火灾。消防员们赶去救火,所有人都在奔跑着离开着火的地方,只有消防员逆着人群而行,这是他们的职责。但是没有人告诉他们这是一场可能有去无回的救援,他们只是奉命奔赴一场普通的火场,甚至没有人提醒他们要穿上防护服。有很多消防员甚至是从睡梦中被喊醒赶去火灾现场,他们只穿了一件衬衫,就这样奔赴战场。

爆炸发生 6 个小时以后,消防员们的家属被告知消防员被送入医院,不仅仅是消防员,爆炸发生时所有人的家属都跑到了医院,但却不让他们靠近救护车,因为警察们对他们喊着:"别靠近救护车,辐射爆表了!"辐射? 什么辐射? 是这片土地以及这片土地上的其他所有物质:植物、动物、人,甚至所有的衣物。城里停满军用卡车,所有的道路都被封锁,到处都是士兵,火车全部停运,人们都在用一种粉末洗涤街道。事到如今,仍然没有人提起辐射的事,虽然所有的军人都戴着防毒面具,但还是有人从商店里购买东西:面包、敞口的袋装糖果、放在托盘里的馅饼……和平时没有什么不同,但是,人们在用一种粉末洗涤街道。

随后政府命令军队将城市居民进行疏散,街道的两边,一边停靠着数百辆大客车,等着疏散群众;另一边则停靠着数百辆的消防车,消防车等着将街道用白色的粉末冲洗干净。广播里则是在不停地说让人们带上保暖衣物和运动套装去树林里进行野餐,仍然没有人提起核辐射的事情。疏散的地方先是城市,后来连农村也疏散了。但是直到连农村也被疏散,仍然没有人说是因为辐射泄露。就这样一直到开始有人死亡,住在医院里的救火的消防员们的身体开始发生变化,每天都发生着变化:先是开始显露出被辐射线灼烧的伤口,之后嘴里、舌头和面颊上开始出现小块溃疡,之后溃疡面开始逐渐蔓延,面色逐渐变得乌青、紫红,最后变成了灰褐色。他们生不如死,从入院到死亡仅仅过了 14 天,14 天就死亡了一批人。

然而这只是核物质泄漏之后发生的事情,谁也不知道这种影响会持续多久。据保守估计,苏联政府为处理此次事故,耗费了 180 亿美元,但是泄露对环境造成的负面影响无法估计。

就在这片土地上,事故发生之后不久,为防止辐射物质继续泄露产生核污染,苏联政府决定实施一项计划:当权者经过商议之后决定,将爆炸后的切尔诺贝利核电站 4 号反应堆用混凝土封闭,做成一个密闭的石棺,这座修建的石棺预计可以使用 30 年。为了处理这次核泄漏,苏联方面先是将切尔诺贝利附近的居民撤离,随后又修建上述石棺。

等到 2008 年,由于核电站西面外墙在遭受常年的自然侵蚀以后开始出现倒塌,工作人员只能用支架支撑剩余的外墙,石棺的寿命也只剩下 5 年,而强辐射物质仍在泄露。因此,乌克兰政府决定开始实施一项硕大的工程,他们要筹资,然后在原来石棺的基础上修建一座新的、被称为"拱门"的掩埋体。这座新的拱门会将原来的石棺整体覆盖。2011 年 4 月 19 日,在基辅召开的为切尔诺贝利筹款的国际援助会议上,乌克兰政府希望能够筹集到 7.4 亿欧元为 4 号反应堆修建新的拱门,而这次拱门的预计使用寿命为 100 年。

第四节　灾难之后

切尔诺贝利事件之后,苏联政府官员为了保住自己的乌纱帽,隐瞒了灾难的严重性,比如将事故当场死亡的 31 人上报为 2 人,而其他的则被隐瞒下来。而在乌克兰区的第一书记谢尔比茨基竟然没有取消受灾区当地的"五一游行",乌克兰当地的几百万居民甚至对这些辐射完全不知情,继而纷纷参加户外的五一劳动节游行活动。在户外,就避免不了接收到辐射,而之后在很长一段时间里,这些人的后代都患上了不同的先天性疾病。

虽然灾难在一线英雄们的争分夺秒、舍生忘死的救援下,10 多天内就得到了基本控制,之后的切尔诺贝利便顺利地进入了灾后处理阶段。但是强大辐射所造成的影响远远不止当时所看到的那些死亡,辐射所形成的长期影响才是最可怕的。

在切尔诺贝利时间之前,每 10 万白俄罗斯居民中,有 82 名肿瘤病患者,而现在,每 10 万人中就有 6000 名肿瘤病患者,扩大了几乎 74 倍。最近 10 年,白俄罗斯的死亡率升高了 23.5%,14 个老年人中就有 1 个濒临死亡。在污染最严重的州,根据医学检测发现,每10人当中就有7名患者,这些疾病多种多样。而如果开车走在乡村中,日益增多的墓地更令人震惊。

当时那些外出游行或者侥幸活下来的人们,他们的后代在很长很长一段时间内,在胎儿时期就会患上一些先天性疾病,其中就包括自身免疫性疾病。

在切尔诺贝利事故发生之后,随着多种疾病发病率的提高,自身免疫病的发病率也随之升高。由于自身免疫性疾病的发病原因本身就多种多样,因此虽然事故发生后自身免疫性疾病的发病率有所升高,但究其原因,有可能是大量的辐射导致的基因突变,但是也不能排除因为其他原因导致自身免疫性疾病的发生。因此,并不能单纯地认为事故之后的自身免疫性疾病是由于辐射引起的。

随着科技的发展,越来越多的化学合成物品进入我们的生活中。有的人为了美丽或者掩盖过早生出的华发而选择定期染发;有的人为了方便,使用在锅底内部涂有特氟龙或聚四氟乙烯涂层的不粘锅;越来越多的塑料制品用于制作各种各样的容器,用于盛放各种饮品或饮用水……随着研究手段的进步,现在已有研究团队在人体内检测到了微塑料的存在,这些化学合成物质进入人体,必定会对人体的健康造成一定的影响。

第三章 现代医学对自身免疫病的认识与治疗

第一节 现代医学对免疫系统的认识

免疫是指机体免疫系统识别"自己"与"非己"的一种能力。人体的免疫力具有防御、维持自身稳定以及免疫监视的能力。

我们生活的环境中布满了各种各样的细菌、病毒及其他各种微生物。按道理来说,生活在如此危险的环境中,我们的身体应该会时刻忍受着各种各样的疾病,但是正常情况下,我们的身体并不容易生病。这种为保护我们的身体不受外界各种微生物损害的能力,被称为人体的免疫力,而具有免疫力的则是人体的免疫系统。

免疫系统具有帮助机体识别"自身"和"非己"的功能,这个识别过程称为免疫应答,其中引起机体免疫应答的物质称为免疫原,能和免疫应答产物(抗体和淋巴细胞抗原受体)相结合的物质称为抗原,抗原分子能够和抗体等免疫应答产物起反应的特性称为抗原性。人体的免疫系统在长期进化过程中逐渐形成两套免疫应答反应,分别为固有免疫和适应性免疫。固有免疫是机体在种系发育和进化过程中形成的天然免疫防御功能,即出生后就已具备的非特异性防御功能,因此也称为非特异性免疫。与固有免疫相对应的是适应性免疫,又称为获得性免疫或特异性免疫,是指人体或其他脊椎动物在接触特定病原体之后产生的能够特异性针对此种病原体启动的免疫应答反应。

免疫系统的组成包括免疫器官、免疫细胞及免疫分子。免疫器官是以淋巴组织为主的器官,根据分化的时间和功能不同,可分为中枢免疫器官和外周免疫器官。中枢免疫器官包括骨髓和胸腺,是免疫细胞发生、分化、成熟的场所,而外周免疫器官则包括脾脏、淋巴结、扁桃体、小肠集合淋巴结、阑尾等,是成熟淋巴细胞,即成熟的 T 淋巴细胞和 B 淋巴细胞定居、增殖以及发生免疫应答反应的场所。免疫细胞有淋巴细胞、单核吞噬细胞、中性粒细胞、嗜碱粒细胞、嗜酸粒细胞、肥大细胞、血小板等,免疫系统中同时又包括补体、免疫球蛋白、干扰素、白细胞介素、肿瘤坏死因子等各种免疫分子。

假如将人体比喻为一个城堡,那么固有免疫及其组成部分就像是这个城堡内的巡逻卫兵。固有免疫作为城堡的守卫,时刻不间断地巡视着城堡的每一寸土地。当城堡外有敌人入侵时,固有免疫一方面可以在发现敌情的时候消灭掉一些不那么厉害的敌人,另一方面还可以把前方敌情报告给后方更强大的军队。同时,作为守卫的士兵并非一直处于同一个位置,它们可以经过不断的刻苦训练,不断地发展、进化,变成更为高级的军队。当然,也会有其他的士兵顶替他们的位置,称为新的守卫。士兵们在不断的训练中也许会发生死伤,但是每一个留下来的都是可以以一敌百的精英战士。

就这样,初级的守卫经过刻苦训练成为高级士兵,机体也会继续不断地分化出初级守卫,从而源源不断地为军队注入新鲜血液。因此,固有免疫也不是一成不变的,它同样随着生物体的进化而进化。它们亦和人体一样,可以随着后代的孕育,一代一代地遗传下去,为保护自己的家园贡献自己的生命。初级守卫是高级士兵的来源和基础,高级士兵是初级守卫的坚实后盾,二者紧密配合才能保证家园的完整。因此,守卫和精英部队都是机体不可缺少的部分。

作为生活在充满各种微生物和有害物质环境中的我们,仅依靠非特异性免疫来自保是远远不够的,就好比敌人已经架上了火箭筒,我们这边还只是弓箭。因此,缩小战斗力方面的差距刻不容缓。而此时出现的特种部队则派上了用场。与固有免疫可以针对多种病原微生物不同的是,机体的特种部队——人类在长久进化过程中,除了非特异性免疫之外,进化出另一套专门针对特定病原体的免疫应答,即适应性免疫。适应性免疫又称为特异性免疫或获得性免疫,是人体或其他脊椎动物在接触特定病原体之后产生的,能够特定识别此病原体,对其产生免疫反应的一种能力。适应性免疫既可以通过后天接触特定病原体感染后获得,也可通过后天人工接种如菌苗、疫苗、类毒素或免疫球蛋白等各种免疫制剂而获得。无论是后天接触特定病原体还是接种免疫制剂,均属于后天形成,是无法遗传给后代的一种免疫应答方式。

一般情况下,适应性免疫是在微生物等抗原物质刺激下,经过锤炼才形成的,可以在该微生物第 2 次入侵机体时,与该特定的微生物产生特异性免疫应答反应。该免疫反应具有特异性，能够永久抵抗该种微生物的重复感染。每个人的适应性免疫不一样，就像大自然给予我们每个人独特的礼物，这个礼物无法转手送人，也无法遗传给我们的后代。我们的后代如果想要获取适应性免疫，就需要运用自身的免疫系统，通过锤炼，获得自己独有的适应性免疫。

第二节　现代医学对自身免疫病的认识及治疗

可以说自人类存在伊始，就开始为自己的生存做打算。从解决个人温饱到避免自然灾害，再到抵御疾病，每个人都不希望这世间存在的疾病找到自己，希望自己能够健康地度过自己的一生。随着人类寿命的延长以及现代医疗检测手段的进步，越来越多的疾病被人们所发现，但是疾病的治愈率并没有随着医疗手段的提高而增长，反而由于疾病的发现与治愈率不成正比而导致患者出现"现在医生的技术不如以前的医生"的想法。

现代医学以及现代医疗体系中，应对慢性疾病及众多不明原因的疾病，一般采用多种药物联合应用的方法，常见的比如高血压、腰痛、溃疡性大肠炎、牙周病、癌症、过敏等。对于这些慢性病患者来说，辗转各地治疗疾病的过程中，使用了大量的药物，但是由于很多种疾病的发病原因并不明确，因此各种治疗药物使用过后效果并不明显。例如自身免疫性疾病自概念提出至今，已有不少的疾病被归类为自身免疫性疾病，但是各种治疗手段下的自身免疫性疾病的治愈率并不高，甚至多种自身免疫性疾病的病因尚未清楚。

现代医学认为，自身免疫性疾病是一类"具体原因不明"的疾病，而其发病可能和以下几种因素有关：①各种原因引起的免疫耐受丧失或外伤、感染等原因激发隐蔽抗原释放，从而诱发自身免疫反应；②可能与遗传易感性有关；③微生物感染亦可激发自身免疫反应；④紫外线、吸烟、局部组织损伤、激素等因素也可诱发自身免疫反应。

对于自身免疫性疾病，目前的治疗原则是"一般以对症治疗及控制病情进展为主"。现代医学对于尚未清楚病因的自身免疫性疾病，其治疗大多数时候是属于试探性的，虽然治疗过程中使用了大量的药物，但效果并不理想。因此，为了能够治愈那些饱受自身免疫性疾病困扰的患者，医疗工作者及医学科研人员研究出多种药物来治疗自身免疫性疾病,常见的如各种皮质激素、水杨酸抑制剂、前列腺素抑制剂及拮抗剂等抑制炎症反应,用以减轻自身免疫性疾病的症状。除了药物治疗,适当时候还会采取手术方法治疗自身免疫性疾病。

尽管大众极少关注自身免疫性疾病,对此类疾病的认知度不高,而患者人数却在持续增加。如海啸般铺天盖地迎面打来的流行病学证据表明,最近 40 年,在西方发达国家,红斑狼疮、多发性硬化症、硬皮病等多种自身免疫性疾病患者人数都在急剧上升。世界各地主要研究机构最顶端的科学研究者都对此给予了极大的关注。这类疾病通常累及关节、肌肉、骨骼及关节周围的软组织,患者一经确诊应当及时用药治疗,避免疾病进一步发展造成肝、肾等器官或系统的损害。临床上常用的糖皮质激素和传统改善病情的抗风湿药物(DMARDs)具有良好的抗炎、止疼,以及改善或延缓病情进展的作用,至今仍作为临床治疗风湿免疫病的一线选择。

目前,治疗自身免疫病药物主要分为非甾体抗炎药(NSAIDs)、甾体抗炎药(SAIDs)和改善病情抗风湿药(DMARDs)3 类。NSAIDs 通过抑制环氧合酶(COX)活性,减少前列腺素(PG)生成,抑制多种细胞因子分泌而发挥抗炎、解热和镇痛作用,可改善疾病症状和体征,主要用于自身免疫病的对症治疗。SAIDs 具有较强抗炎作用和免疫抑制作用,阻止炎症细胞向炎症部位聚集,抑制炎性因子释放,抑制 T 淋巴细胞、B 淋巴细胞增殖和分泌。DMARDs 包括化学药物、天然药物以及生物制剂等,能够抑制炎症、改善症状、延缓组织破坏。DMARDs 起效缓慢,用药数周或数月后,症状和体征才逐渐减轻,需长时间连续用药方可获得比较稳定的疗效。

笔者通过查阅文献了解到,根据近阶段的研究,发现炎症细胞因子(TNF - α、IL - 1、IL - 6、IL - 17、IL - 12、IL - 23 等)、细胞表面分子(CD20、CD80/86 等)及其介导的信号通路(MAPKs、PI3K、NF - κB、JAK/STAT 等)参与免疫细胞功能紊乱和自身免疫病的病理进程。同时,近几年随着研究技术的进展,以细胞因子、受体和信号分子为治疗靶点的靶向生物制剂,获得了较快的发展。细胞因子和生长因子与细胞表面受体结合之后,触发了 JAK 家族蛋白(JAK1、JAK2、JAK3、Tyk2)的磷酸化,从而进一步活化 STAT,启动 JAK/STAT 信号通路,参与炎症免疫应答。而且靶向 JAK/STAT 信号通路的多个小分子药物的研究近年来也比较活跃,现在也有药物用于临床或临床试验。此外,还有炎症免疫反应软调节（SRⅡR）药物，这是一类选择性调控机体组织细胞功能、基因和蛋白异常变化所致病理状态恢复至生理水平的药物。芍药苷－6－氧－苯磺酸酯（CP－25）是具有抗炎免疫调节作用的SRⅡR药物，目前来看，其在治疗自身免疫病中具有潜在前景。

虽然目前有诸多方法及药物应用于治疗自身免疫性疾病，然而自身免疫性疾病仍然处于不可治愈的疾病行列之中。世界各国也在关注此类疾病，并且在治疗方面取得了一些进展。

一、急需被关注的疾病

陈超和吴倩夫妻，二人自大学毕业之后，没有选择留在北京等大城市，而是踏入西藏这片医疗资源贫乏的雪域高原从医长达20年之久。然而在一个寂静的夜晚，即使有着如此丰富医学经验也未能给予他们任何帮助。那天晚上，吴倩的身体内即将发生一件可怕的事情。究竟何事、原因何在，夫妻俩完全没有头绪。

那天，夫妻俩开始了期待已久的纳木措自驾游之旅。当天晚上，二人下榻在当雄县的一家民宿。刚过凌晨，吴医生从梦中惊醒，上胸部一阵阵灼热的疼痛感让她除了呼吸外什么都做不了。如果自身不是医生，她可能会以为有人趁她睡着时用铁棒猛烈地击打了她的前胸和后背。房间一片漆黑，她艰难地打开了床头灯。床头灯散发出令人安心的黄色光晕。她试着下床，双腿却一阵踉跄，完全感觉不到地毯的存在。吴医生立刻意识到自己要晕倒了。

下一个瞬间，吴倩渐渐清醒过来，发现自己摔倒在宾馆房间粗糙的地毯上。她大口吸气，意识逐渐恢复，努力回想这是哪里，为什么自己的上半身如此疼痛。就在这个瞬间，她体内的神经末梢进入了警戒状态。这意味着她体内发生了不得了的事情。她挣扎着爬到床边，晃醒了沉睡中的丈夫。

相伴28年的妻子突然躺在自己旁边束手无策地痛苦挣扎，他惊慌失措，睡意一下子不翼而飞。宾馆距离自家住宅约1500千米。景区附近景色很美，却远离城市，即便是到最近的大城市的医院，路程也要1个小时。因此，夫妻二人决定试着自行诊断。"听到蹄声，要想到马而不是斑马"，所受的医学教育使他们把这个教条当作咒语般深信不疑。所以，二人并没有认为这是什么罕见的疾病,而是试着回想吴之前曾得过哪些疾病。49 岁的她,为治疗荷尔蒙紊乱、月经不调,最近开始服用避孕药。但是,此时他们并没有想到与这件事有关。除此之外,她也深受消化不良之苦,医生解释说是逆流性食道炎这种一般性疾病引发了肠胃里的慢性炎症。得了这种病,胃酸会分泌过剩,从而引发食道痉挛,过剩的胃酸甚至会蔓延到咽喉黏膜,引起剧烈的疼痛。

夫妇二人一致认为可能是胃或者消化管出了问题,引发了食道痉挛。另外,宿病的哮喘无疑也加重了。这段时间林芝附近发生了森林火灾。西藏林芝的平均海拔在 3000 米左右,周围群山环绕,动植物资源丰富,植被覆盖率非常高,地形也是很特殊的,导致山地高差和气温差非常明显。同时,当地风向也是多变的,如果一个地方出现了火情,在风向多变之下,瞬间会让火势蔓延,从而不断增加过火面积。他们回想起前几天自驾游经过那里。话虽如此,一般情况下,哮喘绝不会引起如此剧烈的胸部疼痛。如果哮喘和食道痉挛并发,可能会引发这样剧烈的疼痛吧。凌晨 1 点,在偏僻的乡村城镇的一个房间里,夫妇俩参考自身所有的医学经验,讨论出以上的可能。

他们前天早上一大早离开家,打算骑山地车去海拔 5500 米的冰川观景台——拉萨河谷 1 号冰川,也叫作廓琼岗日冰川,位于西藏当雄县格达乡境内,被称为"离拉萨最近的冰川公园",也是世界上车辆可以抵达的最高海拔景区。这次远行是他们花了 1 年时间计划好的。吴医生的身体状况万无一失(当然,在旁人看来一点也不像有什么健康问题的样子),保持着苗条的体型,散发着活力。在此次远行前的 12 个月内,她还骑行了 5300 余千米。平时,每2 周 1 次,在小儿医院作为麻醉师长时间工作。作为医师,她早已适应了这样过于苛刻的日程安排,而且她还经常被医院外派去区外交流学习,到区外参与救治贫困儿童的手术。

为了这次旅行,二人从家出发当晚,住宿在林芝的一家宾馆里,森林火灾造成的煤烟从二人身后吹来,弥漫在宾馆的房间里,所以夫妇二人进入房间后,迅速打开空调通风换气之后才安心休息。第二天到当雄县后吴情就莫名其妙突然胸部疼痛。

还差几个小时天亮。令人意外的是,剧痛开始减弱,吴医生可以再次深呼吸,她对丈夫说感觉好点了。看到妻子渐渐恢复平静,丈夫抚着胸口松了口气。后来回想,那只不过是假象罢了。安慰幼儿重病的母亲,鼓励即将做手术的孩子,几十年来,这样的工作她已做得极其熟练,能轻而易举地让自己伪装成看起来状态不错。

这个早上,夫妻二人穿过当雄,在快到林芝的途中看到森林火灾产生的烟灰笼罩在整个空中,前方的路都无法看见。附近一带虽然比较偏僻,但也有些许的居民正准备离开避难。吴医生下了车,想要四处走走看看。就在这时,吴倩胸部一阵剧烈的疼痛再次袭来,瞬间失去了力气,呼吸困难,无法站立,喘息着蹲了下来。

30 分钟后,陈医生把妻子送进了林芝医院。急救医生看着吴的 X 光照片,安慰他们说横膈膜左半边的上部,肺的方向,有块小到勉强可见的阴影,但并不是重大问题,除此之外应该没有其他问题。此时,轮床上的吴医生痛得扭曲了身体,急救医生见此,怀疑她得了肾脏结石,但尿检结果否定了这种可能性。紧接着,喘鸣的可能性也被否定了。这下急救医生犯难了,他认为也许夫妻二人最初的直觉判断是正确的,就是逆流性食道炎引起了食道痉挛,同时食道痉挛引发胸壁上的肌肉拉伤。也许就是这样。

急救医生给她实施了静脉注射(打上点滴),并让她服用镇静剂和止疼药来放松。后来,为了治疗胃炎和逆流性食道炎,医生给开了奥美拉唑。拿了药之后,陈吴二人离开了医院。吴倩觉得,如果只是这样一点小病,还是能继续旅行的,也应该继续旅行。她对陈超说:"钱已经付过了,而且这次旅行我们期待了 1 年才得以实现,机会难得,我不想因为一点胃炎就轻易放弃。"陈超从妻子的话里读取到了她独有的不愿示弱的坚定决心。

山地车团队活动的第一天,吴倩身体欠佳,不能参与,留在了宾馆。但是,第二天早上,当骑手们再次准备出发时,吴倩执意决定参加。她打算搭乘落伍者运送车到达山体 3000 米处,然后从那里骑山地车滑降,如此一来就能一览冰河、岩石的壮观美景。她是老练的山地自行车骑手,充分明白从山道滑降可能会发生什么。她拿起一件骑车服换上。这件衣服上画满了小小的红细胞图案,还印有制衣公司那夸张耀眼的名字。这公司的名字确实不同一般,意为"缺氧状态"。公司名字的下方,写着"Veni Vidi Vomiti"(来过,看过,吐过)几个字。这是在模仿裘力斯凯撒的胜利报告"Veni Vidi Vici"(来过,看过,赢过)。这是意志坚强、速度狂野的山地自行车骑手们间的一个幽默笑话。

开始滑降后,身着红细胞图案 T 恤的吴倩,依靠惯性滑降了第 2 个 8 千米。就在此时,那种令人窒息的剧烈疼痛再次袭来,她差点从自行车座上摔下。吴倩感觉到自己呼吸困难,眼前所有的景象都开始变得模糊,化为一片黑白阴影。她即将失去意识。

陈超很快发现妻子蹲在狭窄的山道上,她的山地自行车横躺在一边。此刻他唯一想到的就是以最快的速度回到距离自家很近、自己就职的医疗中心去就诊。

就在同一时间,他们空无一人的家里,电话铃声数次响起。这是林芝市医院的医生最终重新审查了吴倩的 X 光片,试图联系到他们夫妇打来的。但是,电话无人接听。

路程过半时,吴倩发现自己遇到了一个新问题。从打点滴时扎针的位置,有条发热的微微肿起的红线,沿着右手手腕的静脉血管向上移动。一目了然,血液正在凝结。如此下去,输送给心肺的氧气会被阻塞,可能会引发心脏病、心内膜炎等性命攸关的心脏感染症。她拿出旅行时一直携带的抗生素服下,顺便到药店买了湿敷的纱布缠在手腕上,希望血液里的血块能尽快散开。服用抗生素和湿敷都是非常标准的处理方式。汽车飞驰在人迹罕至的干线公路上,陈超突然看到路边有医院的道路标识。他看向吴倩,意在询问是否要去这家医院。

吴倩摇头,说:"我想到可以明确诊断我的医院去就诊。"一路上她时刻盯着那条红线,希望它不要再蔓延。

8 小时后,医疗中心急救室内,吴倩忍着剧痛,带着氧气罩,平躺在轮床上接受胸部断层摄影。当她肺部的影像开始在机器上放映时,在放射室对面的她没戴眼镜也能清楚看到断层装置上放映出的血块。技师一直沉默不语,盯着画面,稍后转过来对她说:"夫人,看来您今晚是哪儿都去不成了。"

X 射线照片显示的内容令人震惊:双肺上多个部位都变得像被咬噬过一样。这是肺栓塞的症状。血块在某处悄然增殖,大血块已经堵塞了一部分大动脉。双肺的 5 片肺叶中,已有 3 片血液基本无法流通,其余 2 片也因血块蒙受了损伤。凝血导致通向肺部的氧气量被阻挡了50%,正是不折不扣的"缺氧状态"。在这样的状态下居然还活着,真是不可思议的事情。

当值的急救医生后来告诉他们夫妇,最初在林芝医院拍摄的 X 光照片中显示出的横膈膜上部的阴影,应该就是最早受到损伤的部位。

右手手臂的那条红线并没有向上蔓延，这说明血块不是在那里产生的。稍后的超声检查结果显示，右腿从脚踝到大腿根内侧的静脉血管都被大血块堵塞了。这是重度静脉血栓症。小血块就是随着大血块的血流移动到肺部，造成了大动脉堵塞。她全身的血液，从躯干到脚尖，都凝结犹如烂泥。没有人能解释为什么会这样。

虽然尚不明白血液凝结的原因，急救医生认为她有必要服用数月的药物以回避血液凝结可能带来的危险后果。医生给她开了华法林。住院 6 天后，吴倩获准出院，回到了自己的家。可她并没有严格遵照医嘱服药。出院回家后的第 2 天，在她弯腰想要捡起一直放置在门厅处的盆栽掉落的叶子时，突然胸口"梆"的一声响，眼看她就要倒下了。吴倩拨打了急救电话，又联系了正在医院上班的陈超。20 分钟后，救护车将吴倩送到了医院。这 20 分钟，吴倩无比紧张恐惧。"虽然戴着氧气罩，但我每一次呼吸都在大口喘气。"

陈超赶到医院见到急救队员，得知他们夫妇一直担心的事情还是发生了：吴倩的病情在不断恶化。

当天医院没有空病房，只得安排吴倩在急救室内米色帘子隔开的一角接受治疗。最先被派来负责治疗的是年轻的肺科专业医生米玛尼萨。他是藏族人，作为医师，曾先后在北京协和医院呼吸内科、北京大学人民医院呼吸与危重症医学科进修，5 年前来到这家医院就职。在用帘子把急救室分隔、仓促赶制出的"临时病房"里，米玛尼萨指着 X 射线照片，快速地向他们解释："虽然服用了抗血液凝固剂，但肺的堵塞部位还是新增了两处。"而且，吴倩的心电图就像瑞士阿尔卑斯山脉一样高低起伏。这让夫妻二人感到恐惧。

这就好比有人按下了潜藏在她体内的自爆装置启动键，但他们却找不到停止开关。吴倩明白，如果不能抑制血栓的形成，向血管输送氧气的通道将会被全部堵塞。可是，究竟自己体内发生了什么，自己却是一片茫然，就好像自己正在被自己的血细胞窒息而死一样。

米玛尼萨边和吴倩谈话边晃动脑袋，试图把所有的情况综合起来做出一个判断。他认为栓塞第 1 次形成，就是在夫妻二人费时 2 天的这个漫长路途中，几乎是一直坐着不动，估计是让血栓恶化了。还有一个因素就是，麻醉师的工作也是坐着的时候比较多。这些因素加起来，可能就容易引发血栓。但是这种推论并没有任何意义，毕竟过去的 1 年里，吴倩每周都有骑行 240

千米。

　　诊断姑且不说，米玛尼萨已经知道如何才能挽救吴倩的性命，他也明白已经没有多少时间了。他决定尽快在她腿根前方的下大静脉处留置一个过滤器。下大静脉就像一个泵，负责把血液从身体下 2/3 处抽上来输送往心脏。在这里留置过滤器，可以抑制血栓向心脏、肺部的移动，之后再静脉注射抗血液凝固剂利奎明（heparin），应该可以阻止血栓进入肺部。

　　他的处置见效了。经过治疗，吴倩再次回到了自己的家。但一个谜团还是困扰着她：为什么对其他患者有效的抗血液凝固剂在自己身上没有效果呢？她预约了当地的一名内科医生，向她咨询这个问题，得到的回答却是："嗯，这说明你的情况比较特殊。"

　　在下大静脉留置过滤器后，吴倩的身体情况多少有了些变化：她脱离了永久性的全面危机，堵塞在大动脉通路里的血栓消失了，虽然小部分肺组织已经坏死，但已可以重新给肺部供氧。然而，她总是感到极度疲劳乏力，走路都需要中途停下来喘气呼吸，更无法上下楼梯，每天睡 12 个小时仍无法缓解疲劳。许多天来，能做的事情就只是睡醒后换上室内便服，在中午时泡上一杯茶。

　　尽管总是极度疲劳乏力、气喘吁吁，6 周后，她还是坚持出席了一个医学会议。在那里，吴倩意外遇到了年轻医师多吉。他一直致力于罕见的血栓障碍病的破解，当时正在会上介绍他关于抗血液凝固药新使用方法的研究成果。凑巧的是，他还在医学杂志上发表过一篇能使血液凝固因子发生大规模变化的新种自身免疫性疾病的病例报告。

　　等他结束了 1 个小时的演讲，苦于"致命的精疲力竭感"的吴倩步履蹒跚地走近他，问道："为什么像我这样热爱运动的人，服用了抗血液凝固剂，仍会反复发生血栓呢？我的身体到底哪里不对劲儿呢？"

　　2 周后，吴倩访问了多吉的办公室。她坐在诊察台上，向医生讲述了自己那曾让 6 名医生困惑不已的病症情况。她告诉医生在身体抱恙同时，精神认知方面她也苦不堪言。她经常会头脑恍惚、健忘，这让她极其担心。听到这里，正埋头做记录的多吉抬起头来看了吴倩一眼，随即皱起一条又黑又粗的眉毛——这是他的习惯性动作，一遇到复杂病例，他总是认真细致地了解病人的情况，全力以赴地为病人解决问题。病人们都很感谢他，亲切地称他为"侦察员医生"。为了使吴倩安心，多吉并没有直截了当地告诉她自己对病症的判断,只说她服用的抗凝固药物的量不够,让她做了广泛的血液检查。之后,多吉当场开了处方,加大了药物服用量。"如果病情真如我所料,你现在服用的剂量还不足以起效。"他撕下处方签,递给了吴倩。

1周后,血液检查结果送到了多吉处,和他最初的猜测完全一致。他立刻拨通了在医院工作的吴倩的电话,当时她还在医院加班。

"吴医生,病因清楚了。"因为兴奋,多吉话多了起来。他治疗过很多病因不明的血栓同时出现脑雾而身体备受折磨的患者,看到吴倩的血液检查结果的瞬间,他情不自禁发出了胜利的欢呼。血液检查结果与抗磷脂抗体综合征(APS)的生物指标完全一致!而抗磷脂抗体综合征是最近常见于血栓患者的一种自身免疫性疾病。

吴倩之后回忆说:"他说的什么我完全不懂,APS 什么的我从未听说过。"在光线渐暗的办公室,吴倩摸索着找到纸和钢笔。当时,同办公室的其他 3 位医师都已下班回家,整个儿科医院笼罩在前所未有的静寂之中。

APS 也被称为黏性血液综合征或休斯综合征(Hughessyndrome),是身体内产生的抗体错把血液中预防过剩血栓所必需的磷脂质结合蛋白无能化而引发的一种自身免疫性疾病。没有磷脂质结合蛋白,人的血液就会开始凝块,而且无法阻止。

吴倩边听多吉医生的解释,边在头脑中迅速地整理这些信息。免疫系统的功能之一,就是像警察的特种部队斯瓦特一样,快速地应对紧急情况。一旦有病毒或细菌的病原体侵入身体,免疫系统就会做出反应,产生抗体。抗体就像先头兵,负责找到、攻击、破坏那些病原体。

但是如果自身免疫系统出了问题,免疫细胞区分自身健康细胞和侵入身体的细菌、病毒等异物的能力就会受损,不仅会攻击破坏异物,还会像误爆同伴一样,甚至会不断破坏自身的健康组织。原因尚不明确,但免疫系统会做出脱离常轨的狂暴行为,损害人的身体。吴倩的情况,就是本应维持身体健康的抗体,攻击破坏了预防静脉血液凝固结块的磷脂质结合蛋白。

攻击自身组织的抗体,被称为"自身抗体"。这种特殊的自身抗体是诊断APS 的依据。需要小心慎重地分离出自身抗体进行检查。不仅如此,APS 两次血液检查结果的对比工作也非易事。数周后,吴倩再次拜访了多吉医生的办公室,给她看了血液检查结果。"自身抗体阳性,也就是说,你得了 APS。"尽管之后的二次血液检查结果显示的自身抗体指数有所下降,多吉医生断定:"毫无疑问,你的身体确实表现出了 APS 的症状。"2003 年,抗磷脂质抗体综合征还是一种刚被发现的免疫系统疾病,20 年前,医生们才刚刚知道此病的存在。"或许还有其他我们尚未了解、无法检测的抗体和此病有关,但并不是说目前我们无法对此进行治疗。"

"侦察员医生"开始让吴倩服用远远超出平常剂量的高效抗凝血剂华法林,而且给她做了在家也能随时监测血液情况的设置,让她可以 24 小时确认血液凝固状况。即便这样,情况仍没有改善。于是医生启用了另一个长期治疗方案,让她自行注射一种低分子抗凝固剂利奎明(hepar - lin)。这种治疗方法是最近才开始用于华法林治疗没有效果的 APS 患者。

现在,吴倩在专业人士的监督下,能够更好地控制病情,但是未来还有无数的威胁在等着她。APS 患者,偏头疼、脑梗死、多发性硬化症、红斑狼疮的患病潜在概率会急剧增高。多发性硬化症和红斑狼疮,是免疫系统产生的抗体,对关节、肾脏、心脏、肺、脑、皮肤在内的人体部分脏器错误地进行攻击而引发的疾病。从大量实例统计来看,很多种免疫系统疾病,APS 患者将来的发病概率均为他人的 3 倍之高。她将来也是如此。

确诊 4 年后,长期服用药物的副作用出现了:吴倩的身上不断出现变色的斑痕。她说:"腹部周围有褪了色的带状东西,一直无法消退。"几天前她不小心把脚碰到泳池边,刚开始只是极小的一块擦伤,后来逐渐从脚后跟到脚趾都出现了青黑色的血肿,她直接被送进了急救中心。

现在,这样的危急情况对她来说,已经是家常便饭般普通的事情。比起如果把抗凝固剂减少至最初的用量会发生什么,她更担心的是"谁也不确定这个药究竟还能维持多久"。APS 给大脑很多部位造成了损伤,从而出现了脑雾。作为麻醉医师,在手术前,她总会和患儿的父母约定:"在手术室里我会尽全力照顾孩子。"但是,脑雾使她的工作能力大打折扣。为了避免危及手术,她决定提前离开麻醉医师的岗位,转而从事以儿童为对象的恢复护理、晚期病人护理工作。

吴倩也想夫妻二人一起背包旅行,但又担心"我们真的能去吗? 若是去了太远的地方,万一我出血了得不到救治怎么办?"她也渴望能再次参加医疗救援队,去救助那些孩子,可是万一在区内一些偏僻遥远的地区病倒了怎么办,她无法担负这样的风险。

尽管如此,吴倩依然让自己奋发起来,尽可能频繁地骑自行车、游泳、跑步。之所以如此激励自己,是因为她怕自己一旦放弃了这些以后身体就再也不能做这样的运动了。

从某个方面来讲,诊治过吴倩的 7 位医生中有 6 位完全忽视了她的病症,这也并非不能理解。像吴倩这样健康的中年女性,肺里出现血栓的情况本就少见,患上 APS 的情况更是极其罕见。但这并非真正的理由。实际上,自身免疫性疾病多达近百种,APS 只是其中之一。也是在最近 10 年,医生们才刚刚对自身免疫性疾病有所认知和理解。之所以 6 名医生都不曾注意到她表现出来的自身免疫性疾病症状,是因为他们在此类疾病方面的知识不足,根本就不知道如何才能判断出是免疫系统疾病。正是因为吴倩患的是自身免疫性疾病,他们才会给出错误的诊断。

二、冷酷无情的数字

如果一个人被医生宣告患了癌症,或者被医生提醒发生心肌梗死、脑卒中的风险很高,需要他生活中多方面注意,同时很多东西不能吃,这是很让人崩溃的事情。杂志的文章、电视剧、报纸的大标题,让每个家庭对此都印象颇深。然而请大家设想下还有这样的场景:同样是健康方面的危机,却不被公开谈论,也不被宣传媒体关注。表面上看起来不算什么的症状,缓慢而悄悄地不断升级。手腕、手指疼痛,脸上突然长满了红斑,上楼梯时感觉到腿部肌肉莫名无力,无处不在的火焰燃烧般的关节疼痛——这些症状可能都是会改变你的人生、大多数情况下让你身体衰弱的自身免疫性疾病发作的征兆。

试着想象一下,腿部或脚踝的关节疼痛,是多发性硬化症缓慢麻痹的开始(患者人数 40 万);令人备受折磨的关节疼痛、炎症、皮肤的红斑、无休止的类似感冒的症状,会发展成为红斑狼疮(患者人数 150 万);不间断的眩晕,是梅尼埃尔氏病的特征(患者人数为每 1000 人中有 7 人);急剧的腹痛、伴有出血的肛裂、难治性腹泻、慢性肠炎,是克罗恩病或炎症性肠道疾病的特征(患者人数超过 100 万);关节或其他脏器有炎症,虚弱无力或灼热般疼痛,是类风湿关节炎造成的破坏性影响(患者人数达 200 万以上);一天喝 8 杯水仍感觉口干舌燥,口干长期持续,莫名吞咽困难,这是肖格伦氏综合征的初期症状(患者人数 400 万)。而且,几乎所有的自身免疫性疾病都伴有让人无法忍受的、让人生发生翻天覆地变化的精疲力竭的疲劳感。如果用声音来表示 2350 万自身免疫性疾病患者的疲劳,这声音就像潜伏地下 17 年才得见光明的蝉的齐鸣般,笼罩全国各地,震耳欲聋。

尽管患病率很高,但是当被要求详细列举一个自身免疫性疾病的名称时,90% 以上的人连 1 个都列举不出来。在中国,有 2400 万人饱受自身免疫疾病之苦。然而,90% 的国民居然连一个自身免疫性疾病的名字都说不出来。

自身免疫性疾病有近百种,每一种都能把患者的人生搞得一塌糊涂。如果把 1 型糖尿病、格雷夫斯病、血管炎、重症肌无力症、结缔组织病、自身免疫性阿迪森氏病、寻常性白斑、类风湿关节炎、溶血性贫血、乳糜泻、硬皮病都算进来,现如今自身免疫性疾病已位居慢性疾病的第 2 位,继心脏病、癌症之后,位居社会保障障碍者给付对象疾患的第 3 位。顺便提一下,获得性免疫缺损综合征(AIDS)不是自身免疫性疾病,是完全不同的另一种疾病。AIDS 是病毒攻击破坏免疫系统;而自身免疫性疾病则是免疫系统在作为主导攻击病毒的同时,把自身误认为病毒举刀相向。同时,自身免疫性疾病位居女性主要死亡原因的第 8 位,这类疾病使患者的寿命人均缩短了 15 年。自身免疫性疾病给患者带来了不可估量的经济负担。相对于直接医疗成本,癌症的年医疗费用负担为 4900 亿元,而自身免疫性疾病的年医疗费用负担则超过了 8400 亿元。

三、发病率逐渐升高的自身免疫性疾病

张乃峥教授被誉为"中国风湿病学之父",是中国风湿病学的开拓者和奠基人。张乃峥教授出生于 1921 年,1947 年毕业于上海圣约翰大学医学院,获医学博士学位,在北京协和医院做了 2 年的住院医师后,年仅 28 岁的医学博士张乃峥正式入职北京协和医院。1980 年在北京协和医院创建了我国最早的风湿免疫科,标志着中国自身免疫性疾病的研究进入新的纪元。

张乃峥教授在担任住院医师期间,和其他住院医师一样每天都处在忙碌之中,每周只有半天的休息时间,每天除了睡觉外,其他时间都花在病房、门诊、图书馆和实验室。白天在临床忙碌,晚上实验室也有他的身影,他经常把

收集来的血标本做血清学研究,忙碌至深夜。

在多年的临床实践中,他渐渐发现一些患者出现红肿、发热、疼痛等炎性症状,但经过各项检查并没有发现外来的感染,之前诊断的感染性疾病中大部分并不是我们所认知的真菌、细菌、支原体等感染,而是涉及其他发病机制,可能由感染以外的其他原因导致。于是,张乃峥开始钻研风湿免疫相关知识。1959 年,张乃峥被派往苏联医学科学院风湿病学研究所进修风湿病学。次年回国后,张乃峥完成了当时国家科学发展规划中的风湿病学发展规划,并率先在北京协和医院建立了国内第 1 个风湿病门诊,开展类风湿因子等实验室检查。"我可以说是发誓,一定要把中国的风湿病学搞起来,不然于心有愧啊。"

他把全部心血都倾注在风湿病学科的建设上。1979 年,张乃峥抓住了"科学发展的春天"的大好机遇,开创了中国最早的风湿病学专业,逐步成立专科病房、门诊和实验室,并在国内首先建立了诊断类风湿关节炎的重要实验室检查——类风湿因子测定。类风湿因子测定试验也被称作血凝集试验,需用绵羊红细胞作底物进行。张乃峥想方设法找到一只羊饲养,定期采血。学科起步的过程虽然艰难,但他一直咬牙坚持着,推动着中国风湿病学的事业一点点起步。

1982 年,张乃峥组织召开了第 1 次全国风湿病学术会议;次年筹建国家风湿病学培训中心,同时与国际风湿病学组织合作开展常见风湿病的流行病学调查;1985 年创建了中华医学会风湿病学分会,揭开了我国风湿病学迅速发展壮大的序幕。北京协和医院风湿免疫科在他的带领下,逐步发展成为中国临床免疫及风湿病学培训中心,成为培养国内风湿病学专业高级人才的重要基地,不仅引领了此后 30 多年中国风湿病学的长足发展,而且已发展成为我国临床免疫及风湿病学训练中心。

多发性硬化是一种好发于 20~40 岁中青年群体的免疫系统罕见病,女性患者是男性患者的 1.5~2 倍。这是一种终身、慢性、进展性疾病,随着不断经历复发缓解的过程,很多患者的神经功能留下不同程度的残疾。数据显示,80% 的多发性硬化患者在患病 15 年后发生肢体功能障碍或认知障碍,近半数患者将无法独立行走。2007 年针对上海局部地区进行的相关流调显示:多发病率为 1.39/10 万,我国大约有 5 万~10 万多发性硬化患者,且发病人数还在逐年上升。过去 50 年间,多发性硬化症的发病率成倍数上升。苏格兰、英格兰、荷兰、丹麦和瑞典的数据显示,多发性硬化症的发病率以每年3%的速度在上升。芬兰和这些国家的数据相吻合。1963年以来,挪威多发性硬化症的发病率上升了30%,和德国、意大利、希腊的趋势一致。在过去的30~40年间,德国、意大利、希腊的发病率翻了1倍。自身免疫性甲状腺炎的发病率在过去几十年间也呈现稳步上升的趋势。

1型糖尿病的发病率上升趋势最为显著。统计数据显示,过去50年间,1型糖尿病的发病率已上升为之前的5倍,出现于幼儿期或小儿期的少年1型糖尿病情况更为严重。研究结果显示,1型糖尿病的儿童患者人数直线上升,4岁以下儿童的发病率以每年6%、10~14岁孩子的发病率以每年4%的速度在不断上升。

其他的许多自身免疫性疾病,比如硬皮症、克罗恩病、自身免疫性阿迪森氏病、多发性肌炎等的发病率也呈现出令人担忧的上升模式。

对所有的流行病学研究来说都一样,若要算清增加的患者中多少人是医生知识提升后才被确诊的老患者,多少人是彻头彻尾的新患者,比起科学,这更像是数学问题。但是,流行病学研究者们坚信,在医生的诊断技术提升这个因素之外,肯定还有其他的原因导致了患者人数的增加。

比如,挪威的流行病学家就认为,比起医生诊断技术的提升,将"发病率上升更多归结为疾病本身发生了实质性的生物学变化",他们极其关注城市比农村多发自身免疫性疾病这一现象。瑞典和德国的研究学家也赞同这个观点,认为现在多发性硬化症激增不能仅仅归因为医生诊断技术的提升。此外,1型糖尿病的研究学家认为,现在1型糖尿病发病率剧增,无法用医生诊断技术提升、从遗传角度很多人突然变得容易患上1型糖尿病这些理由来解释,认为环境要因变化是更为合理的因素。梅奥诊所的研究学家也开始考虑,红斑狼疮患者数增多,是不是人们较之以前过多地暴露在某些来源不明的环境因素下的结果。由于自身免疫性疾病几乎都是在西方工业发达国家扩展,全球的科学研究者都戏称它为"西洋病"。

四、系统性红斑狼疮在不自觉地逐年增长

虽然流行病学研究对自身免疫性疾病在全球的真实危机状况做了一个扫

描,但通过患者眼睛看到的则更具个人色彩。陈顺乐教授曾任职于上海交通大学附属仁济医院,是我国风湿病学奠基人之一,上海交通大学医学院附属仁济医院终身教授,上海市风湿病研究所名誉所长,美国风湿病学院大师,亚太风湿病学联盟主席。他是风湿病学的权威,在红斑狼疮方面的研究全国闻名。很多患者为了得到风湿性自身免疫性疾病方面的明确诊断,或者为了得到更好的治疗,等待数月,才能预约到张顺乐。这些患者中,既有住在附近的居民,也有乘飞机从五湖四海赶去接受诊疗的人。

　　某个周四的傍晚时分。那天预约的有 40 位病人,当时他刚刚结束最后一位病人的诊治。通往接待室的走廊,一面镶满了玻璃,从走廊往外看,暮色时分,夕阳长长的余辉淹没在上海闹市上空那重峦叠嶂、几欲坠落般的灰色云层里,而他却无丝毫疲惫之态,透露出经年累月埋头医学书籍、论文和研究的痕迹。诊疗、整理文件、查病房,上班 13 个小时,而他却纹丝不乱。

　　30 年来,陈顺乐教授在积攒职业经验的同时,亲眼看见了红斑狼疮患者激增的过程。20 世纪 70 年代,类风湿专科诊所登记在册的患者人数仅有几百人,然而 21 世纪仅来自附近地区红斑狼疮患者就多达几千人,自身免疫性疾病患者在不断增加。在旁边的行政楼里,有个房间专门存放诊所的记录。这个 6 米多长的房间里,四方各放置着一个被患者的资料塞得满满当当的档案柜,宛如拥堵过来的四面大墙。而在 20 年前,患者的资料只需整齐地放在一个小小的金属抽屉里。尽管目前并没有进行正式的流行病学研究,但是自己居住的城市里,狼疮患者的比例只增不减,他认为这是一个非常令人忧虑的征兆。

　　当然,他所看到的红斑狼疮患者的激增,原因之一就是有很多患者通过做肾脏透析、肾脏移植而得到了一定的治疗,患者由此得以延续生命,而患者活的时间越长,患者总人数整体就会增加得越多。另一个原因就是,在大城市的很多医疗中心,医生的诊断技术也有了一定程度的提升。但是,红斑狼疮患者的增加过于庞大,只能说明还有一个原因就是红斑狼疮综合征发病率本身在不断上升。

　　他一方面表露出对患者的关切之情,希望尽己之力让患者好转,另一方面也流露出对仅有极少数医生了解免疫系统攻击自身健康组织的原因这一现状的焦躁不安。身体的组织一旦受到无可恢复的伤害就晚了。事实就是,站在医疗最前线负责诊断的医生,大多没有接受过自身免疫性疾病诊断方法的相关培训。也就是说,患者在身体方面、感情层面都无法得到必要的帮助,病情延误,后果惨痛。

五、"无知"的医生

很多医生现在依然对自身免疫性疾病的激增一无所知。常常有病人,比如吴倩,觉得自己因此被迫付出了巨大的代价。吴倩说:"被确诊为 APS 之前,我曾先后请 6 位医生看诊过。不过,和其他患者相比,我还算幸运。我在病发数月后就得到了明确的诊断。而绝大多数患者,仅是找到一个有足够耐心侧耳倾听他们经历的医生就要花上很多年。"即使在现在,经验丰富、能看穿不断变化的病情、能读取必要的临床检查得到的复杂的生物标记,从而做出自身免疫性疾病方面正确判断的医生,也寥寥无几。

吴倩说完那句话之后,停顿了一下,她的表情从一个充满疑虑的病人快速转变为坚定不移的医生。她继续说道:"医学教育中有关自身免疫性疾病的学习,实在是少得可怜。在医科学校,比起自身免疫性疾病,我学的更多的是梅毒。自那之后 20 年来,医科学生学习的内容都没有多大的变化。令人遗憾的是,从大多数医生的雷达搜索下漏掉的患者,却多之又多。"

在被确诊之前,自身免疫性疾病患者平均会辗转求医于 6 名医生。自身免疫性相关疾病研究学会的最新调查显示,45% 的患者在发病最初阶段都曾被诊断为是疑病症。毫无疑问,这和患者的 75% ～ 80% 均为女性有很大关系。这是因为,当病状难以诊断时,医生就容易马马虎虎地应付女性患者。接受调查的自身免疫性疾病女性患者中,50% 的人在确诊前曾一直被医生告知"你的身体哪里都没有问题",这个被告知身体无恙的时间,人均长达 5 年。患者,尤其是女性患者,经常会被置之不理,让她们觉得既困惑不已又被人忽视。更为过分的是,甚至有时她们会被当成没事找事的身心疾病患者来对待。

为何自身免疫性疾病不被关注?为何那么多的自身免疫性疾病长期以来难被诊断?为何能够抚慰、治疗此类疾患的方法如此之少?要回答这些问题,就必须卷起时间之轴,追溯到半个多世纪之前。

令人惊异的医学时代起始于 70 年前。在此后的三四十年内,科学研究者发现了一系列的抗生物质，发明了疫苗，彻底消灭了脊髓灰质炎，挽救了许多风疹、斑疹伤寒患者的性命；癌症研究起步；活人心脏移植手术成为可能；心脏起搏器被发明；先进的新生儿治疗技术投入使用，再小的婴儿都能被救治，好比上帝从天堂伸出援手，从死神手中夺回了孩子们的生命。

　　然而，具有讽刺意味的是，就在各种消灾除难的治疗方法一个接一个地从实验室涌出的同时，医学界却从未考虑过自身免疫性疾病的存在。科学家们普遍拘泥于免疫系统不可能对自身挥刀相向这样的错误理论，他们坚信自身免疫应答是绝对不可能出现的。这个理论出自诺贝尔生理医学奖得主、德国免疫学之神保罗·埃尔利希在 90 年代初期提出的"自身中毒禁忌"学说，半个多世纪以来，它一直被作为免疫学领域的定论存在。

　　后来，一位潜心医学、年纪轻轻就获得博士学位的医学生对这个定论产生了怀疑，并试图颠覆它。1951 年的某日，刚刚从宾夕法尼亚大学获得博士学位的 23 岁的诺艾鲁·罗斯，把仅有的家当全部塞进一辆破旧旅行车，带着怀孕的妻子德波拉，离开费城，前往纽约州立大学布法罗校区。当时，免疫学，即免疫系统在体内的机能作用的相关研究，尚是一个未被深度挖掘的领域，是不被理解、无人问津的冷门学问。没有哪个研究室愿意接收这个年轻的博士并支持他完成免疫学领域的医学研究，何况他还要供养新婚的妻子和即将出生的孩子。

　　现在，罗斯已经 79 岁了，是约翰霍普金斯大学自身免疫性疾病研究中心的所长。他打着标志性的蝴蝶形领结，脸上绽放着大大的微笑，是位风度文雅的绅士。当时，他幸运地收到了由阿涅斯特·拜特斯盖（Ernest Witebsky）带领的布法罗分校免疫学研究团队的邀请。阿涅斯特·拜特斯盖是细菌学家汉斯·萨克斯（Hans Sachs）的学生，汉斯·萨克斯则是保罗·埃尔利希众多爱徒之一。也就是说，学问方面，阿涅斯特·拜特斯盖是保罗·埃尔利希的曾弟子，是埃尔利希的继承者，作为自身中毒禁忌学说的大力提倡者而广为人知。结合以上原因，罗斯接受了他的邀请，成为布法罗分校的一名教员。

　　学校安排了一个兼职助手给罗斯，给了他一间比 3 张榻榻米略大些、兼做实验室的办公室。之后，罗斯就投入了工作。按照阿涅斯特·拜特斯盖的要求，他用兔子做实验对象，试图获取一种主要在甲状腺被合成的甲状腺球蛋白的纯粹形式。这是阿涅斯特·拜特斯盖忙于实施的其他实验中所需的一种蛋白质。为此，罗斯几年来都在用兔子进行研究。因长期置身于兔笼之间，罗斯对兔毛产生了过敏反应，为避免哮喘发作，很多时候，罗斯都必须戴着口罩。尽管如此，罗斯还是成功获取了甲状腺球蛋白的纯粹形式。

在实验的最终阶段，为了确认甲状腺球蛋白的纯粹形式没有发生变化，罗斯把从兔子甲状腺抽取的甲状腺蛋白注射回了兔子体内。然而，当他再次调查兔子的甲状腺，却看到了令他震惊的结果：兔子的甲状腺出现了炎症。但这原本不应该出现。他发现，兔子体内产生了针对甲状腺球蛋白的抗体，使得甲状腺出现了病变。侵入体内并使身体产生抗体的外来异物，叫作抗原。抗原诱发身体产生抗体，开启了兔子的免疫系统。甲状腺出现的病变，证明兔子的免疫系统攻击并破坏了自身的甲状腺组织。此后，几乎所有的兔子都逐渐出现了近似人类桥本病的病状特征。1951 年，桥本病作为一种疾病，虽然早已被承认，但其病因仍未可知。如若桥本病是由免疫系统攻击甲状腺细胞引发，这将是对自身中毒禁忌学说的全面否定。50 年前的那天，在那个小小的实验室里，罗斯久久地凝视着自身免疫性疾病存在的明确证据。自身免疫性疾病确实存在，这将是彻底颠覆自身中毒禁忌学说的一个全新的革命性的观点。

当时的情景，罗斯至今依然记忆犹新。"当时我惊惧不已，很长时间，我就坐在那里，紧紧地盯着这个结果。我意识到自己距离一个重大的新发现仅有一步之遥，这是了不起的奇迹般的科学发现的瞬间。但是同时，我也深深感到恐惧。我明白，想让我的老师阿涅斯特·拜特斯盖以及世人都认可我是对的，这绝非易事。"

之后的几年间，在承受拜特斯盖的严厉斥责的同时，罗斯不辞辛苦地一次又一次进行实验，不断修正可能出现的错误。最终的结果让拜特斯盖也信服不已。当从甲状腺得来的抗原再次回到体内，本应和异物展开斗争的抗体却开始不断进行自身破坏攻击，损伤自身细胞，最终引发桥本病、甲状腺机能低下症等甲状腺疾病。这个发现，之后发表在罗斯和拜特斯盖合著的论文中。

虽然自身免疫性疾病的概念在 10 多年后才被人接受，不管如何，1957 年，这一概念总算诞生了。然而，尽管罗斯对自身免疫性疾病的存在早已有了惊人的发现，尽管之后的数十年间有无数科学家脚踏实地地致力于罗斯和拜特斯盖研究结果的实证研究，医科学校依然将自身中毒禁忌学说"身体的免疫系统不可能产生自体免疫反应"的理论奉为教条，不断培养出大量的医学专家。

这些医学专家本可以也本应该去搜寻自身免疫性疾病的其他可能性病因,然而他们之中没有一人这样做。在罗斯看来,这就是一个毁灭性的连锁反应。

这完全是 20 世纪的科学哲学家托马斯·库恩曾定义的"通常科学"的一个典型事例。科学从本质来讲是保守的,在缺少有说服力的证据时,科学不会轻易地丢弃原有的观点。大多数科学家都是如此,一旦接受了某一观念,就会以此为出发点去构建自身的观点,即他们纵览科学整体的视角,即便研究证实他们的视角有误,也无法将他们头脑中根深蒂固的观念彻底推翻。

美国国内的科学家,开始对罗斯和拜特斯盖早已发现的内容有所觉悟,从零零星星的个人,到后来的蜂拥而至,历时 10 年之久。随着令人震惊的自身免疫性疾病的存在越来越引人注目,各个专家团队迅速行动,争先恐后地申明某些系列疾病是自己的专业领域。风湿研究学者发现,风湿性关节炎的根本原因是身体攻击自身的组织而引发了炎症,他们声称,关节炎、红斑狼疮,以及其他与关节炎有关的诸多自身免疫性疾病,全都属于风湿类疾病;神经学家发现,多发性硬化症、重度肌无力症、肌肉炎、吉兰-巴雷综合征等多种疾病,都是因身体破坏了它的神经肌肉系统而引起的,从而神经科医生成了这些疾病的指定医生。同样,克罗恩病、溃疡性大肠炎、炎症性肠道疾病等肠道疾患,被分配给了消化器官科医生。

20 世纪 70 年代前半期,自身免疫的概念总算被普遍接受。然而,站在金字塔顶尖俯瞰各类专家的专业领域、注意到这些专业领域彼此如何纵横交叉、试图探寻这些疾病共有的生物学原因和治疗方法的人,却一个也没有。至于引发这些疾病的诱因,西方工业发达国家人们复杂的免疫系统机能被破坏的原因,更是无人问津。

事实上,20 世纪 90 年代中期之前,美国根本无人试图专门调查自身免疫性疾病患者的人数。美国国家癌症研究所自 1973 年开始持续统计各州各类癌症患者的人数,国家卫生统计中心、疾病预防管理中心等,自 90 年代初期开始收集癌症方面的数据。然而,直至最近十几年前,科学家们才想到要对自身免疫性疾病患者人数有一个总体认识。1995 年,诺艾鲁·罗斯向刚刚创立的美国自身免疫性疾病协会理事长巴吉尼亚·拉德建议"我们必须查明患者的人数"。拉德身材瘦小,头发花白,却精力充沛,作为美国自身免疫性疾病协会的创始人,他仅仅筹措到了 5000 美元以作调查项目资金。对需要大量资金的科学调查来说,这完全是杯水车薪。用这点钱,罗斯雇用了自己的学生,一个正在攻读博士学位的学生,让她用 1 个月左右的时间,调查收集指定的 25 种自身免疫性疾病的患者人数。然而 2 年后,这位学生才终于完成了这项工作。调查数据令人震惊,仅这 25 种自身免疫性疾病的患者人数,就多达 900 万。和癌症患者的人数不相上下。

罗斯和这位学生一起,以这个数值为基础,采用所谓的流行病学中的流行病学的数值外插法,推算未被包含在此次调查中的其他 55 种自身免疫性疾病的患者人数,最终得出的患者人数是 2200 万。也就是说,美国国民,平均每 12 人中有 1 人患有自身免疫性疾病。无人关注的自身免疫性疾病,患者人数居然多达 2200 万,这个统计结果委实令人震惊。

之后,因为有更多的疾病被认定为自身免疫性疾病统计进来,这个数值被美国国家卫生研究所(NIH)修正为 2350 万。不过,实际的患者人数可能远远超出这个数字。NIL 的最新报告显示,很多自身免疫性疾病患者尚未得到正确的诊断。而且现存的流行病学研究中,有关各种自身免疫性疾病患者人数的调查研究,怎么看都过于粗浅。

六、自身免疫性疾病与心血管疾病

有很多疾病尚未正式被认定为自身免疫性疾病,却又引人兴趣。心脏病学就是其中之一。最新发表的研究指出,自身免疫过程与动脉粥样硬化症有很深的关联。动脉粥样硬化症,就是脂类小废物逐渐沉积在血管内壁,导致大动脉血管变窄或硬化的过程。每年有 120 万人因动脉粥样硬化而引发心肌梗死。2005 年,研究者们报告指出,风湿性关节炎患者出现心功能不全的风险是其他患者的 2 倍。其他研究则证实,红斑狼疮、糖尿病、多发性硬化症患者出现心脏疾病的风险和风湿性关节炎患者一样高。因此有研究者认为,容易引发自身免疫性疾病的基因变体中,有一部分和容易引发心脏疾病的基因变体是相同的。

尽管现在尚未能够断定自身免疫性疾病和动脉粥样硬化症之间有着明确的关联,但却有不少证据证实,动脉粥状硬化症和在身体其他部位出现的自身免疫性疾病一样,两者的发病过程中均有自身免疫应答的参与。动脉粥状硬化症的发病过程为:脂类小废物沉积在大动脉血管内壁→出现炎症→C反应蛋白数值上升→粥状斑块大面积爆发。在这一系列的连锁反应的某个环节,就出现了自身免疫应答。研究人员认为可能是病毒引发了免疫应答。一些普通病毒,比如巨细胞病毒,一旦侵入体内,免疫细胞就会对此展开反击。然而最新的研究表明,动脉粥状硬化症的情况下,免疫细胞在反击入侵异物的过程中,陷入混乱状态,错误地对大动脉壁展开了攻击。

立普妥是一种强力降胆固醇药,具有降低心肌梗死风险的功效。研究者们正在进行临床试验,测试红斑狼疮患者服用立普妥预防心肌梗死的效果。红斑狼疮患者发生心肌梗死的风险是其他人的50倍之高。

然而,比起出现心脏疾病可能性很高的自身免疫性疾病患者,动脉粥样硬化症患者更令人担心。因为他们并不知道自己的病与自身免疫有关,也没有觉得自己很容易患上其他的自身免疫性疾病。

在科学界对自身免疫性疾病视而不见(说好听点,是对自身免疫性疾病方面的调查不足;说难听点,就是对自身免疫性疾病视而不见)的四五十年间,又上演了另一部人文电视剧。它带来的重大后果,同样没能引起国家领导人的重视。就在自身免疫性疾病被科学无视的同一时期,大规模的工业生产遍及国内,矿工业取得飞跃式的发展。

七、我们四周到底充满了什么

随着高效的新化学生产方式的引进和新产品大批量生产体制的完善,国内的各个乡镇农村都制定了各自的生产计划。新杀虫剂的应用,让谷物产量增加,让商品寿命延长,让虱子、跳蚤、蟑螂、白蚁等昆虫从各家各户销声匿迹,还让草坪上的蒲公英都被一扫而光。为了满足人们让生活更简单更方便更奢华的要求,所有的东西,从塑料到洗发水、洗衣液、汽车的制动衬片、地毯衬垫、冷霜、干洗用洗涤剂、泡沫垫、油漆去除剂、家用去污粉和漂白剂,甚至到汽车,都开始用独特的新化学物质来制造。这些东西好像一夜之间出现并充斥在人们的生活里。人们购买这些巨型工业大量生产出来的家庭用品、包装好的各类产品、各类加工食品,熙熙攘攘,热闹非凡。我国改革开放以来短短40多年,工厂烟囱冒出的烟完全笼罩了小城镇,满载新产品的卡车排放着柴油废气奔走在全国各地,周边地区所到之处都开始大量使用农药进行除草作业。

诱因不明的不可思议的自身免疫性疾病多发,医学界却对此视而不见。而这一时期,也是 SUV 车、平底锅、家具等难燃性产品在社会中快速流行的时期。这种偶然的重合,正是使大多数人民的幸福生活彻底变形的不祥前兆。

这看似毫不相关的两个流行趋势,突显出了两个重要的因素。正是这两个因素,即将引发一场让自身免疫性疾病不断增加或持续的"完美风暴"。

在这偶然重合的几十年间,工业发展时代产生的化学物质会引发癌症的观点广泛传播,"致癌物"这个术语出现并迅速脍炙人口。但"化学物质对人的免疫系统也会产生同样的影响"的观点,科学家们却迟迟不愿接受。这速度过于缓慢,以至于在免疫学的世界里,时至今日,仍无与"致癌物"相当的术语存在,只能用"诱发自身免疫性疾病的环境物质"这冗长的措辞来表述"环境化学物质与自身免疫性疾病有关"的概念。"致癌物"就是"诱发癌症的环境物质",因此,如果在本书中使用"自身免疫诱发物质(autogen)"这个定义会更方便。

自身免疫性疾病的诱发原因并不清楚,因为生活中的每一个因素或许都能影响到我们的免疫系统,而我们所使用或者吃进嘴里的东西,甚至我们生活的环境周围的每一个化合物,都会影响到我们的身体健康。

第三节　无形的入侵者

一、无形的入侵者

日喀则,西藏第二大城市,位于青藏高原西南部,西接阿里、北靠那曲、东邻拉萨,背靠珠穆朗玛雪峰,蕴藏着风景秀丽的原始森林,相互辉映的圣湖、神山、森林、草原。在藏语中日喀则意为"水土肥美的家园",赋予这片神奇的土地无穷想象。拉姆的小家就位于日喀则市。现在,可以看到二楼起居室的窗户还亮着灯,那是因为她刚刚出生不久的儿子旺堆醒了,婴儿高亢的哭声响彻整栋住宅。拉姆依旧躺在床上,侧身从摇篮中抱出旺堆给他哺乳。旺堆一吃上母乳,就心满意足,不再哭闹。

拉姆思忖着要不要再稍微睡一会儿,然而天已经快亮了。床上的床垫是她和丈夫一起挑选的,睡起来舒适无比。她起身下床,等待她的是堆积如山的家务。对她来说,解决这些家务最好的帮手,就是各种让生活更简单的便捷产品和便利商品。

这天是周二,对拉姆一家来说,并不是什么特别的日子。丈夫因工作还在出差,产假中的拉姆在家照顾孩子们。她快速地用平底煎锅为 4 岁的女儿制作薄煎饼,装饰上切成薄片的草莓和甜瓜,最后再浇上些许糖浆。这时,她突然发现瓷砖地板上有一小片从女儿盘子里掉落的甜瓜,一队蚂蚁正朝着那片甜瓜爬来。蚂蚁年年都来骚扰厨房,拉姆每年都请专业人员清除白蚁,但从未请人清除过蚂蚁。如果喷药,安全起见,她必须带着孩子们离开家一整天,然而她实在找不出合适的时间。

这时拉姆突然闻到一股焦糊味:是薄煎饼! 煎锅边缘正冒着白烟,散发出刺鼻的臭焦糊味。拉姆赶忙打开厨房的窗户,挥手把白烟往外赶。30 分钟后,她们到达女儿的幼儿园附近。拉姆用婴儿背带把旺堆抱在胸前,一手拉着女儿,站在人行横道边等绿灯。一辆巴士排放着废气从她们面前驶过,数秒后,一辆送货卡车喷着废气轰隆作响地从她们面前疾驰而过。

到了教室,拉姆向女儿挥手告别,然而女儿一心想去操场上玩最近刚刚建好的木质海盗船,她对拉姆的告别视而不见,快速冲向操场。从幼儿园开车回去的路上,旺堆的安抚奶嘴掉了,他开始找碴。拉姆认为就算掉了,5 秒钟之内捡起来就很安全,她捡起安抚奶嘴,用自己的 T 恤袖子擦掉脏污,之后把它放进儿子嘴里让他衔着。拉姆希望这能让儿子乖乖坚持到下次给他哺乳的时间。

到家下车后,有无数件事情等着拉姆。首先,要去干洗店;接下来,要到商业街给自己买乳液,以前买的早就用完了;然后,要到美容院把头发染成赤褐色。她一直坚持每 6 周去一次美容院。做完这些,在开车去幼儿园接女儿的途中,拉姆拐进加油站给车加油,之后在麦当劳购买有玩具赠送的快乐套餐给女儿当作午餐。而等她接上女儿回到家,草坪管理公司的人刚喷洒完除草剂,正要开车离去。

午饭后是孩子们的午睡时间。旺堆在他的摇篮里睡,女儿在拉姆的床上睡着。从干洗店取回的衣物,就挂在床旁边的壁橱门上。化妆品买回来了,拉姆的头发也再次呈现油亮的红褐色。在孩子们午睡期间,她给牙医打了电话。之前做过牙齿填充,最近每当吃冷热东西,其中一颗填充过的牙齿就疼痛难耐。打完电话,她把泡面放进一次性碗用微波炉加热后,作为自己的午餐。之后,把一大堆刚刚洗过的婴儿衣物放进烘干机,给宠物狗的脖子处喷洒扁虱、跳蚤驱除剂,用泡状的浴室清洁剂擦洗卫生间和淋浴室的地砖。这种清洁剂的标签上写有"对人体和家畜动物有害"的提示,而且气味刺鼻,熏得她很不舒服,因此坚决不能在孩子们在家四处走动时使用。

等这些工作告一段落,她又开始忙着去除从旧货店买回来的儿童桌椅上的油漆。她打算把这些重新喷漆,以迎接女儿的生日。这件事情完工后,趁着孩子们还在睡,她拿出一瓶自诩"全球第一"的黏合剂,开始修复一个塑料玩具马。她刚把马腿粘好,正好孩子们睡醒了。拉姆坐在椅子上给儿子喂奶期间,女儿在电脑上玩"阅读小兔学前班"的幼儿学习软件。可能是电脑显示屏发出的声音让小儿子感到好奇,也可能是看到装有母乳的奶瓶感到兴奋,他从嗓子里发出鸽子一样的咕咕声。为预防奶水不足,拉姆事先挤出了一些存储备用。现在给儿子吃的,就是用微波炉加热后的备用母乳。在拉姆看来,和孩子们一起度过的一天,总的来说是很愉快的。

但是,站在保护拉姆的身体不被外来入侵物和感染症伤害的免疫细胞的角度来看,这个星期二绝对不是悠闲的一天。这一天也是,在化学物质和工业用氧化剂的狂轰滥炸之下,免疫系统被迫一直保持高度警戒状态。拉姆的身体,每当遇到一个新刺激物,免疫细胞就会发生一系列的连锁反应,瞬间判断出是否要对外来入侵物进行攻击。整整一天,拉姆的身体都在和平时一样,拼命地保护她的组织和器官不受她接触过的外部物质的有害影响。

拉姆和她的丈夫都有较高的环保意识。他们使用回收再利用的物品,开混合动力车,为了孩子的安全,他们极力避免用熏蒸消毒的办法驱除害虫。而且,他们也相当健康,只是拉姆患有雷诺氏病。这是一种轻度的自身免疫性疾病,因血流不足导致拉姆的手指脚趾逐渐变白或发冷。然而,只要对气温的突发变化加以注意,不要有什么精神压力,雷诺氏病对她几乎没什么影响。至于她的女儿,和她班上1/5的孩子一样,她有湿疹,而且对奶制品和坚果类食物过敏。除去这些,一家人都相当健康。

　　然而令人难以置信的是，这样健康的一家人，每天都有眼睛看不到的有害物质无声无息地侵入他们的血液中，寄居在他们的细胞和脂肪组织里。尤其是拉姆，她的母乳中也含有有害物质。这其中，大多数的污染物质，会干扰免疫细胞错综复杂的校准机能。

二、积累在身体内的化学物质

　　几十年来，科学家们一直在研究空气、水、土壤里的污染物，在最近 5 年他们才开始研究人体内的污染物。这个研究结果让很多科学家对人体一直与化学物质泛滥的世界保持着协调状态这一假定展开了重新评估。什么样的污染物质正在入侵我们的身体？随着时间的流逝，有多少毒素沉积在我们的细胞和血液中？研究结果清楚明白地显示出人均背负的环境化学物质和重金属对身体产生的负担。科学家们采集了来自全国各地有代表性的 9 人的血液和尿的样本，测试 210 种物质的含量，之所以样本数量这么少，是因为检查费用极高。令人震惊的是，这 9 个人的体内，人均含有 91 种化学物质！多氯联苯（PCB）、常用的杀虫剂、戴奥辛（剧毒氯化物，用作除草剂）、汞、镉，还有苯，都只是其中的一小部分。在日常生活中，我们每个人都会有暴露在极其常见的微量化学物质中的经历，正是这些暴露经历，导致如此多的化学物质累积在我们体内。接受检测的 9 个人中，无一人有从事化工行业的职业经历，也无人有曾居住在工厂等产业设施附近的经历。尽管如此，从他们的血液和尿里，发现了人均 53 种达到可被检测水平的、已被知晓具有抑制免疫系统功能作用的化学物质。

　　疾病控制与预防中心以 2500 人为对象，进行了类似的研究。他们对采集到的血液和尿的样本进行检测分析，发现他们所调查的 116 种物质，每一种在人体中都有少量存在。2005 年，全世界的毒物学者为之震惊的一系列的研究结果出现了。由两大主要研究机构进行的某项研究显示，红十字会采集的 10 万新生儿的脐带血中，被检测出带有 287 种工业化学物质和污染物质。这简直就是有毒物质的大混合。这些化学物质包括杀虫剂、邻苯二甲酸类、戴奥辛、难燃剂，还有特氟隆的分解物。众所周知，特氟隆的分解物会给免疫系统造成损伤。此后不久，研究者也发布了类似的研究结果：他们在新生儿 30 人的脐带血中,发现了大量常用于家用清洁剂、化妆品、家具等的化学物质。可以说,这个世界到处都是自身免疫性疾病诱发物质。

这些化学物质究竟是如何悄无声息地潜入我们的身体的呢?估计绝大多数人都不会想到,答案就是:日常生活中,我们每天都暴露在污染物质下。下面让我们来看看,仅是1天的时间居民都暴露在什么样的污染物质下。

三、可怕的PBDE

早上,大家在铺有豪华泡沫塑料垫的床垫上醒来,而床垫、衬垫等寝具材料在加工的过程中都会加入阻燃剂多溴联苯醚(PBDE)进行表面涂层处理。我们周围的绝大多数产品都是如此。仅是用来坐的物品,椅子、床垫、枕头、车里的泡沫材料靠垫,还有沙发,都是如此。为了达到安全标准,飞机的座席、机身的塑料还有机舱内的织物内饰,都使用了大量的阻燃剂。除此之外,还有鞋子、墙壁的断热材料,人人都在使用的电脑、录像机显示器、手机、电视机等。这些物品的制造素材都是塑料或家具用零部件,它们每一件都含有大量的PBDE,是和PBDE一起被制造出来的。

西藏自治区处于青藏高原区,位于喜马拉雅山北坡,常年风向比较稳定,但冬季会受西风带环流影响,导致气候较低,空气中的灰尘和颗粒物增多,高海拔地形和特殊的高原气候为PBDE的迁移提供了特殊的条件。研究发现,西藏地区饮用水中未检测出PBDE,当地的饮用水还未被污染或较低污染。但在土壤中检测出了PBDE,其含量低于其他高山地区,而且青藏高原地区土壤中的PBDE的含量随着海拔高度的上升而下降,即使是在海拔高度高达4000多米的珠峰脚下,经济发展落后且人类活动较少地半农半牧区,当地没有或者较少地潜在的PBDE污染源,也能在土壤中检测到。说明PBDE已经成为全球性污染,且在环境中较为稳定并且长期存在,可随大气进行远距离迁移。

20世纪50年代,聚氨基甲酸乙酯这个非凡的新发明的出现,极大地提升了人民住房的舒适度,给制造业带来了巨额的利润。聚氨基甲酸乙酯是一种热塑性聚合物,价格低廉且有可锻性,以多种前所未有的新方式广泛应用于树脂、涂料、断热材料、黏合剂、泡沫材料(发泡体)、纤维等,从冰箱、墙壁用断热材料到带有软垫的泡沫椅子、沙发。

但是,聚氨基甲酸乙酯有一个缺点:它的可燃性极高。20世纪70年代,消费者权益保护法付诸实施。自此之后,所有的聚氨基甲酸乙酯产品都开始用阻燃剂进行加工处理,PBDE作为化工行业的保险,开始被自由地使用在工业产品中。也就是说,如果在你睡着期间发生了电器短路,或是当你躺在床上入迷地玩着纵横字谜,即使一不小心打翻了一支蜡烛,房间里的家具、寝具、地毯、你的睡衣裤,都不会被火焰包围。

然而,PBDE也有自身的缺点,它和任何产品的原材料都无法进行分子结合。因此,计算机、电视机和绝缘导线所应用的塑料、窗框、室内装修材料、地毯、衣料品以及衣物烘干机里的布料线头等,都在不断地向空气中渗透PBDE。渗入空气中的PBDE随风四处飘荡,但不会消失。它落在地板上后,就附着在家中极其微小的尘埃上。最新的某项研究中,研究人员采集了70栋住房里的灰尘,发现上面都有PBDE。此外,在另一个研究中,研究人员采用美国国家标准技术研究对17栋住宅进行调查,从住宅内的灰尘和衣物烘干机里的布料线头中,发现了浓度高的令人不安的PBDE。

地板上这些沾满化学物质的灰尘,随着人们的走动飞扬至空气中,侵入人们的体内。尤其是婴儿和蹒跚学步的幼儿,他们体内的PBDE值最高。因为他们总是把啃咬过的塑料玩具扔在地上,之后又捡起来塞进嘴里(中国很多老一辈人会觉得掉在地上的东西5秒内捡起来很安全,更有俗话说'不干不净,吃了没病',这完全不靠谱)。

30年前,瑞典的科学家们以哺乳期妇女为对象进行了一项检查,以确认母乳中是否存在随处可见的化学物质,如果存在,其中PBDE的浓度是否会发生变化。调查结果令人震惊,哺乳期妇女体内的PBDE值以5年1倍的速度在上升。2003年,美国科学家以初产的20位母亲为对象进行调查,研究结果明确显示,美国妈妈们体内的PBDE值远远超出瑞典妈妈们,PBDE暴露状况极其令人担忧。整体来看,美国人的PBDE值是欧洲人的10~100倍之高。最近的另一项研究也显示,人类体内的PBDE值,在以每2~5年翻一番的骇人速度不断上升。

后来,PBDE产品制造商与政府有关机构达成协议,同意停止生产和销售PBDE产品的2类强力品种——五溴联苯醚和八溴联苯醚。然而在此之前生产的产品,仍在不停散发这些有害物质,先传播到空气中,然后再沉淀到土壤和堆积物中,无限循环。这就是为何水果蔬菜、肉类、乳制品中常常会被检查出这些有害物质的原因。十溴联苯醚是 PBDE 产品中最为常用的一种,之前被认为不易为人体吸收,因此至今仍被广泛使用。但是最新研究发现,十溴联苯醚降解在环境中后,会变成极易被人体吸收的五溴联苯醚。

然而,化学物质给免疫系统造成的直接影响,人们了解的还远远不够。一旦实验室测试证明他们的产品含有致癌物,化工产品制造商必须公开这些信息,但关于化工产品对自身免疫性疾病的诱发性和对免疫系统的伤害,他们既不会对此进行实验测试,也不担负向公众告知的义务。化工产业声称这些暴露是安全的,然而却有很多科学家在对化学物质造成的破坏性影响进行研究,双方对此争论不休。而最新发表的 PBDE 相关研究结果让人更加焦虑不安。现在,科学家们通过动物实验,证实了 PBDE 确实可能给免疫细胞造成了伤害。

四、除 PBDE 外的其他有害物

除床垫中的 PBDE 外,人们的生活中还有很多其他污染物质。比如,特氟隆、害虫驱除剂、塑料产品等。很多人做早餐时用的特氟隆平底不粘锅,省事好用,但会散发出油烟。特氟隆不粘材料的基本加工助剂是一种名为全氟辛酸铵(PFOA)的化学物质,被广泛应用于不粘炊具、汽车零部件、地板材料、计算机芯片、电话电缆、地毯去污剂、室内装饰材料、衣料、耐油脂的炸薯条包装盒,以及咖啡店里的一次性咖啡纸杯。现今被检测的血液样本中,有 96% 都含有 PFOA。它不分解于环境,在人体中的半减期为 4.4 年。

化学物质的半减期十分重要。半减期就是污染物质被分解、减少到原有量的一半所需的时间。因为经常暴露在 PFOA 环境中,人体内一直含有的PFOA,就没有机会被分解、代谢和排出。然而,和 PBDE 一样,PFOA 究竟对人体有何作用和影响,我们仍知之甚少。

2005 年,美国国家环境保护署(EPA)给出判断:"极少量的 PFOA 暴露,也存在着影响人类发育健康的潜在危险。"斯德哥尔摩大学生化毒理学研究小组发表的论文内容则更具挑衅性。他们研究发现,在免疫系统为保持身体健康而抵御异物抗原入侵的系列过程中,任何量的 PFOA 都能使免疫细胞的机能

发生改变。即便如此,PFOA 制造商依然坚持认为没有充足的证据能证明 PFOA 对人体健康的风险性。

接下来,再说大家日常生活中吃的草莓和甜瓜。从在农场种植到被运送至附近的食品店,在最终出现在大家手里之前,为防虫蛀,这些草莓和甜瓜被喷洒了大量的杀虫剂。几乎所有的甜瓜在农场里都会被喷洒有机氯农药,比如硫丹。硫丹是常用于甜瓜的杀虫剂,因此在我们吃的食物中,硫丹的含量远远高于其他农药。某项研究发现,百分之百的妊娠期女性,她们的胎盘中都含有各种各样的农药成分,其中硫丹的浓度是有机氯类农药中最高的。而有机氯类农药,与 PFOA 一样,会给免疫系统造成一定影响。事实上,如果在百度的数据库中输入"硫丹杀虫剂和免疫系统"进行检索,会看到无数条硫丹杀虫剂与免疫系统功能障碍关系的详细信息。另外,众所周知的对动物有害的有机氯类农药,比如 DDT,2017 年 10 月 27 日,世界卫生组织国际癌症研究机构公布的致癌物清单初步整理参考,DDT 在 2A 类致癌物清单中,在很多国家和地区已经禁止使用。2002 年世界卫生组织宣布,重新启用 DDT 用于控制蚊子的繁殖以及预防疟疾、登革热、黄热病等在世界范围的卷土重来。尽管如此,它仍会在水果蔬菜生长的土壤和水里残留几十年,通过食物链不停累积。

还有其他几百种害虫驱除剂、杀虫剂,依然在日常生活中被经常使用。阿特拉津等除草剂、灭蚁灵等白蚁驱除剂,都只是其中一例,再加上犬用螨虫、跳蚤杀虫剂,杀虫剂的种类就更多了。医科大学对人均体内存在的化学物质进行调查,在全体研究参与者体中,都检测出了现在随意使用的多种驱除剂和被禁止使用的 DDT 等多种化学物质。检测还显示,新生儿毫无例外地,脐带血中都含有 21 种化学物质的混合物。

与此同时,为探明 DDT 和甲氧氯滴滴涕等有机氯类农药对免疫系统的影响,免疫学家试着用小白鼠进行实验。甲氧氯滴滴涕作为 DDT 的安全替代品,在广泛应用于食用类作物和家庭园艺的同时,也作为宠物用跳蚤、扁虱杀虫剂广为使用。然而,实验结果不尽如人意。

2005 年,6 名研究人员用小白鼠进行实验,以确认有机氯类农药暴露是否容易引发免疫性疾病。老鼠体内有自身免疫性疾病的基因,这是早已熟知的事实。如果它们碰巧又处在一定的环境诱因下,某些老鼠会具有更多易发自身免疫性疾病的基因。25% 的人类也是如此。因为自身免疫性疾病患者主要为女性,过去的 20 年内,科学家们都是用母老鼠进行实验。对老鼠来说,红斑狼疮是最容易判断的自身免疫性疾病。换言之,就是把遗传风险高的母老鼠作为实验对象暴露在污染物质下,看它是否会患上红斑狼疮,以此来确认污染物质是不是人类自身免疫性疾病的原因。这是实验室研究的黄金准则。

毫无例外,所有暴露在甲氧氯滴滴涕下的母老鼠,都出现了红斑狼疮。而对照组的老鼠,却无一只出现红斑狼疮症状。这说明农药的存在“极其显著地影响”了自身免疫性疾病的进展,提高了红斑狼疮的自身抗原值。然而实验中投放的甲氧氯滴滴涕较为少量,仅是规定许可使用量的“四分之一”。“这必须引起人们的关注。”因为即便是如此低于国家安全规定用量的少量使用,甲氧氯滴滴涕仍有引发自身免疫性疾病的可能。对此,研究者们认为“风险评估因此尤其重要”。

然而,对“农药存在危害健康的风险”这样的观点,农药制造商一口回绝,他们反驳说不能因为老鼠在一定量的农药暴露下出现病症就死板硬套地认为人也如此。但是,职业性疾病研究的结果,确凿无疑地证实了农药对人体的危害。2007 年的某项研究中,科学家们随机抽取了十几个地区 14 年间 30 余万人的死亡诊断书,通过数据对职业性化学物质暴露与红疮狼斑、风湿性关节炎、硬皮症等全身性自身免疫性疾病的致死风险之间的关系进行了调查研究。研究结果明确显示,从事作物种植的农民,因为较多地暴露在农药下,因自身免疫性疾病死亡的概率更大。另一项研究结果也表明,农村地区的农民,终生暴露在农药环境下,他们的抗核抗体(ANA)值偏高的可能性很大。ANA 值是免疫系统攻击自身脏器、组织的提示标记,是红斑狼疮的诊断依据。此外,也有其他研究报告指出,经常混配农药的农民,患红斑狼疮的风险极高。尽管如此危险,许多大城市郊外住宅区依然在大量使用阿拉特津等农药,甚至比农村地区用的还要多。

日常生活中,仔细观察普通人的一天,就能追踪到给大人和孩子们的免疫系统造成沉重负担的自身免疫性疾病诱因物质。早上,大家送小孩去幼儿园的途中,和孩子们准备穿过人行横道的时候,柴油机巴士和卡车喷散着大量废气从大家面前疾驰而过,这些废气中含有大量易被人体吸收的极其微小的颗粒,它们进入人体后,经由肺部进入体内循环的血液中。大量证据证实,吸入的大气污染物质,会导致免疫细胞出现异常反应。某些实验测试结果显示,我们吸入的大气污染物质,最终会导致免疫细胞死亡增加,加剧免疫性疾病恶化,或引发免疫功能障碍。近期研究结果也表明,暴露在与大城市大气污染浓度等值的微粒污染物质下的老鼠,动脉粥样硬化症的发病率很高。现在,科学家们认为动脉粥样硬化症包含有自身免疫反应的参与。

在这些废气强大的副产物中,二噁英(dioxin)名列前茅。巴士和卡车的柴油燃料高温燃烧时,会向空气中排放二噁英。纸张、纺织品等所需的漂白纤维的制造过程,木材防腐剂、氯化农药、除草剂等的生产过程,几乎所有类型的塑料和漂白处理过的或是有树脂涂层的食物包装盒的制造过程,还有燃烧垃圾和医疗废弃物时,都会产生二噁英。此外,极少量的二噁英会通过我们日常食用的鱼贝类、肉类和乳制品进入人体内。和 DDT、PCB 一样,二噁英被释放到空气中,附着于微粒,再返回到地面,之后被鱼类和动物所食,集中囤积在它们的脂肪中,最终来到人类的餐桌上。参与二噁英研究项目的 9 名志愿者血液中的二噁英检测结果均为阳性,而且新生儿的脐带血也全部被检测出含有二噁英。

二噁英具有免疫抑制作用。人们早已知道它会通过胎盘渗透到母性动物腹中的幼仔,极可能引发癌症或影响发育。然而,直至最近,科学家们才观察到二噁英会对免疫系统产生极其复杂的作用,它不但能抑制免疫细胞的功能,还能彻底压制本应防御自身免疫反应的控制机制。实验室研究发现,老鼠和兔子等啮齿类动物,若在妊娠期暴露在二噁英下,它们的后代出生后将会发生自身免疫性疾病。此外,日常性的二噁英暴露,是否更易引发自身免疫反应,相关研究正在进行。

第四节　为何化学物质会引起自身免疫性疾病

自身免疫的原因何在? 为何化学物质能作为抗原引发自身免疫性疾病?这些原因之所以令人费解,部分是由于免疫细胞形成的过程过于错综复杂,免疫系统的过度敏感可以造成超敏反应,这是因为免疫系统对外来物质的识别不清所引起。假如免疫系统对自己体内的物质识别不清,这样所形成的疾病,称为自身免疫性疾病。自身免疫是指机体免疫系统对自身抗原发生免疫应答,产生自身抗体和(或)自身致敏淋巴细胞的现象。自身耐受是指机体免疫系统对自身抗原不产生免疫应答,无免疫排斥的现象。通常高等动物的免疫系统具有高度分辨"自己"与"非己"抗原物质的能力。在一般情况下,机体对"非己"抗原发生免疫排斥,而对自身抗原呈现自身耐受。但是假如机体的免疫系统对自身识别不清,那么可以想象一下,免疫系统本来是属于保护机体免受外界病原微生物侵害的一个保护机制,此时这个机制出现了问题,不再保护我们,反而对本来应该加以保护的我们展开了攻击,这是多么可怕的一件事情。

现代医学将人体的适应性免疫分为体液免疫和细胞免疫两种。

体液免疫就像行军打仗时的先锋部队。由于非特异性免疫,即固有免疫,没有成功拦截住敌军的精锐部队,于是部分敌军趁机进入机体内部。进入机体的敌人——我们称之为抗原——开始作恶,到处烧杀抢掠,给机体造成损伤,敌人的罪恶行为深深地刺激了机体内部免疫系统中的 B 淋巴细胞。于是 B 淋巴细胞摇身一变,转化为浆细胞(浆细胞主要存在于消化管腔或呼吸道黏膜的固有层结缔组织的淋巴组织中),即效应 B 细胞。B 淋巴细胞产生浆细胞的同时会产生一部分记忆细胞。浆细胞的寿命较短,但是与浆细胞同时产生的记忆细胞,寿命就比较长了。记忆细胞的主要功能就是记住每一次入侵的抗原,为下次战斗做准备。浆细胞在外界的抗原刺激下,合成多种能够作用于抗原的免疫球蛋白。但并不是所有合成的免疫球蛋白都能与抗原相结合,我们将能够与抗原相结合的免疫球蛋白称为抗体。这些免疫球蛋白就像一枚枚灵巧可爱的小炮弹,与进入机体的抗原特异性结合,从而将这些抗原炸开花。然而,浆细胞合成的这些"小炮弹",知道自己的使命就是消灭有害的抗原,因此并不能回收,可以说它们选择了与这些罪恶的抗原同归于尽。抗体与抗原结合之后,抗原便变得笨重起来,此时的抗原无法再像之前那样可以灵巧地移动,与抗体成了一个较大的整体,作为免疫系统中的老大哥——巨噬细胞,移动到此时的"抗原－抗体"复合物面前,将其一口一口地吞噬然后消化掉。

我们亦可以用上述的城堡来比喻人体。无论是城堡的守卫,还是城堡中来回巡逻的卫兵,他们在检查外来人员时都没有一个特定的标准,可以说,假如敌人穿着我方人员的衣服混进城堡,我们的固有免疫或者体液免疫是无法将他们识别出来的。他们就相当于穿了一层保护衣,成功地混入了我们内部,然后对我们的机体进行破坏。

细胞免疫过程中同样有几个关键人物,其中最关键的就是 T 细胞。T 细胞是相当复杂的,它在体内不断地更新,因此同一个时间段,机体内可以存在有不同发育阶段或功能的 T 细胞亚群。因为 T 细胞比较复杂,所以对于 T 细胞的分类和命名亦比较混乱。根据 T 细胞的功能不同,一般认为可以将 T 细胞分为辅助性 T 细胞(Th)、抑制性 T 细胞(Ts)、效应 T 细胞(Te)、细胞毒性 T 细胞(Tc)、迟发性变态反应 T 细胞(Td)、原始的或天然 T 细胞、记忆 T 细胞(Tm)等诸多亚群。

人体正常的免疫应答都是有一定限度的,身为城堡的守卫不会对城堡中的居民或者来往的商人进行攻击。但是假如免疫系统过于敏感,那么守卫就会看每个人都像敌人,尽管来往于城堡内外的商人可以为城堡的经济发展作出贡献,但是城堡中的守卫不这样认为,他们觉得这些商人意图不轨,因此就会选择攻击他们。免疫系统这种对无害物质(例如吃进人体的食物)进行攻击的行为所造成的反应,称为过敏反应,又称变态反应。由于过敏反应所造成的疾病,称为过敏性疾病。要注意的是,这里所说的"变态",并不是指一个人心理的变态,而是指免疫系统的过分敏感,发生了不同于一般情况下的免疫反应,因而称之为"变态"。

免疫细胞 T 细胞产生于脊髓,之后从脊髓向胸腺移动。胸腺在胸骨正后方,在上胸部中央,位于心脏上方,呈展翼的蝶状。T 细胞正是在胸腺达到成熟状态后,进入体内循环的血液。可以把胸腺看作一个军事训练学校,数以万计的 T 细胞在这里接受执行特别任务所需的教育。这个特别任务,就是要能够识别并清除诸如侵入身体的 A 型流感病毒等的病原体、沙门氏菌等以食品为媒介的细菌,以及其他多种人体接触到的抗原。

胸腺的细胞中,有些会受到更高层次的教育,可以称之为军官培训项目。这些细胞接受完全不同于普通 T 细胞的教育,成为调节性 T 细胞。正如其名,它们是其他 T 细胞的上级军官。从与自身免疫的关联角度来看,T 细胞负责在人体内到处巡逻,搜寻入侵异物,而调节性 T 细胞则负责瞪大眼睛监督这些 T 细胞,防止它们把自身的脏器和组织误认为异物进行攻击。

在健康的免疫系统中,调节性 T 细胞是如何有效控制 T 细胞,避免出现自身免疫应答或对自身组织展开错误攻击的(科学家们称之为"免疫宽容"),科学家们至今尚无明确的了解。科学家们已经明确的是,当调节性 T 细胞所受教育不足,或胸腺内形成的调节性 T 细胞数量不足时,四处搜寻异物抗原的 T 细胞就会陷入突然被解放的超级混乱状态,会肆无忌惮地攻击异物和自身组织,一发不可收。

了解调节性 T 细胞的工作原理,是了解二噁英、PCB 等化学物质给免疫系统造成重大伤害,了解它们与免疫性疾病之间关系的重要线索。有诸多因素会造成胸腺萎缩即胸腺尺寸缩小,最终导致受过充分教育的调节性 T 细胞数量不足,无法有效监督其他 T 细胞。妊娠就是其中之一。可能就是因此,才会有那么多女性在生育后患上自身免疫性疾病。此外,二噁英、PCB 等众多污染物质下的暴露,也是造成胸腺萎缩的因素之一。

二噁英、PCB 等的环境暴露,达到人均日常暴露量的 5 倍时,会导致胸腺缩小为原来的 20%。如果胸腺缩小,调节性 T 细胞,即"上级军官"T 细胞的数量就会减少,无法持续有效地控制"军官候补"T 细胞。如此一来,免疫系统就陷入无人监督状态,身体的各个系统、脏器都会出现友军误炸的战火。

因为有些化合物,即使是微量也很危险。

二噁英和驱除剂、杀虫剂,以及双酚 A(BPA,一种塑料构成成分,广泛用于安全帽、牙科用修复密封剂、眼镜镜片、日常使用的食品容器等)等增塑剂,都是我们已知的内分泌干扰物,它们以极其阴险的方式、极其微小的量扰乱人体的自然荷尔蒙信号,给人体的免疫系统和疾病抵抗力造成影响。

一、体内物质的影响

动物和人类能分泌数量极少的多种荷尔蒙,比如雌激素。当各类荷尔蒙占据了各个脏器细胞为它们准备的荷尔蒙特殊受体,身体就会产生反应。大脑发出信号,甲状腺、胰腺、肾上腺、卵巢、睾丸等内分泌腺就分泌出荷尔蒙到血液中。然而,PCB、BPA 等塑料添加剂以及普遍使用的杀虫剂等多种化学物质,通过日常的环境暴露进入血液,能冒充雌激素占据细胞的雌激素受体。

为更容易理解,不妨把雌激素看作是广电局发送的电波信号,把受体看作是信号接收天线。天线必须接收到正确的电波信号,收音机才能播放音乐。内分泌干扰物质能假冒雌激素,以下列任一方式制造混乱:一个方式是彻底封锁受体的边缘,使得天然雌激素无法诱发必要的反应,无法正常工作。雌激素信号阻断,人体内的荷尔蒙信号就彻底无法发送。另一个方式是并不完全阻断通信,而是在细胞间发送错误的信号。

现在科学家们已探明,很多环境化学物质都是内分泌干扰物质,即便是远低于安全规定量的极少用量暴露,都会给人体带来影响。微量暴露相关的大量的新科学研究显示,多数常用的化学物质,即使是工业界或部分科学家之前一直鼓吹的生物学上的安全标准用量下的暴露,也能通过内分泌系统向身体发送错误信息,影响细胞的活动。

内分泌干扰物质,随着血液的流动在人体内四处循环,假冒真正的雌激素骗过细胞膜上的特殊受体,巧妙地侵入细胞中,与细胞核内的雌激素受体结合在一起,向身体其他部分发出并非大脑意向或命令的错误信息,使一切开始偏离正常。这就好比是无赖劫持了广电局的电波,使得刚才还在播放音乐的收音机,突然收到冒名顶替的雌激素发来的完全不同的扰频信号。细胞误以为它们收到了真正的雌激素发出的信号,按照并非身体本意的指令行动起来,做出不当反应。

在人类重要的成长阶段,比如婴儿胚胎时期在子宫里发育时,在大脑发育的幼儿期,或者在进入青春期前的 8 年间,一旦这些细胞间的正常相互作用变得乱七八糟,那些篡夺了天然雌激素位置的内分泌干扰物质就会引发不自然的生物反应。几十年来,科学家们一直高度关注显示内分泌干扰物质对大脑和生殖系统影响的数据。随着我们对这些物质干扰细胞间信号交换方式了解的增多,这些内分泌干扰物质也已成了研究自身免疫性疾病的科学家们极其关注的对象。

鉴于内分泌系统会给免疫细胞的运作造成重大影响,艾伦·西尔弗斯通博士,纽约州立大学上州医学院的医学教授,通过实验展示了内分泌干扰物质是如何破坏、扰乱免疫系统的正常机制。当人体内分泌系统精致的通信网络发生变故,免疫系统的网络也会陷入一片混乱状态。

二、新的烦恼

现年 64 岁的西尔弗斯通是一个平易近人的免疫学家,他的妻子一直饱受风湿性关节炎的折磨。因此,在成功开发出有效治疗小儿白血病的靶标疗法后,他开始致力于研究内分泌干扰物质对免疫系统的作用。他说:"之前我以为癌症是最烦人的疾病,现在我认为自身免疫性疾病比癌症还要麻烦。"

一种特殊的内分泌受体尤其让西尔弗斯通感兴趣,那就是1979年发现的新受体,名为芳香族烃受体,常与二噁英、PCB等结合。不仅人体的几乎所有组织中都能找到芳香族烃受体,就连在生物进化链上位于相当下位的鱼类体内也能找到它。自芳香族烃受体被发现已过去了将近30年,尽管如此,西尔弗斯通教授说道:"至今人们仍不太清楚通常情况下它具有什么功能。"

但是,科学家们对它有相当多的了解。当二噁英侵入人体,和芳香族烃受体结合在一起,西尔弗斯通教授比喻说:"人体内就好比发生了一场严重的事故。二噁英、PCB会与芳香族烃受体紧密结合,使该受体长期保持兴奋状态。"这会激活本不该出现的其他细胞间的相互作用,最终导致免疫发生变化,出现自身免疫性疾病。各化学物质结合的受体也不同,比如雌激素受体、雄激素受体、胰岛素受体等。而且,化学物质不仅封锁受体,还开始向其他细胞发送错误信息,形成一连串的错误信息。

最近,东京大学的免疫毒理学家团队以老鼠为实验对象,证实了BPA等内分泌干扰物质能极大地促进自身抗体的增量产生。其他实验也已证明,包括塑料添加剂在内的环境雌激素会给免疫细胞造成直接影响,抑制或过度刺激免疫细胞的功能。BPA也被用于婴儿奶瓶和食品罐等的树脂里衬。美国疾病预防控制中心检测的尿液样本中,95%都发现了BPA。世界各地都从新生儿脐带血中检测出了BPA的存在。

1988年,美国环保署出台了BPA的安全限量标准,规定人类体重每千克0.05毫克的用量范围内是安全的。此后,测定细胞功能障碍的实验技术飞跃提升,科学家们得以观测到化学物质的许多细微效果。大量研究显示,在动物和人的细胞培养中,BPA能改变细胞的活动,而其用量仅为20年前美国环保署视为危害健康用量的1/25000。

与此同时,过去的20年间,BPA已成为不可或缺的存在。每年有60亿磅的BPA,用于金属罐的树脂里衬、食品容器、热饮料杯,以及作为混合物用于其他的塑料产品。实验研究结果表明,把BPA分子密封在食品容器或饮料杯中的黏合剂会随着时间发生变化,导致BPA释放到环境中,甚至进入我们吃的、食物喝的饮料中。2006年,研究人员发现,BPA能引发雌激素受体产生不正常的快速反应,改变细胞的基本功能,而且是以低于妊娠期的女性或胎儿、成人日常暴露范围的浓度。现在,就连人或动物血液样本中存在的极其微小的暴露量——十亿分之一或一兆分之一——都被认为会造成极其显著的影响。

随着这些学术研究的不断发表,化工产品制造商开始奋起反抗。2004年,一位研究者整理归纳了此前所有仅以BPA为对象的研究,发现在104项由独立的研究人员完成的研究中,有94项认为BPA有危害作用;与此相对,由化工产业研究人员完成的11项研究,无一例外认为BPA的危害作用是未明的。

大量研究证实,内分泌干扰物质会严重破坏人体免疫系统。数据表明,诱发自身免疫性疾病的驱除剂以及生化雌激素类物质等的环境暴露研究,"如今看来,大有裨益"。

另一种众所周知的内分泌干扰物质,就是邻苯二甲酸类。它们广泛用于杀虫剂,同时用于化妆品以提升柔滑质感,用于塑料奶瓶或一般的塑料制品使之更有弹性不易破碎,还用于儿童玩具以增强玩具柔软度。在加热儿童的塑料奶瓶时、在用微波炉热汤时,邻苯二甲酸可能会从奶瓶和装汤的容器中溶出。妈妈通过她的午饭,儿童通过奶瓶和妈妈的母乳,都可能会摄入微量的邻苯二甲酸。

当我们加热塑料产品时,化学物质从中溶出的可能性很高。有些饮料吸管的商品标签上写有"请勿用于热饮料"的警告,这确实有一定的缘由。实验室里常用一种叫作"热水抽出"的方法分离、抽出化学物质,当吸管插入滚烫的热可可中,达到了和"热水抽出"相似的状态,塑料吸管里的化学物质就会直接渗透到热可可中去。(顺便提一下,人们纷传塑料瓶装水冷冻后会产生有毒物质,造成水污染。听起来煞有其事,实际上任何东西冷冻后都不会释放化学物质。因为温度越低,化学物质越难以发散。)

邻苯二甲酸也是国产化妆品的主要成分(在欧洲和日本,因存在健康方面的风险,邻苯二甲酸类已被禁止使用)。每次使用面霜和身体乳霜时,就给身体最大的脏器——皮肤涂抹了一层厚厚的邻苯二甲酸。检测结果显示,和二噁英、BPA、PBDE、驱除剂等一样,在所有的被检测者体内也都发现了邻苯二甲酸。

人们为了遮盖发际线处早生的白发,都会选择使用染发剂把头发染成赤褐色、黄色等,尤其是女性使用的频率比较高。因此,显示染发剂与女性红斑狼疮发病关系的数据可能会让大家忐忑不安。几项研究表明,使用染发剂的女性患红斑狼疮的风险是他人的 3 倍。当然,这是在携带有易发自身免疫性疾病的特异基因的情况下。这对患有自身免疫性疾病的人来说绝不是什么安慰,即便是不很严重的疾病,仍然是属于容易引发自身免疫性疾病的体质。绝大多数人都是如此,一旦患上某种自身免疫性疾病,以后患上其他自身免疫性疾病的概率将高达他人的 3 倍。

在人们一天中暴露的众多化学物质中,除了椅子和桌子油漆所用的脱漆剂,都与自身免疫性疾病的恶化有着最为直接的关系。但是,职业性疾病研究已证实,干洗服务业和飞机制造业等行业的从业员,因为工作缘故频繁使用油漆稀释剂、脱漆剂和矿物油精,他们患多发性硬化症、结合组织病、硬皮症的风险将会升高 2～3 倍。如果有的人只是在车库临时用了一次,那就不必因此而苦恼不安。

问题就在于,大部分家庭在孩子处于婴儿时期都会选择母乳喂养。之所以这么说,是因为婴儿的环境化学物质暴露级别并不等同于母亲转嫁到自己孩子身上的暴露级别。或许让人觉得一下子难以置信,但是婴儿处于食物链的最上位,它的食物是母乳。正因为食物链上,婴儿作为成人的上位摄取食物,依照食物链生物学浓缩法则,父母一生受到的所有污染物质,都会以更加浓缩的形式转嫁到婴儿身上。

所有的动物和它们的下位食物,在成为人类的食物被吃掉之前,都在不停地摄入污染物质。甚至处在食物链极其下位的植物,即便生活在地下水丰沛的肥沃土壤,地下水里也渗有工厂排放的废水,而原野上牧养的牛以这样的植物为食。再来看看灰鲭鲨。灰鲭鲨吃梭鱼,梭鱼吃别的鱼类,别的鱼类则以沙蝎和小虾等甲壳类为食。而沙蝎和小虾等甲壳类的食物,则是近 40 年间慢慢沉积在环境中的塑料碎片的极其微小的颗粒。如今,从海边沙滩到公海海底,在任何一处海洋生物栖息地,都必然会发现 9 种不同合成物质的纤维片——食品包装盒等较大的塑料产品逐渐分解后产生的碎片。有时人们会在餐馆享用鲜味十足的海鲜料理,这些塑料碎片就是这样通过食物进入大家的胃。目前众多研究均在人体中检测到了微塑料的存在,直接证明了化学合成物质对人体的影响。

沿岸海域的海水样本检测结果每次都发现,可检知程度的高活性避孕药成分——避孕药丸通过人体排泄,进入下水道,最终流入海水。无论是塑料产品还是避孕药,都是内分泌干扰物质。这些工业化合物通过食物链从一个宿主到另一个宿主,浓度也随之增高。成人体内工业化合物的浓度高居第二位,仅次于母乳。再者,从身高体重和进食的比例来看,婴儿的食物摄取量远远高于成人。因此,婴儿每次通过食物摄入的污染物质量也远远高于成人。即使在同等体重的情况下,母乳喂养的婴儿,每次通过母乳摄入的污染物质浓度也更高,尽管母乳被誉为世界上最健康的食物来源。在此提醒哺乳期的妈妈们,无论怎么被污染,母乳依然是婴儿最好的食物。人工喂养也并非没有问题,冲泡奶粉的水也可能被污染。虽然我们尚未完全明白其中缘由,但母乳喂养可以有效保护婴儿预防腹泻、耳部感染,甚至是小儿癌症。

如果以上内容还不足以让人充分理解,还有许多不停涌现的证据向我们证明,累积在体内的各种化学物质混合物,毒性远远高于其中任何一种单独的化学物质。

危险在我们的生活中存在着,很多地区的自来水中都含有氯、苯、硝酸盐、高氯酸盐等多种微量化学物质,大家用来冲泡茶叶的水就是如此。清洁厕所所用的氯漂白剂、刚干洗过的衣服上残留的干洗溶剂、修复破损玩具所用的黏合剂、加入汽车油箱的汽油中所含的苯,还有小孩在幼儿园攀爬玩耍的海盗船等也是经过药物处理的。这么多的化学物质混合在一起,在人体内循环流动,让科学家担忧不已。

近来大家开始意识到,对内分泌系统有害的污染物质一旦混合在一起共同作用,其危害效果将会极大增加。实验结果明确显示,某些人工合成物质混合之后会产生协和效果,即两种弱雌激素化合物混合后产生的共同作用,远远大于它们各自的分别作用。这些不同的化学物质共同作用,阻碍内分泌受体的正常机能,其有害效果将高达原来的 2～3 倍。尽管如此,有关机构依然认为"目前作出为调查低用量暴露对人体的影响,定期对仿人体内分泌化学物质进行检查极其必要的判断还为时尚早",迟迟没有实际行动。

对此,西尔弗斯通博士表达了自己的看法:"无数动物实验研究已经明确证实,即使是极其微量的环境化学物质也会引发免疫变化,给健康造成许多危害。然而,国家用于其影响研究的预算依然少得可怜。我认为正是因为我们对免疫系统功能机制相关知识有了飞跃般的进步,国家更应该投入更多的资金,去研究多种环境化学物质混合后引起的免疫系统的微妙变化。"

那么,生活中的化学物质究竟是如何诱发自身免疫性疾病的? 我们接着继续讨论。

三、危险的化合物

人类必须要注意的环境化学物质量究竟是多少,这是最近 5~10 年来科学家们面临的急需解答的问题。中国国家环境卫生科学研究所举办的研讨会上,免疫学家、临床医师、流行病学家、分子生物学家、毒物学家汇聚一堂,重新研讨当时关于环境化学物质和自身免疫性疾病发病率上升之间关系的认识。鉴于环境因素作为自身免疫性疾病诱因越发让人不安,政府的相关部门曾联合开会,探讨应对策略。紧随其后,国家环境卫生科学研究所和红斑狼疮基金会共同举办了题为"关于红斑狼疮与环境的研讨并发症、进展、大面扩展"的会议。

在这些会议上,研究者们就有关环境化学物质与自身免疫之间关系的调查论文进行了互相交流,共同分享了环境化学物质暴露对微小免疫细胞造成的危害方面的相关数据。之后科学家们一致认为,氯乙烯等化合物在环境中的暴露,会导致混合型红斑狼疮、硬皮病、类风湿关节炎的患病风险升高,而制陶工厂或采石场、建筑现场等排出的副产物硅酸尘,也会增加红斑狼疮或硬皮病的患病风险。

在上述 3 次会议上,三氯乙烯(TCE)一直备受关注,它被认为是污染物质中极其麻烦的一种。三氯乙烯是美国超级基金污染净化指定地区最常见到的环境污染物质,通过市区或郊外的工业排水渗入地下水。在军事基地,三氯乙烯作为清洗溶剂被频繁用于冲洗飞机、坦克、卡车及其他机械。此外,干洗业、飞机和机械制造业(用来剥离金属部件)、皮革产业等也都是三氯乙烯的流出源。同时,它还被广泛用于几乎所有的家用产品,比如油漆稀释剂、剥离剂、胶水、黏着剂等。

2006—2010 年 5 年间深圳市总报告 TCE 所致职业病 83 例。发现的最初 10 年,由于对其治疗方法尚没能完全掌握,病死率高达 16.9%~100%。2000

年以来,由于对激素剂量和方法的有效掌握,病死率明显降低。但2006—2010年仍然有3例病死。当地制革工厂排出的废水曾一度污染了河流、水井,并最终污染了一般供水。除深圳外,其他各地每年都可见到不少的TCE职业病案例报告。在很多地区,尤其是在水蒸气容易渗发的多孔地质地区,TCE会一直飘浮在空气中,特别是在建筑物内(TCE具有极高的挥发性,在工业使用过程中,极易以水蒸气的形式释放到大气中)。自20世纪90年代以来,TCE成为我国的新兴职业危害高风险毒物,每年有很多工人因为TCE职业危害而死亡。

母乳检测结果每次都显示TCE的存在,现在10%的人血液中都存在有可检测水平的TCE,这是因为人们通过饮用水摄入TCE,同时通过呼吸吸入在空气中浮游的TCE,一直暴露在TCE环境中。然而,最重要的暴露原因之一却是淋浴。专家指出,淋浴时水受热变成蒸汽,释放的TCE被人吸入,淋浴时的TEC暴露率远远高于饮水或空气。(之所以暴露率会极端升高,是因为人在淋浴时处于双重TCE暴露下,在与水直接接触的同时,又吸入了水蒸气释放出的汽化TCE。)

最近相关机构公布了关于日常性TCE暴露危害的详细的研究结果,警告人们越来越多的证据表明化学物质是引发一系列人类健康疾病的原因。尽管如此,对多处被TCE污染的所属用地负有净化清理义务的有关部门,依然坚决反对变更TCE使用、净化相关的法规制度。

在美国有一位免疫毒理学家不仅意识到了TCE的危害,还为此做出了许多努力。这个人就是现年48岁的凯瑟琳·吉尔伯特博士,她是阿肯色州小石城儿童医院研究所的副教授。凯瑟琳·吉尔伯特博士在密西西比州大学完成了生物工程本科培训,并在密西西比州杰克逊的密西西比州大学医学中心完成了医学院学业。随后,她前往北卡罗来纳州完成儿科住院治疗,并在北卡罗来纳州温斯顿塞勒姆的维克森林浸礼会医疗中心获得成人和儿科过敏/免疫学联合奖学金。吉尔伯特博士于2015年加入过敏和哮喘医学小组。她是美国过敏、哮喘和免疫学学会的成员。吉尔伯特博士除了对季节性过敏、特应性皮炎和食物过敏感兴趣之外,还对哮喘特别感兴趣,她的名字经常出现在研究TCE与自身免疫关系的权威论文合著者中。

吉尔伯特博士的办公室位于儿童医院的4楼,这里就像个工厂,四面白墙,没有窗户。某个周六的下午,这里就像欢快行进中的潜水艇舱内,洋溢着活力,6 位女性、1 位男性,共计 7 位科学家各就各位,各司其职。大多数周末,吉尔伯特博士和她带领的研究生、博士研究员、实验室技术员都在实验室。吉尔伯特博士说,虽然她们用于研究化学物质环境下的暴露是如何在细胞水平引发自身免疫反应的工具近年来有了较大的改进,但依然不够精准。吉尔伯特博士身材苗条,低垂的红色刘海下,一双眼睛散发出锐利的目光。她解释道:"之所以工具不够精准,是因为免疫毒理学依然是一个全新的研究领域。"

正因为全新的研究领域,10 年前,吉尔伯特博士来到儿童医院任职时,免疫学、毒理学方面的研究人员都很少,很难找到一个经验丰富的免疫毒理学家。吉尔伯特博士在纽约某癌症研究中心进行她的博士后研究时,已是知名的免疫学家。她刚一来到儿童医院研究所,立刻有毒理学的同事邀请她一起进行诱发自身免疫性疾病的化学物质方面的研究。这个人就是一直对无所不在的常见有毒物质 TCE 与红斑狼疮等自身免疫性疾病之间的关系很感兴趣的内尔·潘佛德博士。他的想法是吉尔伯特博士负责提供免疫学方面的知识技术,而他提供自己在毒理学方面的专业知识。

这有可能打开现代医学界紧闭的不为人知的暗箱。1997 年,内尔·潘佛德博士的提议深深地吸引了吉尔伯特博士,她想通过实验确认环境有毒物质下的暴露会如何妨碍细胞的工作机能,更想准确了解当身体不堪负荷有毒物质而出现自身免疫反应开始破坏自身组织时,这一切究竟是如何进行的。

然而,这是一项艰巨的任务。假设现在有一个从第一到第十的阶段尺度,第一阶段代表某种特定的环境暴露,第十阶段代表自身免疫性疾病的发症。那么,他们的实验就必须明确从一到十的依次发展过程中,环境物质下的暴露究竟是如何引发自身免疫性疾病的。人人都期待在第四、第五、第六阶段,能够观测到身体最内部的细胞对自身组织展开攻击时的精准活动。但是,在这个阶段,研究者依然处于暗中摸索的状态。经常接触 TCE 溶剂的从业者以及因职业缘故经常暴露在特定化学物质下的人们,罹患自身免疫性疾病的风险很高,这早已是被职业性疾病研究证实的、众人皆知的事实,但要在细胞水平观察并记录环境暴露引发自身免疫性疾病的一系列现象,依然是不可能的事情。明知看不见却要努力去观测,并试图通过动物实验实证特定的化学物质暴露是引发自身免疫性疾病的导火索,这个目标对免疫性疾病研究和免疫毒理学研究来说,犹如试图找到失传已久的"圣杯"般遥不可及。

免疫应答涉及身体最为复杂的系统之一。实际上,一次免疫应答过程中,比如在和柴油机排放的废气中的微小粒子做斗争的过程中,所必需的细胞间的相互作用次数,估计 3 块黑板连起来才能写完。然而,在吉尔伯特博士和内尔·潘佛德博士的不懈努力下,他们距离揭示第四、第五、第六阶段人体中细胞活动情况的真相越来越近了。

实验一开始,他们先给小白鼠喝下含有高浓度 TCE 的饮用水,其中 TCE 用量约为环境保护署或职业安全与健康管理局认定的干洗业或制革业从事者的安全暴露量的 2 倍。之后的 4 周,吉尔伯特博士和内尔·潘佛德博士都在持续观察小白鼠的变化。吉尔伯特博士说:"免疫系统会发生什么样的变化,当时谁也预想不到。"因此,为了确认小白鼠体内部分细胞发生的变化是不是自身免疫反应,他们二人对小白鼠进行了全面检查。

为了更好地理解他们的发现,有必要先对当处于异物抗原防卫最前线的 T 细胞找出并清除有害入侵物时免疫系统的工作机能做一次最终的解释说明。T 细胞和大量的不同类型的免疫细胞精确合作,从而保护身体免受细菌、寄生虫、真菌(霉菌或酵母菌)、病毒等的感染,防御包含化学物质或环境有毒物质在内的其他入侵物。当 T 细胞表面的抗原受容体发现有异物抗原入侵身体,就会对此作出特殊标记,此时整个免疫过程就启动了。T 细胞找到与抗原受容体标记一致的抗原的过程,就像"宾果"竞猜游戏一样有输赢的不确定性。

打个比方来说,T 细胞为了找出它认定为不安全的"非自己人",从而在身体内四处巡逻,是处于严重警戒状态下的国土安全保障警卫士官。免疫系统的辅助细胞即树突状细胞,单是一天内就要向 T 细胞提供 100 万余个来自外来入侵物质细胞的抗原,可以想象 T 细胞的这份警卫工作有多辛苦。

T 细胞一旦找到被其抗原受容体认定为异物的抗原,立刻就形成免疫突触(你可以把它想象成 T 细胞打给树突状细胞的电话),要求树突状细胞提供有关抗原及抗原出现的身体部位等的附加信息,询问树突状细胞该抗原是有致命危险性还是只是一个无害的食物蛋白质。

这种问答式的信息交换有时会持续很长时间。最终如果该抗原被认定为对身体是一种威胁,T 细胞就开始急速大量增殖,组成警卫队。这支警卫队既有能力即刻彻底杀死外来入侵物质,又能集结其他细胞摧毁外来入侵物质。

免疫系统一切健康正常的情况下,因为有调节性 T 细胞的监管,其他 T 细胞不会攻击自身组织。调节性 T 细胞的职能之一就是确保 T 细胞就算出错也不会攻击自身组织。但是,在自身免疫情况下,T 细胞对自身组织不再那么"宽容",这些自身反应性 T 细胞怂恿其他的免疫细胞产生自身抗体,自身抗体会对身体中的脏器、组织等的健康细胞展开攻击,导致健康细胞死亡。

环境有毒物质似乎能够扰乱内部信息传送的正常途径,让免疫细胞难以区分判断外来异物和自身组织。这有点类似于伪装成自己人的敌军部队为了掩盖自己而释放出烟雾故意散布假情报。小白鼠实验结果表明,即便是极其轻微的信号传送失衡,也会导致小白鼠更易产生自身免疫反应抗体。同样,医学研究证实,红斑狼疮患者体内负责细胞间信息传送和促进抗体产生某种信息传送细胞的数量都多得极其异常。

吉尔伯特博士和内尔·潘佛德博士想要查明 TCE 刺激是否会促使自身免疫反应的发生,如果真是如此,究竟有哪些细胞参与其中。作为此类研究的标准手段,他们用一种叫作流式细胞分析仪的装置对采取自小白鼠淋巴结和脾脏等免疫系统器官的细胞表面进行了检查。流式细胞分析仪一旦在小白鼠的 T 细胞中发现原本不该存在的特殊生物标记,激光会照射显示出这个细胞。假如这个细胞被激光照射显示出来,那这个瞬间或许就能宣告这场"宾果"游戏竞猜正确。因为这就证明小白鼠体内本应不会攻击自身组织的 T 细胞,被激活到能够破坏自身组织的地步了。

检查结果发现,饮用了含有 TCE 水的小白鼠,取自它们的所有 T 细胞,在流式细胞分析仪的激光下处处发光,然而没有饮用污染水的对照群小白鼠,它们的 T 细胞完全不显示光亮。而且,TCE 暴露群的小白鼠,它们体内的 T 细胞活化分子 CD44,呈现出与没有抗原时完全异常的活动状态。通常情况下,只有身体需要与极其严重的病毒感染抗争时 CD44 才会活性化。TCE 暴露群的小白鼠 CD44 分子活动异常,表明在没有感染病毒的情况下,这些小白鼠的 T 细胞还是被激活了,而且极大可能是被激活来攻击自身组织。

吉尔伯特博士对我说:"实验结果表明,TCE 暴露对免疫系统有重大的影响。实验中我们投放的 TCE 量越多,小白鼠的细胞活性化程度就越高。"通过持续观察,他们发现,不仅含有 CD44 的细胞数量在不断增加,这些细胞还在不停地制造出大量的炎症分子,而这些炎症分子正是红斑狼疮等多种自身免疫性疾病患者体内过多存在的细胞因子。这个发现令吉尔伯特博士和内尔·潘佛德博士大吃一惊。

这样的话,长期的极少量 TCE 暴露究竟会产生什么样的后果呢? 为此,他们用小白鼠进行了 TCE 的慢性投放实验。此次投放的 TCE 量完全遵照环境保护署规定的产业劳动者用量基准,与制革业、飞机制造业等行业从业人员的 TCE 暴露量完全相同。

此次试验结果显示,尽管投放量少,但含有 CD44 的细胞比例依然增加了。不仅如此,长期暴露在低用量 TCE 下的小白鼠,它们的 T 细胞开始破坏自身的肝脏组织,引发了自身免疫性肝炎。

吉尔伯特博士回顾往事,说"那一刻我永难忘记"。2000 年,吉尔伯特博士和内尔·潘佛德博士与其他的同事一起,连续发表了 2 篇开创性的相关研究论文。他们两人是最先证明"少量的环境毒物暴露也可能引发自身免疫性疾病"这一观点的免疫学家和毒物学家。

在此之前,也曾有流行病学研究指出,在特定的化学物质环境中工作的人罹患自身免疫性疾病的可能性很高。然而事实是,暴露在 TCE 环境下的人,极有可能同时也暴露在其他化学物质环境下。这一事实使得流行病学研究变得更加复杂,既不能基于职业性疾病研究推导出因果关系,更无法对此进行证明。这是因为,环境毒物暴露引发的疾病多为不会骤然表现出来的慢性病,潜伏期长,病症确实出现后再把它归因为某种物质或多种污染物质组合体虽非不可能,但也绝非易事。化学制造商正是抓住这一点,对这些流行病学研究毫无忌惮之意,抨击它们是不靠谱的胡说八道。

小白鼠实验结果证实,职业暴露量的 TCE 也会引发自身免疫性疾病。这是一个极大的飞跃。环境毒物可能引发自身免疫性疾病,这在自身免疫性疾病研究领域,之前仅仅是一个假说,现在已在实验室内被证实了。

四、因人而异的自身免疫诱发物质耐受力

虽说如此,实验研究是以携带有自身免疫遗传基因的小白鼠为对象进行的,至于这一结果对人类是否普遍适用,依然局限在理论研究阶段。

有很多人和小白鼠一样,携带有易患自身免疫性疾病的遗传基因,每种自身免疫性疾病的遗传基因都是多种多样的。红斑狼疮遗传基因每年都有新的

基因被发现。粗略估算,体内携带有容易患上某种或多种自身免疫性疾病的遗传基因组合的人,占总人口的 20% ~25% 。也就是说,每 4 人中有 1 人体内携带有某种基因变体,这种基因变体极有可能引发诸如风湿性关节炎、多发性硬化症等自身免疫性疾病。

显而易见,即便是极其微量的环境毒物,对于这些人来说,也会产生较之他人更大的作用。剂量决定毒性。物质本身的特性很重要,但是用量也同样重要。当然,遗传基因构造因人而异,个人能承受的环境毒物暴露量也因人而异。因此,即便是那些大量暴露或在一定量下长期持续暴露必定致人死亡的毒物,如果只是在一定期间极其微量的暴露,也许有些人的免疫系统对此还是能够承受的。

但是,遗传性的易患自身免疫性疾病的人,极其低量的暴露都会诱发病症,使细胞陷入混乱状态,开始破坏自身的血液、组织、神经和脏器。这正是研究者们最为关注的问题。25% 的人携带有易患自身免疫性疾病遗传基因,不多的暴露量都能破坏他们体内细胞间的信息传递功能。

对于这 1/4 的人来说,体内存在的化学物质累积什么程度时,他们的免疫系统会出现混乱? 答案就是极其微量。双胞胎相关研究发现,自身免疫性疾病的病因中,遗传性因素约为 30% ,环境因素则占 70% ,同卵双胞胎携带的特定自身免疫性疾病的遗传代码是完全相同的,但两者均在一定环境因素的诱发下才会发病。借用某位研究者的说法,遗传基因负责把子弹装进枪膛,而扣动扳机的则是环境。

把携带有易患自身免疫性疾病遗传基因的人不停推向发病边界线的因素有很多,我们可以把它比作装酒用的木桶,称之为"木桶效应"。向木桶里注水,直到水位接近木桶的边沿。水满得几乎要溢出来,却被木桶的边沿拦住,一滴也不会洒出。但是,如果此时继续往木桶里加水,水就会漫出木桶的沿溢出来。

现在再回过头看之前提到的吴倩的故事,究竟是什么因素让她的免疫细胞破坏了抑制血液凝固必不可少的磷脂质结合蛋白? 为什么会毫无前兆地突然出现这样的情况? 毫无疑问的是,吴倩自身具有明显的风险因素。假如现在有一个木桶,首先,自身免疫性疾病患者,3/4 都是女性,她符合这一条,此时可以放一点水入木桶。其次,个人的遗传因素也要考虑,她患有自身免疫性疾病是不折不扣的事实,无疑携带有此方面疾病的遗传因子,又加水进木桶。再者,她最近开始持续服用避孕药,雌激素值有所上升,可能已扰乱了她的内分泌系统,此时再往木桶里加上一些水。还有,虽然只是以同年龄的女性的数据为基础做出的推测,49 年来,工业污染物一直在她血液和身体组织内不断累积,可能一直在以不明显的方式干涉细胞间的信息传递这个因素也要考虑。木桶里的水又有所增加。除此之外,从出生到现在,吴倩应该有受过一些病毒感染,而病毒感染诱发自身免疫性疾病的风险也很高。遗传基因、荷尔蒙、环境因素和病毒等种种因素混合在一起共同作用,木桶里的水已经接近桶的边缘,快要溢出来了。

让木桶里的水溢出来的最后一滴因人而异。有人因为病毒入侵,免疫系统的负担稍有加重,如此就引发了自身免疫性疾病。也有人遭受来自环境的意外一击,极大加重了免疫系统负担,使得免疫系统陷入一片混乱。从具有的多种风险因素来看,她本来就站在疾病暴发的边缘上。木桶里的水本就接近桶的边沿了。

一路驱车行进,经过浓烟滚滚的森林火灾现场,树木、民房及散落的建筑物都被燃烧殆尽,到处充斥着化学物质。这在科学领域被称为"微小粒子",是超强级的空气污染。这些粒子不仅携带有森林残骸,还携带有和民房一起被烧掉的家具财物燃烧所产生的废气。燃烧垃圾或树木,被认为是二噁英释放到大气中的最大根源。这样看来,这些粒子中肯定含有二噁英,肯定也含有某些仿人体内分泌化学物质。近些年来,早已有研究论文指出,吸入过多微小物质会导致自身免疫性疾病发症或恶化。虽然夫妻二人都是医生,然而他们对此却毫无了解。

事实上,在吴倩经历了九死一生的那个夏天,西藏自治区的科学家们正忙着设置样本采集装置,采集森林火灾现场高浓度大气,检测分析大气的最小单位,即小到能够直接进入人肺部的微小粒子。这些微小粒子大小仅为人头发直径的 1/30,却被检测出含有数百种化学物质,其中有二噁英、水银,还有柴油机排放的废气中含有的化合物,就像是一锅化学物质大杂烩。而且,这些微小粒子的数量本身就令人吃惊,野火季节时空气中的微量物质多达环境保护署认定的安全基准的 10 倍以上。

在吴倩遭受身体磨难的 5 个月后,环保署的 3 位科学家发表了他们的研究结果,指出人如果 24 小时持续吸入被污染的空气微粒,会让血液出现突然性的负面变化,比如凝固因子的变化等。18 个月后,又有研究结果指出,血液凝固和森林火灾造成的浮游在空气中的粒状物质暴露有着直接的关系。

2006 年,一项令人震惊的研究结果出现了。这个基于 34 个城市 14 年来医院的数据得出的研究结果表明,类风湿性关节炎、红斑狼疮等自身免疫性炎症疾病患者,如果长期暴露在大气颗粒物污染或煤烟环境下,其死亡的风险会极大增加。类风湿性关节炎或红斑狼疮患者,如果吸入污染空气中的重粒子长达 1 年左右,他们死于所患疾病的风险将会增大 22%。如此一来,我们可能会产生一个明显的疑问,越是大都市,污染情况越严重,自身免疫性疾病患者死亡的风险会更高,然而为何我们从未看到媒体对此有任何报道? 这可能是因为自身免疫性疾病没有像癌症那样被登记存档,因此无法追踪这些疾病和患者,同时除了少数的研究者,几乎无人会关注自身免疫性疾病及其患者。

吴倩有整整 3 天都在大气污染环境下开车、骑山地车,是不是因此她的血液凝固情况才会急剧恶化? 虽然很想给出肯定答案,但这归根到底还只是单纯的推测。如前所示,化学物质环境下的暴露(10 个阶段中的第一阶段)和疾病发作(第十阶段)之间的这些阶段,仍处于模糊不清的状态。在第四、第五、第六阶段,我们无法让时间倒退,无法随着吴倩的细胞一起旅行,去断定她突发抗磷脂抗体综合征的原因,也无法证明森林火灾是否造成她突然发病。

确实,一切都仅仅是推测。然而这些推测和真相的距离,却并不遥远。

五、数字透露出来的问题

近年来,心脏病、癌症等的发病率保持平缓状态,与此相对,自身免疫性疾病的发病率却持续稳步上升。这引出了一个有趣的问题。如果估算全世界人口的 25% 都携带有易患自身免疫性疾病的遗传基因,假设西藏自治区总人口的 8.5% 都患有某种或多种自身免疫性疾病,而化学物质环境下的暴露会增加疾病的发病率,那么,其余那些携带有易患自身免疫性疾病遗传基因的人,多久之后会突然发病? 从哺乳期母亲的母乳中发现的可检知水平的人工化学物质,过去几十年间一直在显著增加,现在仍在继续急剧增加。那么,对携带有遗传基因的人来说,引发他们体内自身免疫反应的化学物质暴露的界限值又是多少？

在现阶段应用于生活中的多种污染物质，大多都没有专项的检测，因此我们完全无法界定这些物质对自身免疫性疾病发病率上升有什么样的影响。以全氟辛酸（PFOA）为例，此方面的研究等同于无。事实上，96%的人体内含有PFOA，它在人体内的半衰期为4.4年，而且已有研究证实PFOA有强力的免疫抑制作用。尽管如此，有关机构依然没有对PFOA及其他实验室测试中显示有毒的化学物质展开进一步研究。日本近年来投入1亿3500万美元作为认定70种化学物质为内分泌干扰物质的专项研究资金，美国2003—2005年这3年的研究总预算加起来也不足1500万美元。

中国包括西藏自治区用于研究毒物对自身免疫性疾病影响的研究经费，虽然逐年增加但依旧不容乐观。2003—2016年期间，青年科学基金项目和地区科学基金项目总数为480项，资助经费总额为1863万。除了青年基金和地区基金项目以外，2003—2016年国际（地区）合作与交流项目共15项，重点项目共7项，重大研究计划共5项，优秀青年科学基金项目共2项，国家杰出青年科学基金1项，其他资助项目共13项，资助经费总额为2980.3万元，其中从2003年29.9万元增加到2016年的875万元。国家自然科学基金对卫生毒理学基础研究的资助逐年增加，但与其他国家的项目研究经费及人员相比依旧惨淡，造成如此现状的原因有两个：一个原因是新项目申请获取研究经费的成功率在不断降低，另一个原因则是由于近来的人员削减，研究经费审批委员会中基本没有毒物学家，这使得环境毒物相关研究申请经费资助时得到优先排序的可能性低至令人绝望。基于以上2个原因，免疫毒理学相关研究获得经费资助、使经费资助持续下去都极其困难。

红斑狼疮研讨会结束时，有关机构曾面向参会的科学家们征集意见，用于制定"对于经费申请的要求"草案。所谓"对于经费申请的要求"，实质是一种号召，呼吁科学家们在有必要进行更多调查研究的特定领域，连续不断地提出研究经费的申请。要是通过这样的方式，申请能被受理并得到资金，深度挖掘自身免疫性疾病和环境诱因关系的相关研究就能继续下去了。然而到目前为止，研究所从未号召科学家们提出自身免疫性疾病和环境诱因相关研究的经费申请。

截至2005年，国内注册获准使用的化学产品有5万种，美国获准使用的化学产品有 8 万种,而且美国环境保护署每年预计批准 1700 多种未经严格检测的化学产品。我们总认为化学产品只要没有警告标示就是无害的,然而这种认识和事实相差甚远。确实,出台的有毒物质控制规定,新化学产品,必须测试其对人体健康的影响,测试确定完全无害之后方能获得批准。然而,这仅限于已有证据证明其可能对人体有害的化学产品,完全新出的化学产品绝大多数都不在此范围之内。而这些新出的化学产品,90% 都轻而易举地获得了国家食品药品管理局的批准。

总的看来,环境污染物质与自身免疫性疾病的相关研究,数量在不断增加。这意味着什么?这些研究的意义在哪里?还有,本书后边章节中将会谈到,面对这些研究提出的问题,我们又该如何应对?围绕着这些问题,科学界和政界一直在进行激烈的争论。

科学家们试图发现 TCE 使得 T 细胞活性化的具体途径。产业界关注的重点是研发 TCE 暴露后抑制 T 细胞活性的药物,然而,科学家们更在意的是,没有人提出要努力净化环境,从根本上防止 TCE 暴露。

整体来看,科学并不会突然地出现一个极大的飞跃。虽然一系列的研究成果已经明确地指向一个具体的方向,可以预见,科学的标准规则依然不会因此发生任何变化。绝大多数的论文都以"需要更多的数据支持,以加深我们对此的认识"来结尾。

倘若一直无法找到无可辩驳的证据证实环境污染物质对自身免疫性疾病的影响,事情将如何发展?

第五节　骇人听闻的"小"隐情

一、触目惊心的东渡地区

登录美国国家环境保护局(EPT)网站,键入网址打开网页,在指定空格内输入邮政编码 14211,屏幕上就会呈现出由绿色和黑色小方块标示的复杂地图。绿色和黑色小方块分别指代的是位于纽约州布法罗市一角为数不多的几个街区内的有害废弃物地区和有毒化学物质污染地区。有的地方黑色方块数量多得触目惊心，那就是所谓的多重危险地区，是指发现含有有害废弃物、有毒化学物质，以及有毒废物堆污染清除基金所包含的物质或化合物等中的几种的地区。令人吃惊的是，市内的东渡地区，位于邮编14211的正中心，这里的居民应该更加苦不堪言吧。因为像这里这样被如此多的有毒物质包围的地方在其他地方很少见。

但是，20世纪80年代中期，居住在该地区罹患免疫疾病的多数居民却对此一无所知。他们做梦也不会想到放置在这里的有害废弃物已经污染自己居住的家园、学校周边的土地、街道、小河数十年之久。当时，关于工业废弃物污染，政府也没有采取网站公开等措施。

1980年，30岁的非裔美国人贝蒂·珍·格兰特和丈夫乔治一起在布法罗市东渡街1055号经营一家家庭式杂货店。东渡街及邻近（邮编14215）的居民基本都是非裔美国人，所以为了满足当地居民的需求，店里主要售卖牛奶、面包、非洲主流的保健产品，比如应急用的钉子之类也会有售。贝蒂出生于田纳西州，兄弟姐妹16人，喜欢与人聊天，在布法罗也生活了十多年，她熟知邻居们每天需要什么东西，甚至知道他们是开车来的还是走路过来的。格兰特杂货店已经成为"南行常见街头小店"。贝蒂说"大家在这里碰面聊天，离开时顺便买点儿食品带回去"。

这样，通过与人交流、悉心倾听，贝蒂和当地人越来越熟悉，关系越来越亲近。多年来，贝蒂耐心倾听顾客倾吐烦恼，1986年，她注意到他们的谈话常出现一个话题，因此感到深深不安。

开始，她以为这只是在任何区域都可能发生的单发性悲剧。以前高中生卡伦·詹森放学后常顺便到店里，但突然再也没露过面。卡伦住在摩泽尔大街428号，离贝蒂的店只有一个街区，一连几周都没有看见卡伦了。某天，贝蒂听说卡伦被诊断为红斑狼疮。1个月后，卡伦去世，年仅18岁。

感觉卡伦仿佛突然之间就消失了。某种意义上来讲也的确如此。美国人口大约150万，200人中就有一人罹患红斑狼疮。还没来得及确诊，就会从慢性症状的相对稳定阶段，突然之间，一夜恶化成危及生命的高危阶段。这是遗传因素和环境因素共同作用的结果，免疫细胞同异物抗争陷入混乱状态，甚至产生自我破坏行为。这就是红斑狼疮。关节、肾脏、心脏、肺、脑、血液、皮肤等,免疫细胞几乎攻击所有的脏器和组织,引起剧烈疼痛和炎症,破坏细胞。

如果在免疫细胞自我攻击增强之前作出诊断,患者能在医生的指导下积极治疗的话,还可以得到比较理想的效果。诊断要求医生经验丰富,能辨别复杂且频繁间歇性发作的症状,根据自己的判断给患者进行特殊的血液检查,并且有充分的红斑狼疮治疗的教育背景。第一次筛查,又名 ANA 检查,就是检查血液中是否含有被称为抗核抗体的异常抗体。抗核抗体能与组织、脏器的细胞核相结合引起损害。

如果这个数值高,意味着抗体有攻击患者自身组织的可能性。医生不一定诊断为红斑狼疮,也可能怀疑是风湿性关节炎或硬皮病等其他的结缔组织疾病。40 多年没有研制出一种药品监督管理局认可的治疗红斑狼疮药品,只有类固醇剂和用于脏器移植患者治疗的免疫抑制剂,可以控制病情复发。虽然常伴有慢性疼痛和疲倦,但是多数情况下,患者生活还是比较轻松的。可是,如果长时间没有得到诊断并接受治疗,脏器会突然受到严重损害,以致死亡。并且,东渡是贫穷的非裔居民聚居的地区,发生这种可防范悲剧的可能性比任何地方都高。周围的居民,连支付必要的治疗和药物都捉襟见肘,更别说为了预防疾病定期看医生,接受高质量的医疗服务,为了防止感染新型疾病接受诊断检查了。

卡伦死后不久,住在附近摩泽尔大街 426 号 13 岁的戴文来到店里。她面容憔悴,贝蒂以为她是因为卡伦去世心情低落,于是问:"你看起来没精神,还好吗?"戴文抬起头说:"格兰特夫人,据说我也是红斑狼疮。"做过护士助手的贝蒂深知红斑狼疮是非常严重的疾病。该用什么话安慰她呢?贝蒂不知道。住在邻近地方的两个十几岁少女几乎在同一时间罹患红斑狼疮,难道如此不可思议的悲剧是偶然吗?贝蒂并不太相信这是偶然。

3 个月后,住在仅与戴文家一街之隔的摩泽尔大街 378 号 38 岁的琳达·威尔逊来到店里,向贝蒂抱怨,她已经不能见太阳,非常痛苦。琳达刚被医生确诊为红斑狼疮,太阳光会使病情恶化。

贝蒂说:"突然听到这个消息,总感觉哪里很奇怪。"几周后,得知又有一位居住在莫泽尔大街的女性罹患自身免疫病。

次周,患者人数达 5 人。一位女性来到店里,说她也被诊断为红斑狼疮,她居住在离摩泽尔大街三条街远的地方。

　　贝蒂觉得这已经足够说明问题了。"就在一个街区大小的地方居然有 5 人患病?"贝蒂给市公共事务局打电话,针对自己注意到的问题向自来水科的负责人询问。"是不是自来水被污染了,在半径一个街区大小的地方居然多人患有红斑狼疮。是否有可能因为该地域有什么有毒物质?"但是,负责人的回答很冷漠,说不能如此判断。

　　贝蒂说:"怎么会有具体的证据呢,只是猜测。因为注意到这点,所以做出推测。"贝蒂又给伊利郡的保健局打了两次电话,虽然两次是与不同的负责人通话,但是反馈的回复却都充满敌意。"他们对我说'夫人,您是有被害妄想症吧。用空想的事情捏造故事,想查明子虚乌有的事情'。"我又打了几次电话,对方直截了当地说"停止你捏造的阴谋说吧"。

　　之后几年,东渡街地区居民中罹患红斑狼疮的人数在悄悄增长。风湿性关节炎、硬皮病、多发性硬化、桥本病、肖格伦氏综合征、抗磷脂抗体综合征、甲状腺功能亢进症、1 型糖尿病、重症肌无力等其他的自身免疫疾病的发病率也有所上升。但是,很多患者都不知道除了自己之外还有很多人因患有与自己相似的疾病而苦苦挣扎,当然,他们也不知道为什么会罹患这种疾病。

　　15 岁的拉夏卡·查特曼也是这些年轻女性中的一人。1992 年,拉夏卡经历了十几岁少女不愿经历的地狱般生活。拉夏卡的家位于枫树岭大街和迪尔菲尔德大街交汇处,白色二层小楼。她是大城市里随处可见的那种孩子,为了能在学校取得好成绩而发愤图强,五年级的时候被选拔进入布法罗市优秀学生云集的"城市主人学校"。高中一年级就担任啦啦队队长大放光彩,在摇滚音乐剧中担当主演,还成立非洲踢踏舞社团。在一家人居住的街区,还有离她家非常近、从小玩到大的闺蜜凯拉,附近的人无论大人小孩都特别喜欢她。

　　但是 15 岁时,拉夏卡开始出现肌肉、关节疼痛的症状,总觉得疲惫不堪。她说:"感觉非常像得了流感,但是到底是哪里不舒服、怎样不舒服又说不出来。"症状持续了几周。1 个月过去了,第 2 个月的时候,看着女儿憔悴不堪的样子,母亲分外担心,她希望女儿不是因为超负荷的努力而导致年纪轻轻就油尽灯枯。在儿科经过一系列检查,说是感染了一种名为埃博斯坦·巴尔(EB)的常见病毒。EB 病毒感染也被称为单核细胞综合征,是十几岁青少年非常多发的疾病。终于查明拉夏卡身体衰弱的原因,全家人松了口气。

　　但是单核细胞综合征过了几个月也没有好转,要命的虚弱感反而越来越强。其他倒没什么特别严重的,让人担心的症状是:手割破留下的一点小伤口居然需要几周时间才能治好;感冒刚治好就复发,嗓子痛、鼻塞等症状简直像与生俱来的一样;走路都会全身酸痛;所有的关节感觉像被文火烘烤一样。到儿科就诊,医生解释为 15 岁的孩子患单核细胞综合征,想康复需要相当长时间。母亲终于可以将心放到肚子里了。

拉夏卡一周有几天不能上学,为了不耽误学业,每天在床上拼命地写作业。这种状态持续了半年。这正是自身免疫疾病在患者未察觉的情况下,开始进行攻击所需的大概时间。拉夏卡的病情完全没有好转,医生判断有必要做进一步检查。为了查明关节痛的原因,经儿科医生介绍,他们找当地的风湿医生就诊,此时有了新的诊断结果:血沉检查结果诊断为"血沉亢进"。所谓血沉检查,就是检测红细胞以何种速度沉降到试管底部的临床检查。通过检测沉降速度,基本可以判断体内是否有炎症。血沉数值越高,炎症的可能性越高。

拉夏卡的数值异常高,通过骨骼 X 线照片可以清楚看到关节已经有严重的炎症。综合 2 个检查结果,医生诊断为青少年风湿性关节炎。这种病和其他的自身免疫疾病一样,是毫无误差准确攻击免疫系统"兵器库"的主力部队。也就是说,使身体中相当于中央情报局的部分失去正常功能。本来应该保护身体免受病毒、细菌、环境有毒物质侵害的主力部队,变成了无耻的奸细,非但不保护身体,还唆使其他细胞破坏健康的细胞和组织。拉夏卡的情况是,负责攻击的 T 细胞是自身抗体,也就是说,可以活化针对自己的抗体从而破坏关节表层。

虽然被诊断为青少年风湿性关节炎是不小的打击,但是终于知道到底是什么病,家里所有人总算可以放心。拉夏卡开始服用泰诺,期待病情有所好转。确实精神状态有所改善,但是身体几乎没有什么改善。

尽管如此,拉夏卡终于可以和同年级同学一起高中毕业。1995 年,18 岁的拉夏卡离开家,怀着成为查特曼家族的第一个大学生的梦想,开始纽约市佩斯大学的大学生活。

拉夏卡顺利地迎来万圣节,但是身体动作越来越迟钝,明显看出来体重减少很多。大学入学后,已经 2 次因失去意识被送到医院抢救室。母亲担心是不是大学生活压力过大,常劝她回布法罗。

回家的时候,身高接近 165 厘米的拉夏卡体重跌落到 43 千克。一头浓密的、长长的黑发明显变少,曾经富有光泽的褐色肌肤变成毫无生气的土色。母亲看到女儿的样子非常惊慌无措,"跑到卫生间,一待就将近 1 个小时。"拉夏卡不会忘记当时的情景。"以为妈妈还没洗完澡,但是走近却听见卫生间传来母亲的低声啜泣。我想她是不想让我从表情读到她内心的不安吧。"

几天后,给拉夏卡做检查的风湿医生将她送到布法罗罗斯维尔公园癌症研究所,以确定是不是某种癌症。在等待检查入院的 1 周,拉夏卡回家暂住,极其虚弱,剧烈的疼痛使她连走到卫生间、握门把手这样的事情都做不到,连被子的重量都觉得难以承受。好不容易睡着,也只能断断续续睡几个小时,一睁开眼睛汗水湿透全身。枕边有落发,外面的耀眼阳光让她望而却步。"这个时候,感觉女儿好像在眼前死掉一样",母亲蕾尼塔说。拉夏卡有几次听到母亲和闺蜜卡伦的母亲在厨房边喝咖啡边特意压低声音聊天,母亲们关系亲近、脾气相投并且有相同的烦恼。卡伦也和拉夏卡一样,慢慢地身体越来越糟糕,这几个月出现了强烈的疲倦感、头痛甚至被折磨得身体日渐衰弱,某天早上睁开眼睛,右眼看东西困难。看了几个当地的医生,尽管症状严重,但是却诊断不出来到底哪里出了问题。

卡伦的母亲玛丽安·乔丹和贝蒂·格兰特关系亲近。和贝蒂一样,玛丽安也深感不安:年轻女孩接连被发现患有自身免疫疾病,是否因为该地区有危害健康的物质呢?

交谈之中,两位母亲几乎对猜测结果感到不寒而栗。虽然不知道为什么,但是女儿们的病该不会是因为它吧。

玛丽安和蕾尼塔开始悄悄调查德垃班格莱达地区自己居住地一带所有罹患红斑狼疮患者的后续情况。路边有一位刚被诊断为红斑狼疮的年轻母亲,为了缓解高高肿起来的双脚的疼痛,依靠拐杖拖着腿脚走路。住在离拉夏卡家非常近的养祖父也是红斑狼疮患者,因为确诊的时间太迟,已经失去双腿。养祖父和她们约定,如果听说附近有谁患有红斑狼疮,一定要告诉他。

于是,卡伦也登上了红斑狼疮名单。伴随其他症状,卡伦关节开始剧烈疼痛。起初,因为症状肉眼难辨,被诊断为多发性硬化,但是脑部活检的结果判明为由脑部血管引起的自身免疫疾病中枢神经血管炎。之后再次检查,诊断为红斑狼疮。

　　红斑狼疮的发病者基本都是育龄期年轻女性。东渡街的患者总体上生活贫穷,德垃班格莱达地区的患者生活状况好一点的多一些。所有患者都是非洲裔居民。

　　在东渡街、德垃班格莱达这些小小的地域社会里,"红斑狼疮""硬皮症"这些医学术语现在是居民的日常用语,二三十岁被诊断为红斑狼疮、风湿性关节炎或者 1 型糖尿病越来越司空见惯了。

　　1995 年圣诞已至,但是拉夏克的病还未确诊。罗斯维尔公园癌症研究所肿瘤科医生做了肺、淋巴、支气管、骨髓活检,但是没有任何结论。专科医生向当地著名的风湿专科医生阿兰·贝尔求助,并写了介绍信。她们还没给贝尔打预约电话,就接到贝尔打来的电话。贝尔对蕾尼塔说:"我听说您的女儿正在经受磨难,无论如何,我都想尽一点绵薄之力。能不能把她送到我这里来。"他主动提出为拉夏克检查。医生联系经济欠发达地区的患者十分罕见,查特曼一家诚惶诚恐,充满感激地接受医生的邀请。在身体状况螺旋式下降的 3 年间,已经有 6 位医生为她检查,但是还没有一位医生能将这种仿佛偷偷恶化的、谜一般的疾病解释清楚。

　　拉夏卡第一次接受检查时,贝尔还不知道在同一个地区还有红斑狼疮患者。但是,通过脱发、夜间盗汗、体重骤减、易疲劳、对光线敏感、所有关节肌肉剧烈疼痛等很多症状,他立刻就判断可能是红斑狼疮。拉夏卡已经患有一种自身免疫疾病,据统计,患有其他的自身免疫病的概率非常高。诊断也证明如此。无论是抗核抗体(ANA)检查,还是其他的红斑狼疮生物标志物的检查都为阳性。刻不容缓,贝尔迅速尝试采用类固醇剂泼尼松龙给药疗法。

　　给药开始没几周,拉夏卡的疼痛和炎症就有所缓解,食欲也恢复到之前的状态。贝尔为了抑制过敏免疫系统,同时使用为控制脏器移植发生排斥反应而研发的免疫抑制剂依木兰。

　　之后的检查诊断出有明显的硬皮症特征的症状。硬皮症,就是免疫细胞攻击结缔组织(即皮肤、组织的胶原蛋白、连接骨骼韧带的弹性蛋白)的自身免疫病,形成不仅损害脏器而且损害皮肤的瘢痕组织。贝尔对拉夏克病情的诊断是:兼具红斑狼疮和硬皮病特征的结缔组织疾病,也就是被称为"重叠综合征"的疾病。1995—2003 年间,又先后被诊断出患有温度稍微变化就会导致血液供给降低从而手脚指发白的雷诺病和引起血管炎症的血管炎等。2003 年,拉夏克除双手拇指之外,其他八根手指都出现了硬皮症引起的瘢痕组织,不仅动动手指变得艰难,连嘴的两边都不能动,嘴不能张大,大口啃苹果变得如梦般奢侈。

二、从个人问题到政治问题

拉夏卡又被诊断出患有多种自身免疫疾病,她在病痛中艰难度日的几年,贝蒂·格兰特所在地区患者激增,这使她越来越不安。贝蒂意识到,想逼近可以拯救社区的这一复杂问题的核心,必须具有很大的影响力,为此有必要占据有利位置。也就是,要置身行政体系内部。

贝蒂代表自己所在的选区参加市议会议员选举。1999 年 11 月,经过两次挑战,贝蒂成功当选市议会议员。2000 年 1 月 1 日,贝蒂作为纽约州布法罗市的市议会议员进行宣誓,一边照顾店,一边开始议员工作。在店里,一如往昔,关于居民患重病的话题不绝于耳。贝蒂当选市议会议员后,一位住在附近名叫龙达·狄克松·里的居民来到店里。龙达曾经租住过格兰特家位于东渡街851 号的房子,后搬到摩泽尔大街。对,就是那个摩泽尔大街。曾经学过护理的龙达最近经营日托中心,年轻女性将孩子托管在这里,她们代为照顾,但是这些母亲当中有不少是十几岁的单亲妈妈,生活艰辛。正如她的名言"即使被打倒在地,也要让我认真生活,照顾我的孩子"所体现的那样,龙达是个精神强大的人。总体来说还算顺利,偶尔有母亲沉迷于毒品无法自拔,龙达就会收养她们的孩子为养子,当成自家孩子一样照顾。因此她的家庭队伍不断扩大。

龙达来格兰特店里买几样食品。龙达动一下都很吃力,很明显比较痛苦。贝蒂问她:"一切还好吧? 这块地方大家的身体越来越糟糕,听说很多人都患有红斑狼疮。"龙达突然停住慢慢移动的动作,回问道:"你是说红斑狼疮吗?"龙达自出生一直住在附近,1990 年被诊断为红斑狼疮。她的父亲患有红斑狼疮,最近她的闺蜜因为同样的疾病死去。之前的十年间,她服用了几种药以控制病情,因此虽然患病仍能帮助他人,可以当青春期孩子的精神支柱,可以成为贫穷孩子的养母。这一切,正如谢尔希尔弗斯坦笔下的苹果树一样,在 2000年的某一天,已经没有什么可以给予他人了。除了红斑狼疮,这年她第 2 次被宣布患有乳腺癌,就算再精神强大的人,意志力也会被磨损得很严重。

这天,贝蒂和龙达聊得忘了时间。2 人都是接受过护理培训的专业人员,因此对附近很多人患有自身免疫性疾病这种比较罕见的疾病深感不安。两人一致认为,莫不是有类似于污染物质的东西悄悄地、以人们看不见的形式破坏着周围? 虽然只是一种直觉,但这种直觉在这 14 年间日渐增强。

结果是,因没有证据证明这一直觉正确与否,第 15 个年头偷偷溜走。期待其答案,可以在一夜之间,由"匪夷所思"变得一目了然。

担任市议会议员第 3 个月的时候,贝蒂开始忙着准备下次的市议会。她认真阅读堆积如山的文件,发现布法罗环境管理委员会提交了令人瞠目结舌的记录。记录附有裁定记录,详细阐明关于该市东部被某种高毒性有害废弃物污染地区的计划。记录上注明的时间是 2000 年 4 月 27 日,由委员会上报市议会。记录显示,纽约州环境保护局(DEC)指出,因在东渡街 858 号发现高浓度的多氯联苯(PCB)及铅等,所以将其 1 万多平方千米的未开发地认定为二度污染的有害废弃物污染地区。据 DEC 的解释,所谓被认定为二度污染,指的是"对公众卫生及环境造成真正威胁",为了修复"有必要采取任何行动"的地方。令人不可思议的是,3 年前就进行了是否有害的调查,然而直到现在才将记录递交市议会。

贝蒂觉得管理混乱的同时,又觉得迷惑。她对那片土地太熟悉了,是离她的店两个街区的区域,仿佛为了掩人耳目一样草木繁茂。这里归谁所有,为什么自有记忆以来就没有人使用,周围的居民也不知道真相,只用地名来称呼,即东渡街 858 号。经常能看到附近的孩子在杂草、树丛中捉迷藏,或者为了能找到珍贵的古色古香的瓶子而翻土,后面公共住宅的住户有的在这里种南瓜。贝蒂在隔一条街的正对面,离这里大约 8 米的东渡街 851 号有一间出租屋,1982—1988 年的 6 年间,龙达就租住在那里。

贝蒂反复阅读记录和文件,仔细咀嚼,不禁愕然。1996 年,纽约州凭借以水质净化/大气净化债法而闻名的环境再生项目得到一笔资金,用于整治棕色地带,也就是用于净化土壤有可能被污染的空闲地。该项目的目的是,判断如果棕色地带土壤真的被污染,那么充分净化后是否有可能作为重点开发区域使用。1997 年,布法罗市准备开发棕色地带,发展经济,因此向州当局提出申请调查土壤污染。

那个地方实际上拥有不可思议的历史,虽然没有建筑物,但是迈克尔海曼公司从 1917—1978 年的 61 年间，一直在临近的地方经营工厂冶炼、制造锌和铅，定期从工厂运出污染度极高的废弃物，投放在附近的东渡街 858 号。工厂后来被拆除，现在建成了二手车停车场。

1997 年，受市里委托，DEC 为了确定该地的情况，对土壤和水进行采样。其目标是，如果土壤被污染，需将土壤充分净化，达到足够吸引房地产开发商的程度。根据纽约州规定，将棕色地带认定为有害废弃物污染地区必须符合特定的基准。首先，该地所发现的有害物质，是否包含在既定名单之中，必须是排放有害废弃物的产业过程的副产物，必须符合针对有害废弃物的特有化学检查。东渡街 858 号的土壤及地下水检查结果直接表明，该地符合污染地区的标准，甚至很多水平远远超过标准。调查发现，土壤和地下水的 PCB 浓度极高，仅凭此就可充分证明该地属于纽约州所认定的有害废弃物污染地区。但是，这只是个开始，高浓度的铅灰混入泥土，导致土地形成厚达十几厘米的一层，铅的浓度高得惊人，几乎所有的土壤样本都检测出（19900 ~ 46700）× 10^{-6} 的铅，远远超过环境保护局制定的安全基准（儿童游戏场所 $400 × 10^{-6}$，其他的土地 $1200 × 10^{-6}$）。东渡街 858 号超过纽约州有害废弃物污染地区标准约 40 倍。

1993 年 3 月，DEC 的环境保护局发布决定记录。彼时，贝蒂手里的就是这样一份文件，简略记述了耗资 130 万美元，用卡车将土壤运送出去投放在其他地方的计划。尽管市里委托调查，但是现在治理工作"按照州的有毒废物堆场污染清除法实施"。土地归市里所有，但是因为州将这片土地划分到本州的有毒废物堆场污染净化名单，因此一夜之间，纽约州承担起土地修复的责任。

但是，决定记录封面上附加的便条显示，东渡街 858 号的治理工作实际上并未按照计划进行。近期没有计划采取任何措施，更别提将污染的土壤运送出去。其原因在于，州的有毒废物堆场污染清除法是有破绽的，完全没有治理东渡街 858 号有害废弃物的费用，因此这件事被暂停。

贝蒂看着便条，被这愚蠢至极的事情气得说不出话。几十年，住户毫不知情（但是，市里 3 年前已经知道）。没有钱治理有害废弃物污染地区？这到底是怎么回事？

此外，贝蒂还注意到几件事。决定记录提及，DEC 在 1999 年 2 月向周围居民及从业者发放传单，警告中心区有有害废弃物污染区。贝蒂每天无一遗漏地查阅店里的信件,她确定没有收到文件。实际上这几年,女儿住在离污染地区非常近的东渡街851号的房子,但也没有收到任何文件。

之后几天,贝蒂一个不落地询问到店的每一个人是否收到过这样的文件,还问是否有人问过他们这样的问题,结果大家都说没有。接下来的周日,贝蒂到与东渡街一路之隔、正对面的伯特利浸信会教堂,询问牧师和教众是否收到过这样的信件,也是谁都不知道这件事。

贝蒂语气坚定地说:"没有一个人收到过这个文件,这种文件不是那种拿到手随手就丢的文件。14年间,大家因不知为何罹患重病深感不可思议。如果接到告知自己住在有害化学物质附近的文件,谁会把它丢到垃圾桶呢?"

而手中的便条最让贝蒂困惑的是,这件事已经预定"批准并发文"了(据市议会)。"批准并发文"是"既成事实"的隐语。"也就是说,市里不会再采取任何措施了吗? 如果他们充分解读报告,就会发文件汇报案件,不需要任何审议吗?"但是如果没有采取任何治理措施,作为市议会议员,怎样受理这个案件,发送文件资料呢? 居民该怎么办? 自己难道不是为了保护居民参加选举的吗? 贝蒂愤愤然。

在5月召开的下一个市议会会议上,案件被受理。会议结束,一些不可变更的紧急事情需要争取议会同意的时候,贝蒂决心已定。她举手暂时打断审议,面向议员同事说:"没有比这件事更紧急的事情吧? 事态真的很严重,这可是被定级为二度污染的地区。虽然有些难以置信,但是临近的居民很有可能因为这片土地罹患重病。"

污染地区所在的东渡街地区选举出的议员支持贝蒂。议会的大半部分人主张停止审议,原因是因为有毒废物堆场污染清除没有钱,没有理由推进这种没有希望的案件。但是2位议员拼命抗争,他们与DEC交涉,至少要将那个区域用栅栏围起来,设立牌子写明"有害废弃物污染地区,禁止入内"。DEC回复称土地归布法罗市所有,只有市政府有设立栅栏的法律权限,并且解释已多次向市里递交设立栅栏的文件,但是市政府并不想设立栅栏,给市政府打电话也是毫无进展。因为该地区已经被州政府纳入净化名单,因此包括设立栅栏在内,市政府对该地区的治理没有任何责任。这是市政府的说辞。的确,进行污染调查、制定行动方针、将东渡街地区列入有毒废物堆场污染清除名单的都是纽约州,而今,筹措净化资金的责任肯定在于纽约州,市里对有毒废物堆场污染清除的漏洞不承担任何责任。贝蒂立刻意识到州和市因巨大责任在互相踢皮球。

DEC 向周围地区分发的警示传单的事最终成谜,可能永远是个谜。DEC 声称向居民发放过传单,写明召开会议介绍污染地区信息并进行商讨,但是只有一个对那片地感兴趣的房地产开发商出席,其他一个人都没有。贝蒂及周围的居民据理力争,绝对没有收到过那样的文件,监督东津渡项目的 DEC 奥尔巴尼事务所也没有一个人推进调查为什么当时那么多居民那么长时间被蒙在鼓里。

过于讽刺的是,下落不明的文件和连个栅栏都不愿意搭设的市政府的不作为燃起了居民的怒火,居民已经忍无可忍,开始反抗。

愤怒难平的贝蒂,为了让当地人周知有害废弃物污染地区的事情,向当地发行的面向非裔美国人的交流报纸和当地报纸《布法罗准则》投稿。报道中,贝蒂指出该地区自身免疫性疾病多发可能同离污染地区近有关系,呼吁住在附近患有自身免疫性疾病的人与她联系,并到浸礼宗教堂拜访主牧师普莱顿,与其商量。不到 1 周,离东渡街几个街区以内,患有红斑狼疮及其他自身免疫性疾病的患者就上升到 19 人。

此前龙达通过完全不同的渠道帮助红斑狼疮患者,受过护士专业训练的龙达认为,应该做更多的事情使当地居民加深对该疾病的了解,如果深入了解,就会知道即使患病,也要在组织及脏器受到损伤之前就进行适当的治疗。因此她全力帮助红斑狼疮患者的援助团体、红斑狼疮姐妹会的创始人、当地非遗美国籍女性朱迪－安德森。55 岁的安德森之所以创立"红斑狼疮姐妹会",是为了帮助苦于病痛、收入低的非裔美国籍女性。陷入这样境遇的女性要面对什么,她感同身受,因为她自己也是红斑狼疮患者。

与她小小的个子和谨慎的举止形成对比,安德森内心潜藏着对自己使命的执着。她在布法罗市东渡街德垃班格莱达地区长大,初次发病时 19 岁。20 世纪 50～60 年代,住在离污染地区东渡街 858 号几千米远的地方,之后搬到离污染地区仅 0.5 千米的地方住了 3 年。1973—1987 年期间,父母在污染地区北侧的北岛大街(NorthLandAvenur)经营一家名为"爱德森球道",兼具酒吧和餐厅的保龄球馆。这段时期,爱德森也在这里兼职帮忙。安德森球道馆离东渡街污染区不足 1 千米。

和周围的大多数女性一样,爱德森的病情也是没有得到确诊,很长时间艰辛度日。她年纪轻轻结婚,20 多岁就离婚成为一名单身妈妈。在当地的电话公司工作的时候,9 时开始营业,为了不迟到,闹钟需要定在 4 时。肌肉、关节、结合组织疼痛剧烈,洗澡需要耗费 1 个小时,单单穿个衣服又需要 1 个小时,只能将就歇一下让身体休息一下。

去看了几位医生,断断续续地入院,但是终究不知道原因,医生也无计可施。到单位上班的时候,同事在门口等她,将她抬到轮椅上,总算可以开始一天的工作。因为使不上力,连铅笔和圆珠笔都握不住,写字的时候只能用尼龙笔。直到1990 年,她才被诊断为红斑狼疮。当时安德森已经 44 岁了。患有红斑狼疮,没有得到对症下药的治疗,整整 25 年。那段时间,还好没有肾功能不全,能继续活着已算是幸运了。这一点她非常清楚。

自从被诊断为红斑狼疮,她常认真阅读当地报纸的死亡报道。又有一个20 多岁或者 30 多岁的女性因为红斑狼疮死去,或者有的人虽然"原因不明",但是从特点来看明显是红斑狼疮引起的死亡。每当想到有女性和自己以前一样,因为不知道原因,没有被治疗或帮助;或者不知道经过医生治疗,是可以和疾病和谐共处的,因而饱受疾病之苦就感到悲愤。为了给布法罗市的女性带来改变,安德森 1991 年开始志愿在红斑狼疮联盟美国西纽约支部工作。最初就是兼职的志愿者,很快就担任项目负责部长,成为带薪正式职员,1993 年成立"红斑狼疮姐妹会"。她的想法是帮助布法罗的女性们接受必要的诊断或医学治疗。

2002 年春,因东渡街 858 污染,贝蒂表达对周边地区强烈的不安。同时,龙达、爱德森也对不作为的纽约州及布法罗市危机感倍增。安德森说:"我们都明白土壤污染和产生疾病的关系,因此应该知道留给孩子什么好吧。明知道有问题却不解决。只会让未来的一代和我们遭遇同样的苦难。什么都不做显然是错误的。"州和市完全不打算积极解决问题,因此贝蒂、龙达、安德森及市民同伴们站了出来。

三、掀起抗议的风暴

那么,从哪里着手呢? 贝蒂向在朋友中威信很高的地区活动家奥斯陆·

安弗利卡求助。因为为地域社会的歧视和不公平而斗争,他一定会倾力相助的。他自己竭尽全力设立了当地的黑人工商业会议所,定期在当地的哈兰贝书店召开会议。"哈兰贝"是阿拉伯语,意思是成功。在和贝蒂谈话之前,他已经阅读了报纸上贝蒂写的报道。

这篇报道刊登后,布法罗一家更大型的报纸《布法罗新闻》刊登了另外一篇报道。奥斯陆记得那篇报道的主要目的是说,导致红斑狼疮的直接原因还不知晓,因此不能说铅、PCB 是导致疾病的诱因之一。但是他觉得这种辩解不成立。"既然不知道到底什么是红斑狼疮的导火索,又怎么能指定说某种原因不会引起疾病呢?"

2000 年夏天,贝蒂、奥斯陆、龙达和其他几个人聚集在哈兰贝。这是之后多次召开集会的发端。全员达成一致,要迫使州和市妥善处理。从夏到秋,再到冬,几乎每周在哈兰贝举办一次集会,会议名字为"有害废弃物、红斑狼疮联合会(TWL 联合)",不仅要提醒居民小心东渡街 858 号的污染地区,为了更好地保护周边居民,还确立了迫使州和市制定某种政策的具体目标。

彼时,安托万·汤普森就任东渡街地区新一届议会议员,他对当地发生的事情表示关心,为了正义,不遗余力。汤普森、奥斯陆、贝蒂及其他的 TWL 联合的成员一起多次开会,继续向州当局递交意见书,以期其给出利用有限的资金,切实可行地实现彻底治理之前的临时对策。奥斯陆回忆说:"提出了几种不用大量资金就能实现的方案。比如,提案如果在污染地区覆盖上防水薄布,就能防止铅灰上扬;再次申请设置栅栏,在有害废弃物污染地区设立立牌。"可是,他们什么对策也没采取。州和市打算一口回绝让他们危机感倍增,但这也使 TWL 联合的人更加斗志昂扬。每到周日,他就会到污染地区相邻的公共住宅分发传单,塞在门口或者车前挡风玻璃上,呼吁大家不要靠近东渡街 858号,写明理由并提醒大家小心,也拜托浸礼教牧师普莱顿提醒做弥撒的人注意。

贝蒂作为市议会议员,每周有一次机会参加收音机节目。她通过节目告诉听众自己所居住的地区存在有害废弃物污染地区,TWL 联合担心因此当地居民患红斑狼疮的可能性会很高。她期待大家来电,贝蒂说:"每周都会接到很多电话,说自己好像也是(红斑狼疮)。"

TWL 联合还逐户调查是否还有其他的患者。龙达和其他成员一家一家走访,分发宣传册,呼吁他们参加集会,讨论周围地区自身免疫性疾病多发及和有害污染地区之间的关系。贝蒂说:"只走访了两条大街,就发现威赛尔大街有 8 人,摩泽尔大街有 9 人,共计 17 名红斑狼疮患者。在逐户调查之前,已经有人去世。"无论是威赛尔大街还是摩泽尔大街,长度都不过三个街区,到逐户调查结束,污染地区附近有 37 人被诊断为红斑狼疮。

布法罗新闻的版面开始出现"污染地区是红斑狼疮的起因? 东边居民胆战心惊""净化搁置的决定招致反击"之类的标题。突然之间,越来越多的人关心、希望更多了解污染地区。浸礼教牧师普莱顿提供可容纳很多人的教堂作为集会场所。不过,两位市议会议员担当旗手看似队伍壮大,但是 TWL 联合的影响力微乎其微,最终不过是饱受磨难的当地非洲裔居民的集会罢了。没有人放在心上,也没人关注。

急需援助。从哪儿能找到这样的人呢? 只能靠直觉了。最终选定了当时任纽约州立大学布法罗分校,通称布法罗大学的教授、环境社会研究所所长乔·贝纳。他接到 TWL 的邀请,基于正义决定参加,同意大学同当地社会结成合作关系。环境社会研究所一有机会就会为当地社会环境问题的调查提供资金。帮助东渡街地区居民直面环境卫生危机,正与研究所的宗旨相一致。

贝纳确定加入后,TWL 联合决定在浸礼会教堂举行社区规模的集会。参会者除了当地居民、贝纳,还邀请在 DEC 工作 10 余年、最初参与评估东渡街858 号的监督官,后调职成为环境工程师的人。

集会日期邻近,奥斯陆·安弗利卡破例召开记者见面会。他独自站在被有害物质污染的东渡街 858 号的空地上,在记者面前详细说明。州当局调查结果显示,这里存在已达危险标准的铅及 PCB,TWL 联合耗时 1 年多要求市、州解决问题,但是无论是治理土地还是设立栅栏,目前为止没有采取任何措施。2001 年 4 月 22 日,布法罗新闻刊登了奥斯陆独自一人站在空旷的污染地区的照片。照片配文称,开启民众意识的讨论会第二天将在浸礼会教堂举行,并注明布法罗任何一位市民都可以自由参加。

市当局明知污染地区存在,却置之不理长达 4 年,24 小时后,不知从哪里突然得到经费,设置栅栏将整个污染区域圈起来。虽然设了"禁止入内"的牌子,但是没有"有害废弃物"这样的字眼。

4 月 23 日,贝蒂、奥斯陆、汤普森、贝纳、龙达、马里奥·乔丹、安德森以及周边大约 50 名居民聚集在教堂,大家都等着州当局的回复。

当晚,集中在教堂的人得知东渡街 858 号的问题比预想严重,并且社区中心地区还存在另外两个有害废弃物污染地区,在居民毫不知情的情况下向周围排放污染物质长达几十年。

但是情况好像要比预想中的严重得多。

当晚,居民从代表 DEC 参加集会的大卫·罗赛那里首次听到关于东渡街地区污染的实际情况。听着报告,很多参会者难以置信,坐在那里感觉毛骨悚然。有的地方铅灰浓度接近环境保护厅制定的安全基准的 40 倍,在土表形成 5~60 厘米的厚厚一层。土壤中不仅都是铅,而且,污染地区及其周边还发现非法投放的工厂废弃物(轮胎、电视机、建筑材料残片)所形成的污染堆积物。据 DEC 预测,铅污染可能扩大到二手车停车场的地下,该地同污染地区西侧的东渡街 858 号面积相当。罗赛向居民解释说,一般情况下,DEC 需再次检测土壤和水质,以确定对周边的影响,但是众所周知,基金会已经没有经费了,如果州不继续向该基金注资,就不能对东渡街 858 号的土地进行净化。资金是否能到位,什么时候到位,DEC 也一无所知。

奥斯陆突然站起来:"刚才,您虽然说需要进一步调查,但是已经给出治理的建议。那么为什么还要浪费时间再进行调查呢,有这个必要吗?"

集会出现了对立局面。当晚,和贝纳共同研究的该大学环境问题专家展开地图,向居民指出,在东渡街到德垃班格莱特的地区,还有两处大规模的废弃物污染地区,净化之前的几年时间无人问津。对立越发升级。针对这两个地方之前的种种及放任污染扩散,居民愤怒倍增。

另外的两处废弃物污染地区中的一个,位于东德垃班大街 537 号,在马里奥乔丹、拉夏克查特曼家南面两个街区,从东渡街向北两个街区的地方。土地归瑞典韦博特声学产品集团所有,长年制造卡车运输及铁路专用零件。1927 年以后,可以工作的工厂设施用作涂料涂装作业或者保管轮胎的仓库,并且最近也开始用于加工汽车拆解之后的可回收材料。

纽约州 20 世纪 80 年代土地调查结果显示,大约 5080 平方米的土地严重污染。在那里,制造金属产品时不仅使用三氯乙烯(TCE)、聚氯乙烯等脱脂溶剂,而且还发现很多挥发性有机化合物。研究证实,挥发性有机化合物可在室温下轻易蒸发到大气中,粒子成为环境污染的致因物质长时间漂浮在大气中。

挥发性有机化合物造成污染,是过去长达50年工厂反复频繁泄露导致的结果。此外,从10个(地下4个、地上6个)装满未经处理的脱脂溶剂及其他化学物质的1万加仑的罐子中泄露的化学物质,将土地都污染了。

变压器机油流出的PCB也污染周围土地。从那里向南340米处有条河,雨天时,布法罗当地多余的水就会流到那里。20世纪80年代中期纽约州的调查显示,因为从工厂用地排放出来的被污染水,不仅是韦博特声学产品集团工厂后面铁道沿线,连河流沿线相近的地下水都发现高浓度的TCE。每当下雨,饱含TCE的水流入河流、铁轨,设备中泄露的TCE、挥发性有机化合物慢慢渗入周围地区的地下水中。彻底治理这片土地,不是件简单的事,必须有花费巨额费用的心理准备。

20世纪80年代,几乎没打算解决问题,只是将位于地下的装满脱脂溶剂、燃料及其他不知是何化学物质的4个罐子弃置在那里。尽管可以用"高浓度"一词形容土地和地下水的污染程度,但是纽约州还是将该地区划分为惰性有害废弃物地区。其意思是"被视为目前对人体及环境没有重大威胁"。该土地被限定为用于一般使用,其理由是因为附近的饮用水由公共蓄水水源提供,局部的地下水污染对全市的自来水行业没有任何影响,净化于是被推迟了。

10年之后的1995年,也就是在生活在被污染区域包围之地的拉夏克查特曼被诊断为红斑狼疮那年,纽约州终于开始着手彻底治理离拉夏克家两个街区的东德垃班地区的污染区:将被TCE、PCB污染的土壤挖出运走,废弃了存满化学废弃物的6个罐子,封锁地下的有害废弃物保管地。1996年的后续检查表明,挥发性有机化合物引起的污染虽然数值较低(大概是治理前1994年数值的一半),但是依然存在,监控区的污染度比净化前还高。

1997年3月,DEC提交了针对东德垃班537号土地对策的最终报告,也就是决定记录。用水泵从附近的下水道将残存的被污染土壤、外流水、地下水吸出。下水的水击泵起到一种自然防御壁的作用,防止被污染土壤和水从污染区域流到外面。净化过程需要10年的时间,暂且不说能否完全净化,长达几十年TCE扩散到周围这一事实则是不可改变的。

居民也是当晚才知道第3个有毒物质污染区——阿尔班大街318号,位于东渡街向南几个街区的地方,离龙达的家非常近。这个地方在1990年就被调查过,但到1999年仍未采取任何治理措施。土地归美国通用电气公司和金字塔钢铁公司所有,州当局的检查是产业工厂定期检查的一环。由于污染严重,PCB 几十年已经浸染到土地里。美国 1976 年禁止制造 PCB,在那之前,几十年间,PCB 曾被当作工业用黏着剂使用,用于暖气、排水系统、电器产品、电器机器零件的生产,建筑物也成为放置这些机器产品的仓库。发现之初,表层土及地表下面的土壤都被机器产品漏出的 PCB 严重污染。

1999 年开始转移被污染土壤,清洗沾满 PCB、连接设备和下水系统的排水管。但是这根本恢复不到土地被污染之前的状态,更别提净化环境了。当晚,居民们得知,附近的下水道依然残存 PCB 粒子,并且下水道系统通过东渡街地区的人口密集区。当地居民支持 TWL 联合,他们发出担心的声音:难道是因为 PCB 导致身体受损的吗?

这些废弃物污染地区合在一起,从东渡街直到德垃班格莱达,形成了所谓的"猎户座地带"。只是这个猎户座地带的危险是肉眼看不到的。每个污染区都在离格兰特杂货店 1 ~ 6 千米的范围内,3 个地区都发现不少污染物质,这些物质被认为同免疫不全有关,而同自身免疫性疾病有直接关系。

大家都知道铅毒害神经,但铅是否是导致自身免疫性疾病的物质,也就是说是否是自身免疫性疾病的诱发物质,还有待进一步研究,但并不是因为研究者认为铅不是自我免疫的诱发源。20 世纪 70 年代,总结了自我免疫及自身免疫性疾病研究者终于意识到,铅已经是地球上最危险的有毒物质。科学界认为,首先要确定铅是否对儿童的神经发育有阻碍作用,其次再解决铅是否是诱发自身免疫性疾病的原因。2005 年这项研究才开始进行,这与布法罗市集体爆发红斑狼疮无关,而是他们认为环境中的铅损害免疫系统是其更大的危害吧。的确,将实验动物放置在铅环境中,平时可以控制免疫反应混乱,但使自身免疫反应防患于未然的免疫细胞却陷入混乱状态。

1985—1995 年的几年间,州组织对东德垃班大街的污染地区进行不同阶段的调查和治理。TCE 泄露和自身免疫性疾病之间的关系也逐渐明了了,不仅美国国内,英国、意大利、法国等世界各地的科学家都很关心。已经开始出现这样的研究结果:因职业关系暴露在化学物质之下的劳动者患红斑狼疮、硬皮症等自身免疫性疾病的发病率很高。实际上,早在 1997 年,DEC 提出关于东德垃班大街的决定记录,污染治理工作结束之时,阿肯色州的加色林·吉尔伯特和尼尔班福德已致力于该研究。该研究是后来证明 TCE 是引起自身免疫性疾病强有力的诱因物质的一系列研究的先驱。

彼时,住在都市大街 318 号的居民正经受泄露的 PCB 的辐射。各种实验研究确定,PCB 和塑料添加剂和通常使用的驱虫剂一样,是使内分泌紊乱的物质,可促进自我抗体的产生。自我抗体产生过多,是自我免疫活性化的证明。实际上,如前章所述,诸如证明 PCB 等雌激素干扰物质是引起自身免疫性疾病的导火索,以及其他使大家严重不安的结论轮番登场。

当晚,龙达和附近熟识的人一起参加在浸礼会教堂举办的 TWL 联合的集会,听到说明不禁怀疑自己的耳朵,转过身向安德森确认:"好像是说市里和州里几年前就知道污染地区的事情,3 个污染区都离我家不到 1.6 千米对吧,我没理解错吧?"不仅是龙达自己,她的所有家人也都在 10 年前患病。"这几年,很多人患病死去,但是到现在才知道引起这些的罪魁祸首。"她说完,突然伏地痛苦。乔·贝纳告诉大家,自己担任所长的研究所将同居民一起接受国立环境卫生科学研究所的资金援助,大学研究人员同 TWL 联合的成员拧成一股绳,计划用 5 年的时间研究东渡街 858 号对健康的影响,以及自我免疫系统疾病的患病率,贝纳称其为"地域社会的大课题"。

安德森也站起来承诺,自己领导的红斑狼疮患者援助团体将尽最大可能帮助居民。

居民们因突然受到巨大打击苦恼地匆匆奔回家。凯拉的母亲,玛丽安·乔丹也是其中的一员。凯拉最近病情恶化,现在寄居在亚特兰大的姐姐那里,由她照顾。集会后,玛丽安给当晚没能参加集会的蕾尼塔打电话,转达了集会的情况,并告诉她自己一直担心的事情是真的。

蕾尼塔深感怒不可遏。她回忆当时的情景,"回想起来的,都是怀拉夏克时的事情。只要人家说有益的事情都会去做。不抽烟,酒也戒了。运动,保证睡眠,只吃对身体有益的东西。孩子出生后,宝贝一般用心养育,好好吃饭。开始最重要,因此努力尽全力守护这个孩子,但却没守护好。想都没想到,大气中的煤气粒子,被各种物质污染的水。有些事情在脑海里挥之不去。我怀孕的时候,每天都在嘴里含着冰块,一整天嘴里都有冰块。是因为这个原因导致拉夏克生病的吗?从废弃物污染区流出的东西污染了给水系统,因此冰块里也充满了污染物,恐怕就是因为这样吧。"

四、证明红斑狼疮集中发病的不可能

2001 年,贝纳从国立环境卫生研究所申请的研究补助金到位了。贝纳是研究总负责人,TWL 联合是共同研究者。一部分资金用于设立布法罗红斑狼疮项目,其职能是为了搭建专家和当地社会的桥梁,寻找患者,给患者提供必要的援助。

大学团队非常关心东渡街的红斑狼疮是不是集中发病,但是他们的使命是致力于研究迫在眉睫的重大环境卫生方面的危机,为社区提供帮助,证明集中发病不是他们的第一目标。为了证明集中发病而倾尽全力是不对的,因为即使是流行病学也基本不可能科学地证明集中发病。并且,自身免疫性疾病研究也不符合该领域。专业点说,集中发病的定义是,地理上在特定的地区内,疾病发病人数远超过偶发性疾病人数。判定为集中发病需要具备几个要素。某种程度确定基础疾病的患病率,各地区的边界线必须同自然人口模式相一致。换言之,不能为了达到病例数的最大值随意虚构地区范围。研究者还要探究"生物学可能性",也就是从生物学角度看,是否具有合理关联性。换言之,社区存在的化学物质或药剂,可能是导致形成特定疾病的原因,这一点是否是既定事实。并且,距离的远近也是问题,是居住场所越靠近污染地区发病的可能性就越高吗?

如果要判断东渡街是否符合集中发病的基准,大学团队必须解答几个基本问题,也就是能否确定环境和患者群之间存在因果关系这个问题。在被有害工业废弃物污染地区居住的人们,不少都是居于社会经济水平底层的人。如果不是这样,当然可能在很久以前就搬离这个不被经济发展所眷顾的环境。在荒凉之地生活的人们因此压力很多,暖气坏了,窗户和门也破了,人行道上都是破洞,工厂和车的噪声严重。居住环境恶劣,每天的生活更加难耐。再加上如果没有足够的钱付租金,车坏掉,缺少食物,同不需要担心这些的人比起来,他们每天的压力会更大。此外,有压力、饮食生活匮乏、依赖酒精这样的"健康风险高的行为"更加损害健康。

可以证明从统计学角度讲已经达到集中发病的程度吗?或者,住在该地区的人挣扎在困窘的生活状态中,只是统计上的疏漏吗?大学团队要判断东渡街地区是自身免疫性疾病集中发病的地区,必须理清这种种问题。虽然和美国其他地区比起来,该地的患者数相当多,但是研究者可能也不能将此作为探索有害废弃物地区和自身免疫性疾病之间存在因果关系的证明。

并且,自身免疫性疾病的本质也使研究进展受阻。像红斑狼疮这样的自身免疫性疾病从发病到确诊需要耗费几年的时间,这样的事并不少见。就算不是这样,人们居住在不被眷顾的地区,即使想接受好的治疗也没有门路,因为不能支付高昂的医疗费被迫中止治疗,因此到确诊需要更长的时间。像被遗忘的地雷一样,有害废弃物污染潜伏几十年之久,其间,有很多居民搬走或死去。的确,还有很多人患病,但是因为已经不住在附近,所以不计入统计人数。

虽然有的患者一直住在这里,或是接受了正确的诊疗,但是怎么才能找到他们是个问题。红斑狼疮这样的自身免疫性疾病和癌症不同,不需要登记。也就是说,卫生当局也没有搜集谁患有自身免疫性疾病的信息,更别提将自身免疫性疾病细分成近100多种疾病而统计各种疾病的患病人数了,基本没有信息可参考。能得到的数据仅限流行病学研究的那一点儿,专家依据这些数据尽全力推算整体情况。不要说有多少患者,就连自身免疫性疾病的发病情况都没有确切数据。大家完全无法预期具体调查结果。

为了证明集中发病的生物学可能性,最后还有一个重大难题,就是自我免疫原始性本身就是一个新概念。自我免疫原始性,即因化学物质或有毒物质导致自我免疫系统过度反应,结果成为引起自我免疫的原动力。因此不知道如何证明暴露在地区内有害废弃物之中,最后会导致自身免疫性疾病的集体发生。

大学团队不确信可以完全解释清楚上述集中发病的"硬指标",但是他们认为信息十分充足,可以进一步研究。并且作为非常关心公共卫生的科学家,有必要向患者伸出援助之手,使其可以接受必要的治疗和照顾。

现已有补助金的资金支持,并且为了推进项目发展,还邀请朱迪斯·安德森担任启蒙活动负责人和研究调查委员会委员长。根据联邦法律,禁止通过医生办公室或者诊疗记录接近病人,所以安德森需要好好开动脑筋。通过过去的纳税记录,查看以前住在周边但后来搬走的人,如果知道地址就登门拜访,确认其健康情况。她还安排在周边主干道路沿线设置公告板。公告板上3

位非洲裔美国国籍女性并立,并用粗字写明"我们是东渡街858号附近的居民,都是红斑狼疮患者。你们当中是否有和我们患有同样疾病的人呢?只需5分钟,请给我们来电"。布法罗红斑狼疮项目和TWL联手,开展为期2个月大型的广播活动,呼吁患有自身免疫性疾病,尤其是红斑狼疮的患者登记,分发印有"有害废弃物污染是否影响到您的健康?"的宣传册。2003年,安德森接任项目的地区保健负责人,向居民派发宣传单,标识出从东渡街到德垃班格莱德街的3个有害废弃物污染地区。传单上详细写明化学物质同自身免疫性疾病之间的关系。

那时,贝纳离开大学,项目由国立卫生研究所和疾病预防管理中心的副教授克罗斯·克雷斯波接任,他研究过少数民族健康流行疾病。克雷斯波本人对自身免疫性疾病研究感兴趣,他从16岁起头发就开始脱落,是圆形脱发症,是免疫系统攻击毛囊,阻止正常毛发形成的自身免疫性疾病。头发脱落本来就是可怕的,更别提对不到20岁的年轻人来说是多大的冲击了。为了抑制自身免疫反应,他开始接受治疗,直接向头皮注射类固醇近50次,23岁时头发才重新开始生长。30岁时,头发再次脱落,克雷斯波索性将头发剃光。这个一身工装服,连尤尔·伯连纳和侦探科杰克都比不上、长得稍微有点拉丁十字架风格的副教授,对此事非常关心,因此接手这项被贝纳奉为使命的工作。

大学团队在教堂集会后2年,也就是2003年仍未制定出治理计划,这让他们深感痛心。TWL联合向乔瑟夫伽德拉求教,他是环境社会研究所的化学教授,因可以解决通常办法解决不了的问题而在纽约州北部小有名气。伽德拉支持这些住宅所有者,他们是布法罗市在基金会污染地区建设住宅的西科里问题的受害者。伽德拉51岁,因为喜欢运动被晒得黑黑的,眉眼皱到一起。他在自己的专业——环境化学和有毒物质泄漏的影响一方面很有一套,他主动请缨,帮助居民在保证DEC预算的情况下治理东渡街。伽德拉完全不在乎基金会是否有破绽,并且认为先全部弄清东渡街是否符合集中发病地区的统计基准,再做出判断也毫无意义。作为环境化学专家,他所在乎的是居民所面对的实际情况,也就是,明知有毒物质污染住宅地区,却没采取任何措施。伽德拉决定使用"传统的方法"。"既然知道那里有有毒物质,并且知道不好,那就必须行动起来将其移除。我的作用就是要触碰'红线',达到目的。"

2003年8月,伽德拉和当地成员、化学、地质学、地理学专业的学生们一起开始工作。伽德拉带领团队采集了东渡街的污染地区、周围的街道和周边一带 30 多个土壤样本检查铅,将令人心惊的结果报送给 DEC。TWL 联合的成员继续要求同州当局代表会谈并要求其作出对策。在怒火中烧的社区群众执着要求下,以及伽德拉的调查结果"高浓度的铅已扩散到原定污染区外,甚至越过马路对面的路缘,污染那里的土壤"面前,州当局答应 2006 年出台土地净化对策,大幅度扩大治理区域,包括东渡街 858 号西邻的 4 个污染地区,面积比基金会限定区域大约扩大了 4 倍。

至于是否符合环境导致疾病集体发生的严格的统计基准,还需要一些时间才能将得到的数据充分量化。若是公布数据,就需要更多的时间了。不管怎么说,探讨布法罗市红斑狼疮患者集中发病是否是该地区存在的有害物质的直接后果这一问题,越来越失去其现实意义了。2002—2006 年,项目和 TWL 联合合作找到红斑狼疮及其他自身免疫性疾病患者的人数增大了 4 倍。安德森年轻时,和丈夫孩子一起居住过几年的卡尔大街地区,已经有 4 名年轻女性被诊断为红斑狼疮。

根据美国红斑狼疮财团调查数据显示,美国国内红斑狼疮患者大概 150 万人,大约 200 人中有 1 人出现该病症状。以最新的国情调查为准,布法罗市红斑狼疮项目研究对象东渡街的人口是 11000 人。截至 2006 年,项目已确定的患者人数为 143 人,其中红斑狼疮患者 110 人,其他自身免疫性疾病患者 33 人。也就是说,东渡街地区可能 100 个人中就有 1 个是红斑狼疮患者。住在布法罗市该区域附近的人的发病率是其他地区的 2 倍。

项目还未告一段落,克雷斯波的个人观点倾向于"从流行病学角度来说,该地区属于红斑狼疮集中发病"。因为"东渡街地区红斑狼疮病例的分布和其他相似区域的平均分布不一致"。

2005 年,克雷斯波调职到俄勒冈州的波特兰大学,担任地区保健学部长。克雷斯波之后,布法罗大学家庭医学讲座研究开发副主席罗兰托麦继任,她和克雷斯波意见一致。"患者多得让人震惊。100 人就有 1 人患有红斑狼疮是不同寻常的。"诚然,一般非洲裔美国人要比白种人更容易患红斑狼疮,而东渡街地区的居民虽然不能说全部,但是几乎都是非洲裔美国人。托麦指出,这也"不能说明它就是该地红斑狼疮患者多发的理由"。此外,由于资金限制,不能逐户拜访当地 11000 个居民,有多少患者尚未统计在册还是未知数。如果不知道公告板上写的内容或是没有看到传单，当然就不会登记了。在项目开启之前，已经有人因并发症去世了；可能还有人因为搬家，现在无法找到，这样看来实际的患者人数可能要比调查人员统计得还多。

对克雷斯波、伽德拉、贝蒂、安德森这些活动家和居民们来说重要的是，2006年，在项目提供了相当数量的患者人数，全体社区成员向其不断施压的情况下，基金会虽然囊中羞涩，仍努力促使东渡街858号净化工作顺利进行。州当局如今也承认，东渡街问题有必要拨发"比当初预想更多的资金"。彻底净化污染地区，费用将近当初预计金额的6倍，预算为770万美元。2006年年末治理工作开始，工作人员将土撅起，运送到被污染土壤填埋地。

到如今，已经没什么好吃惊的了，但是DEC仍在质疑被转移的有害物质同患者大量出现之间的关系。大卫·罗赛说："即使到现在，也不能说两者之间有关联性。""项目相关人员必须承认，我们还不知道事情的真相。"但是，当被问到如果你的孩子想在东渡街附近玩你怎么办时，他思考一会后回答："不，小孩不能在那片土地玩耍。"

经过5年的斗争，实际上，是在问题发现9年后，净化工作终于开始，但是谁也没有取得胜利的昂扬心情，因为大多数觉得已经太晚了。龙达说："我在这里生育了10个孩子，不久前知道一个女儿得了红斑狼疮。和我女儿一样，附近的孩子都不知道那里有那种化学物质，每天在几个街区来来往往，从小到大。"

像龙达这样的居民烦恼无尽。最近已经开始治理东德垃班大街和阿邦大街这两个地方，但是东渡街858号有待接下来继续商讨对策。有些父母和孩子从出生就生活在这里，依然饱受泄露出来的污染物质的影响。因为从小就暴露在污染物质环境下，现在看起来挺健康，将来会不会患病呢？自我免疫诱发性化学物质慢慢地、以肉眼看不到的形式不断辐射身体，即使现在没有疾病预兆，但是免疫系统会不会早已不堪重负了呢？

问题难就难在是发生在经济落后的少数民族社会，正如疾病集中发病也多是这样。实际上，根据2004年布法罗市的研究结果显示，少数民族占多数的地区大气污染物质排放量比只有白种人居住的地区高32倍。克雷斯波说，如果东渡街地区是富裕的白种人居住区，可能不会出现这样的问题，仿佛这个地区的这些工厂及工业设施存在是理所当然的，完全没有净化有害废弃物的打算。净化或是治理需要耗费时间和巨额资金,在红斑狼疮患者或因红斑狼疮致死者的人数达到"临界",集中发病已经无法被忽视之前,还未承认东渡街为污染地区,更别提给予援助了。PCB、铅和 TCE 在 3 个污染地区肆虐的漫长岁月里,布法罗市只是坐等不幸日趋显著。

五、世界范围的集中发病

随着人口爆发式地增长、城市无秩序扩张现象及化学物质过度使用,其他地区也面临同样的担忧。中国国内及世界各地进行的自身免疫性疾病研究纷纷递交这样的报告:有毒物质污染地区周边红斑狼疮患者或者红斑狼疮生物标记(抗核抗体值超过平均值,将来红斑狼疮发病可能性高)的人数量很多。位于亚利桑那州图森、埋有 TCE 和重金属废弃物的地区就是其中之一。此外,多发性硬化症也是如此。1994 年,曾经住在得克萨斯州埃尔帕索的 42 岁多发性硬化症患者联系州保健局称,童年时期在埃尔帕索地区生活过的人出现了多发性硬化症集中发病的现象。患者有 15 人,年龄为四十二三岁,小时候在附近居住,基本在附近的麦西塔小学上学。得克萨斯州保健局迅速展开调查,得出的结论是,同时期在麦西塔小学上学的人患多发性硬化症可能性是平均值的 2 倍。当局认为这只是保守估计,实际数值可能比这个更高。调查负责人将疾病集中发病同他们童年生活在这里时受超标的重金属辐射联系在一起。当时,麦西塔小学位于原美国冶炼精制公司(阿萨路考公司)旧址东 1~6千米处,阿萨路考公司主要从事铅、铜、镉、锌的冶炼精加工,排放出高浓度硫酸。实际上,很多居民小时候都称自己居住的地方为"冶炼之城"。进一步调查,从多发性硬化症患者的头发样本中,查明已受多种重金属辐射。

关于多发性硬化症,除此之外,还调查了 7 件重金属导致的集中发病,证明其具有关联性。现在,正在调查的伊利诺伊州莫里森及其周边的集中发病,多发性硬化症的发病频率可能是世界最高的。居民猜测也许与来自制造业及有害废弃物地区的合成驱虫剂及有毒物质有关。除了莫里森,当局还对相邻的 3 个城市——刘易斯顿、德普伊、萨凡纳进行调查,德普伊和萨凡纳地区也属于基金会地区。这 3 个城市被多种化学物质辐射,比如驱虫剂、肥料的化学物质,锌的冶炼和重工业生产,现已废弃的保存在陆军补给厂的未爆炸的炸弹,以及从芝加哥市运来的污泥堆积而成的废弃物排放出的化学物质等。

同样,工业带来环境污染物质,导致佐治亚州的小型非裔社会红斑狼疮发病率很高。此外,经确认住在俄克拉荷马南部的巧克陶族原住民的硬皮症发生频率远高于平均值。加拿大安大略州西南部的伍德斯托克和意大利罗马县的小农村里,硬皮病的发病频率也很高,正在进行调查。现在正在调查的波士顿南部,硬皮病的发病率是普通值的4倍。

亚拉巴马州安妮斯顿受有毒物质疾病注册局的资金援助,开始调查自身免疫性疾病高频度发病同生产现场之间的关系。在安妮斯顿,曾经生产、废弃了国内使用的所有PCB。当地居民中,血清中PCB含量超100×10^{-9}的人不在少数。疾病预防管理中心认为,血清PCB含量超过20×10^{-9},就可以说明一定问题。2003年,已与PCB生产和营业部门分离、设立的新公司接到了2份起诉。结果是,诉讼以7亿元和解,和解金除去律师费等费用,分发给2万名居民。居民大多数都处于社会经济的底层,原本是在工厂附近租地耕种的农民。此外,蒙大拿州石棉污染城市利比市的居民,发现血液中抗核抗体的概率比没受污染的附近居民高28.6%。

从布法罗到亚利桑那州,从波士顿到俄克拉荷马,我们生活在越来越复杂化的众多自我免疫诱发源的包围之中。不仅如此,化学物质通过我们购买、消费的工业产品、食品、家庭用品侵入家庭。家中尽量充满绿色,食用有机蔬菜,避免干洗,不使用溶剂,改用不添加阻燃剂的床垫,说起来,这些并不是做不到的。但是,美国工业市场以化学物质为原动力,真的存在与其完全绝缘的圣地吗?附近没有有害废弃物,没填埋严重污染垃圾,附近土壤没有被TCE泄露、PCB污染的安全的土地,这样的地方很难找到。之所以说证明有害废弃物和疾病的集中发病之间的因果关系极其困难,这也是原因之一。太多的地方都有有害废弃物,我们居住的城市或郊区已经不能明确区分开是否是污染地区。这样一来,能否真的将污染地区的疾病发病率同未污染地区的疾病发病率进行比较呢?

2002年的有毒物质疾病注册局同合作者制定的公众卫生评价书显示,122个有毒废弃物地区中有28.5%的污染物质已经渗透到社区,公共卫生方面已经处于很危险的状态。同年,该局举行的其他评估显示,推测在调查的371个有害废弃物地区,距离1~6千米内生活着170多万人。这些地方大多被含有

TCE、砷等一系列挥发性有机化合物污染。

现在全国还有 1200 个基金会指定地区等待净化，其中有大约 10% 有害化学物质已经流入社区，或者因为现在还可以自由出入，居民仍被有害废弃物辐射。治理计划需要多少费用，什么时候开始净化处理，需要多长时间，一切的一切，环境保护厅都没有预估。

这里，疑问出现了。就因为没有居民质疑疾病高发的原因，才导致在美国出现了 1200（也许更多）个保持沉默的"布法罗"吗？就是这样。大多数患者需要耗费几年时间才能被确诊，对患者没有系统的记录，加之特定的自我免疫诱发物质同疾病发病相结合进行的研究还比较新，即使研究显示了两者之间的关系，工业界也可以非常轻易地逃避责任。这样一来，也许就不会有人质疑疾病集中发病是否悄然发生了吧。

六、奔向新开始

拉夏克查特曼和母亲蕾尼塔现在住在离布法罗市商业区不远的经济相对发达的奇克托瓦加，这里街边相似的房子排列得很整齐。为了可以在没有化学物质的地方开始新生活，查特曼一家 4 年前从东渡街搬过来，但是这附近也出现了自身免疫性疾病的集中发病。搬过来不久，根据当地房主联盟的报告，得知这附近自身免疫性疾病的发病率很高。在该区周围，分布着几个填满化学物质的垃圾处理厂和布法罗的碎石场。居民和健康科学工作者推测，"有害三角地带"是否是导致自身免疫性疾病的病因。碎石场爆破，向大气中排放大量的结晶物质二氧化硅。该物质被认为是引起红斑狼疮、风湿性关节炎、硬皮症的最大诱因之一。矿业废水的有害成分之一——硫化氢流到周围的河流里。

当得知奇克托瓦加也成为自身免疫性疾病集中发病地区时，拉夏克的心情就像漫画中的主人一样，公头撞铁砧，说出那句经典台词"又来？开玩笑吧！"自然，刚出龙潭又入虎穴的一家人，觉得即使搬到其他地方结局都是一样的，因为不知道周围又会藏着什么有害物质。

后来，拉夏克大学毕业后开始写小说，到现在大约 15 年了，一直同折磨自己的 5 种自身免疫性疾病斗争，还在继续接受阿兰贝尔的治疗，各种药剂像鸡尾酒一样，微调之后服用总算可以应付病情。29 岁的她，看到和自己年龄相仿、前途一片光明的年轻人享受着普通人的生活,有时会感到寂寞或者"羡慕"。她也想和大家一样。"要是能工作、结婚、生孩子就好了。不,要尽情放纵,和朋友晚上出去玩,吃垃圾食品,跳一晚上的舞多好。但是,因为患有慢性疾病,不得不保证充足的休息,早睡,好好吃饭,动一下都要注意,不得不特别特别小心。"

8 月的一天,天气晴朗,阳光和煦,岁月静好,蔚蓝的天空漂浮着丝绵帽子一般的白云。阳光使阴暗的大街明亮耀眼,仿佛点亮充满寂寥之感的霍普的画,呈现出一片明媚。朱迪斯·安德森开车载着拉夏克和她的朋友,拉夏克简单地介绍之前来过的街道。出发点是她最开始居住的地方的街道边,她经常跳绳玩耍的广场。她在德垃班格莱达地区的家,离东渡街 858 号慢走不足 10 分钟,距离德垃班 TCE 污染地区走路不过 3 分钟。披着头发,戴着太阳镜、气质极佳的拉夏克慢慢经过以前住过的地方,透过车窗,指着现在已经鬼城一般的汽车制造工厂和现在已被弃置不用的砖瓦厂的烟囱一一介绍。

拉夏克在曾经居住过的房子前徘徊良久。眼前浮现的是元气满满、年幼的拉夏克迈着长腿在门口的台阶上上下下的情景,未来充满希望。有人试着问拉夏克:"回想起在这里长大,是什么感觉?"

她说:"还不知道是什么引起的,不知道为什么会这样,就遭遇疾病集中发病,这打击让我感到愤怒。"实际上,小时候假如在科罗拉多度过,应该不会变成这样吧。就因为有人判断化学废弃物的净化不重要,导致住在工业城市的十几岁的年轻人失去健康,这让人难以接受。"

毫无疑问,几年间被环境污染物质"浸渍",是导致很多布法罗居民和孩子被免疫系统疾病盯上的原因。决定未来的诱因组合因人而异,但是大多数患者,首先是因为环境中的化学物质改变免疫系统,以致走到系统崩溃的边缘,然后出现压垮骆驼的最后一根稻草,也就是病毒侵入免疫系统,从而加速自身免疫反应。

拉夏克从出生起,一直在有害废弃物地区附近生活,有害物质慢慢地但是一刻不停地加重她免疫系统的负担,15 年后,她被乍看无害却又无所不在的病毒攻击,这就是 EB 病毒。平时勉强维持平衡的免疫系统,这一刻突然出现破绽,免疫细胞却起不到抑制作用,到最后病毒也是导致如今自身免疫危机的重要要素之一,不可忽视。

第四章　免疫系统强有力的对手

常见的病毒是引起身体罢工的契机，以居住在西藏自治区的格玛为例再合适不过了。格玛的身体在过去 7 年被很多病毒攻击，已经完全改变了，身体怠工最早是在 2000 年。因为流感，就是非常普通的发烧，伴随着肌肉痛和闷痛，以致卧床不起。一般人这种程度的病毒感染很快就能恢复原来的生活，但格玛的情况却不尽相同：本来以为治好了，却又复发，这种状态持续了几周，之后前臂、手、腿肚子、腿的皮肤开始奇怪地变得麻木，感觉就像是皮肤表面陷入睡眠状态，只有一半是醒着的，并且手指和手腕痛得要命，就是兴奋的神经向别的神经传递火花的那种疼痛。

最初给格玛看病的当地内科医生委婉地说，可能是放在格玛胸腔里的心脏起搏器引起的。那位医生认为，心脏不好和手脚疼痛及麻痹有关。但是，格玛常去就诊的心脏专科医生却付之一笑，他介绍格玛去找北京协和医院著名的神经科医生李主任。按照李医生的要求，做了大腿部的活体组织检查（活检），并对小指前端的组织进行样本采集。几天后结果表明，是感觉神经的小纤维受损。感觉神经，是指将手触摸东西的感觉传递给大脑内的神经，比如，是软的还是粗糙的，是热的还是冷的。耐心地说明小纤维末梢神经障碍症"恐怕是最近的病毒攻击引起的"。

"病毒攻击神经，是什么意思？"格玛禁不住急切地想知道。李医生说："就是自身免疫性反应。""是这样的，病毒分子表面的蛋白质和你神经组织分子表面的蛋白质非常相似，因此身体被迷惑，攻击病毒的时候也攻击感觉神经的小纤维神经。医生称其为'分子拟态'。"

格玛正确地完全理解"自身免疫"的意思是在 2002 年夏天。也就是，免疫细胞将病毒、细菌或其他的入侵异物、抗原及自身的组织搞混，引起"误认问题"，从而导致免疫系统功能丧失。虽然也知道患有的甲状腺机能低下本质上就是自身免疫性疾病,但是实际上,人体内到底怎样发生自身免疫,直到那时格玛才明白。

李医生说单看活检的结果还是很有希望的,让格玛放心,他说患者中有已经坏死的神经某种程度再生的例子。格玛觉得自己好像处于睡眠状态,只有一半苏醒着。这种表达非常准确,甚至即使有疾病相关知识的人也不能概括得更精准了。结果,小纤维末梢神经障碍症是格玛这 6 年遭受的 3 种自身免疫性反应中痛苦最轻的。

2001 年和 2005 年,在格玛不明所以经历呕吐之后,又患上了格林巴利综合征。同多发性硬化一样,是免疫系统损害包裹神经的髓磷脂鞘引起麻木。李医生认为 3 次自身免疫反应分别同发病前 1 个月的病毒感染有关。

但是,格玛心中有件事无论如何都难以释怀:3 次自身免疫系统反应都分别是由病毒引起的,但是格玛知道这并不是全部原因。2002 年,她在得流感引起的小纤维末梢神经障碍症之前,也得过几次流感并且发烧,从出生到 2001 年得病毒性胃肠炎的次数数不胜数。毫无疑问,格玛有易患自身免疫性疾病的遗传因子,也确实受到病毒攻击。但是,在此之前也有几次这 2 个因素都具备的情况,但是却没有因为病毒性胃肠炎引起髓磷脂鞘脱落,或是出现格林巴利综合征的"松弛性麻痹"症状。基本上因病毒感染引发自身免疫性疾病的人都是这样,毫无疑问,环境中某种物质正慢慢地将格玛的免疫系统置于哪怕被病毒攻击一次也会全面崩盘的境地。这个暂且不谈,格玛的情况,必须特别注意扮演患病催化剂的病毒。

一、研究系统性红斑狼疮的科学家们

研究格林巴利综合征的科学家们几十年来一直怀疑该病和感染性病原体之间有关系,这是因为他们发现很多患者反映在格林巴利综合征发病前 6 周身体恶化,该病集中发病的时间和地点同包括病毒抗原在内的疫苗全国大规模预防接种项目实施的时间及地点一致。但是几乎所有研究者都排斥广义上的病毒引起自身免疫性疾病这种想法。

讽刺的是,最早通过实验证明成人之前谁都会得的、平常得不能再平常的病毒感染就是引起红斑狼疮原因的,竟然是之前对此没有任何研究的教授和研究生团队。

　　乔·哈雷教授现在是俄克拉荷马医学研究所风湿免疫研究项目的主任，管理200人的研究团队，还兼任俄克拉荷马大学教授及主任，是俄克拉荷马市退役军人医疗中心的内科医生，负责红斑狼疮及其他自身免疫性疾病的治疗。他云淡风轻地讲着有趣的笑话，脸上深深的笑纹使他磨砺出的锐利看起来柔和。哈雷几乎每天都穿梭于研究室、教室和医院之间，有时会看到他在研究所的走廊里略显行色匆匆的身影，经常可以看到他被很多学生和推着装满文件的手推车的助手团团围住。

　　哈雷在过去32年间，锁定红斑狼疮发病过程的最初阶段。他之所以执着于研究这个疾病的诱因，与他个人经历有很大关系。30年前，他立志读博，在宾夕法尼亚大学医院工作的时候，从学生时代起关系就一直很好的朋友因为红斑狼疮去世。在他担任研究室的高级工作人员时，朋友肾功能已经开始下降，哈雷经常一到傍晚就去看望住院的朋友。有天晚上，到病房探望朋友的时候，朋友因为肾功能不全导致意识模糊。红斑狼疮的治疗方法到现在也没什么大的进展，更别说1974年被誉为世界最好医院之一的宾夕法尼亚大学医院，治疗方案也寥寥无几。当晚，哈雷握着朋友的手继续鼓励他，但语言的苍白显得无济于事，不久，朋友在哈雷的怀里停止了呼吸。

　　从那之后，哈雷在耶鲁大学和国立卫生研究所（NIT）不断钻研，在20年后的20世纪90年代前半叶，哈雷担任了俄克拉荷马医学研究所大规模实验的指挥，此前已在这里工作8年。

　　研究生朱迪斯·詹姆斯，自本科来到俄克拉荷马医学研究所后，一次都没有离开过。作为俄克拉荷马大学健康科学中心新设的博士项目的头号博士生候选人，本来打算继续研究哮喘，但是由于没找到哮喘专业的研究室，所以暂时进入哈雷的研究室，他认为如果在那里积累经验，"以后，也可以转到哮喘的研究"。之后，詹姆斯遇到了件事，彻底改变了自己的研究方向。

　　某天早上，跟随哈雷在大学医院查房。"在集中治疗室遇到一位红斑狼疮女性患者，正好和格玛一样都是20岁，病情非常严重。她有2个孩子，但是能做的不过是给她使用各种免疫抑制剂，其他完全没有能帮到她的。也不知道是什么原因引起的，有一种被击溃的感觉。"那一瞬间，点燃了詹姆斯成为"红斑狼疮研究之虫"火苗的想法。

哈雷他们尝试分析红斑狼疮可能的诱因,埋头于非常细致的工作。所有的细胞都含有很多蛋白质,它的分子是由氨基酸序列构成的,就像暗号一样形成特别的模式,不仅是格玛他们身体的细胞,就连病毒、细菌或者侵入体内的异物也有。氨基酸序列形成的独特模式,简单来说,就像在收银台结算的时候扫描仪读取的超市商品的条形码一样。比如,如果流感病毒侵入体内,被编码的、用于识别蛋白质的免疫细胞就会找出流感病毒进行攻击。免疫细胞之所以能识别流感病毒的蛋白质是危险的,是因为它可以识别病毒表面氨基酸所特有的代码。

如果同相似的"认证条形码"进行比对,识别其为流感病毒,就会输送集团抗体,与入侵物质相结合,这样入侵物质就会被吞噬、被破坏。

但是并不健康的身体,也就是因为遗传因素、化学物质产生的负担、压力、加工食品的摄取,或者这样诸多要素重叠导致身体虚弱,负责攻击的免疫细胞或者被送入战场担当先锋的抗体,就会产生致命的错误。当发现健康的组织与流感病毒的一系列氨基酸(也就是条形码)非常接近,和氨基酸模式非常像,完全无法识别其有所不同时,就会将其误当作入侵的病毒而剔除。(免疫细胞)太过忠实于自己的工作,将拥有同样序列的细胞和病毒一起清除。

格玛所患的神经性自身免疫性疾病,这一点毋庸置疑。负责攻击的免疫系统把健康的髓磷脂鞘蛋白质的氨基酸序列同非常相似的异物胃肠炎病毒的氨基酸序列搞混,在从体内清除病毒的过程中,也攻击髓磷脂鞘。这个剧本上演的时候,就是自身免疫性疾病发病的时候。

粗略来说,哈雷和詹姆斯推测,就是因为这个"误认"电视剧桥段,导致患者患红斑狼疮。红斑狼疮患者体内有的抗原的氨基酸序列与健康细胞非常相似。二人之所以得出这点,是因为通过调查红斑狼疮患者自身抗体实际构造,得知自身蛋白是由8个氨基酸构成、有特定的序列。"自身抗体"就是错误攻击健康的组织并结合的抗体,红斑狼疮患者的自身抗体就是与从所谓的"smB"氨基酸序列提取出的8个氨基酸相结合。

这就好像是在犯罪现场留下决定性的证据,哈雷吩咐詹姆斯进一步详细调查氨基酸序列,因为他们认为详细检查构造也许能看出过去发生过什么。由于酷似smB氨基酸序列的氨基酸模式,免疫系统判断错误,最终,也许会知道到底是哪个异物抗原的氨基酸模式引起红斑狼疮的一系列症状。

但是,不能对此抱太大希望,因为可以成为抗原的细胞确实非常多。

不过,詹姆斯发现了令人震惊的事情。她也许可以提供备选抗原的线索,于是在数据库中查找,寻找相似的氨基酸序列,结果发现 smB 氨基酸序列同之前特定的埃博斯坦·巴尔病毒(EB 病毒)惊人地相似。

EB 病毒是无所不在的病毒,一般可以引起孩子微烧、咽喉炎,十几岁或者成人患单核症等各种各样的感染病症。得知 EB 病毒的部分序列同 smB 氨基酸的序列极其相似,哈雷说"冥冥中觉得就是这样"。他觉得"如果没错,这可实在是太了不起了"。如果病毒是疾病的导火索,那进行治疗就可以抑制疾病了吧? 但是此刻,病毒和疾病的关系不过是电脑上虚拟的数据,也有可能氨基酸序列排列一致只是巧合,不能表明因果关系。

EB 病毒是否和红斑狼疮发病有关这一问题,对于和哈雷同领域的研究人员来说,也确实是难以攻克的、不容回避的问题。几年前,就曾经有研究者提到过 EB 病毒和自身免疫性疾病之间的关系。20 世纪 70 年代前半叶,在大规模宣传下 EB 病毒名声大噪。关于 EB 病毒和自身免疫性疾病之间关系的研究是当时的热门,但是几乎没有什么发现。如果要说这是理所当然的,那就是吧。最后的结果是,40 岁以下的人中,有 96% 的人都曾经感染过 EB 病毒,但是患有自身免疫性疾病的人只是其中很少一部分。在自身免疫疾病研究领域,要问 EB 病毒是不是红斑狼疮的病因,答案是否定的。

这个问题因他们二人再次被提起。同 20 世纪 70 年代相比,实验技术的水平有所提高,并且得到可用于研究比较的氨基酸序列。尽管如此,哈雷还是很谨慎。已经被认为很完美的现代医学结论并不是一夜之间就能被推翻的,他让詹姆斯再次实验以验证结果。不过,无论怎样验证,答案都不变:EB 病毒的氨基酸序列同 smB 氨基酸序列惊人地酷似。他们认为,这种病毒肯定和格玛免疫疾病的发病有直接关系。

哈雷阴沉着脸,回忆做出进一步研究决定时的场景。(詹姆斯拿着结果来找哈雷,他说:"咱们应该继续研究 EB 病毒。"哈雷说:"詹姆斯,对同 EB 病毒的关系最好不要有所期待、有所祈祷。虽然说 EB 病毒可以引起各种病,但是尚且没有例子可以证明。"可能医学界没有一个人会相信哈雷他们吧。可能不会有人理哈雷他们吧。哈雷他们不得不耗费一生来证明他们的说法是正确的。)哈雷深知,如果提出 EB 病毒和自身免疫性疾病可能有关系,就是"触研究者同行们的逆鳞"。"前辈们进行研究,但是几乎一无所获,如果重新提出该问题,摆在医学界面前,要比什么都没做时更加困难。"

下一步就是通过测试证明,自己预测——EB 病毒同红斑狼疮相关。哈雷告诉詹姆斯,给几只动物接种和 smB 自身蛋白非常相似的 EB 病毒的肽,如果该蛋白质导致实验动物患红斑狼疮,那就停下一切其他计划,专心研究确定人类是否也会如此。他们成功了,实验动物患上类似于红斑狼疮的病。"提取 EB 病毒结构的一部分接种到实验动物上,动物就得了红斑狼疮。"詹姆斯非常吃惊。

二人立刻公布研究结果,为了取得研究经费向 NIH 申请补助金。但是没有得到医学同行的支持,二人也被当成"挑衅者"。尽管如此,二人工作热情高涨,同事中到现在还流传着一些他们的具有话题性的轶事,是哈雷曾经准备向联邦提交补助金申请书时的事情:老旧的私家车猛然一提速,就起火了。消防车赶来灭火,火还没灭完,哈雷就等不及,居然拦了辆车去联邦交补助金申请书。

这些暂且不说,哈雷如自己对外宣称的那样,停止其他的研究,和詹姆斯一起继续着手这个工作。为了确定人体与病毒之间是否也存在这样的联系,他们决定以儿童和十几岁少年为对象进行研究。孩子比大人研究起来更容易,因为他们 EB 病毒的感染率低,观察病毒同红斑狼疮之间的关系,检查更加简单、准确。研究团队采集健康的儿童或十多岁少年的血液样本,大约在 70% 的血液样本中发现 EB 病毒 DNA。但是,调查同年龄段的红斑狼疮患儿,99% 的 EB 病毒检查呈阳性。也就是说,如果患有红斑狼疮,EB 病毒检查几乎 100% 呈阳性。从统计数据来看,这个比率和对照群相比明显很高。

1997 年公布的研究结果,给出了令人吃惊的证据,以证明 EB 病毒和红斑狼疮发病有关,并且在动物实验中被证实的 EB 病毒同自身免疫性疾病之间的关系同样适用于人类。哈雷断言:"大多数的红斑狼疮患者,发病都离不开 EB 病毒。"虽然和其他因素也有关系,但是"如果没有 EB 病毒,很多患者都不会发病"。

从社会心理学角度来说,哈雷在红斑狼疮领域扮演"变革发起人的角色"。也就是走在新概念的最前端,有人走在前面提出新概念,就会有人紧随其后。1997 年以后,哈雷和詹姆斯还在一流医学杂志发表了数篇研究成果,继续证明自己提出的关于 EB 病毒的结论。之后,2006 年秋,哈雷因指导詹姆斯这样的年轻研究人员,解决最前沿的研究难题,被美国风湿学会授予第一届科学指导优秀奖。

两人证明自己原创研究结果的研究在世界各地的研究机构大量发表,科学界也出现了广泛的跟风现象。最近发表的研究结果是,EB 病毒检查阳性的非洲裔美国人红斑狼疮的发病率高达 5 ~ 6 倍。当然,还有遗传因子也在 EB 病毒同红斑狼疮的关系中起特别的作用,EB 病毒阳性患有红斑狼疮的非洲裔美国人或者白种人,携带可抑制 T 细胞活性化遗传因子的可能性更高。具有这样遗传因子的人,感染 EB 病毒后,患有红斑狼疮的风险格外高。

但是,当犹豫医嘱要不要下为自身免疫性疾病的时候,几乎没有医生稍微再检查一下患者是不是被病毒感染。从某种意义上来讲,这当然也算是理所当然的。为什么?因为有不少患者病毒感染和疾病发病之间有相当长的时间间隔。从感染病毒,到产生身体组织的自身抗体,有的不过几天时间,有的几周或几个月,甚至还有需要几年的。临床上确定该原因和结果,虽然不能说不能,但是极其困难。

哈雷又想到了拉夏克·查特曼。她被诊断为 EB 病毒感染引起的单球症后,隔了几年,都没有最终确诊,饱受红斑狼疮症状之苦,过着生不如死的日子。科学界用了几十年的时间攻克化学物质和自身免疫性疾病之间的关系,病毒和自身免疫性疾病之间的关系,结果是拉夏克的病症特征显示的是化学物质同病毒之间的关系。看她的病例,毫无疑问,这两大要素给她身体带来过重的负担。但是,7 年的时间,没有一个人怀疑是红斑狼疮。不知不觉中,科学的蒙昧无知助了疾病一臂之力。

那个"决定性的证据",也就是首次分离被红斑狼疮患者的抗体攻击的 smB 氨基酸序列,哈雷和詹姆斯成功将身体自身攻击的物质以最小的细胞单位呈现。这是病毒蛋白质同身体蛋白质之间产生的分子拟态的戏剧性例子。也就是说,二人向大家展示出,时间倒流,红斑狼疮患者的自身免疫反应,是几个月、几年,甚至是几十年前感染的 EB 病毒慢慢反应造成的。哈雷说:"凯瑟还没有看到人类研究对象中出现如此有说服力的分子拟态。"

如今,为了解开感染病原体和其他要因相互作用引起自身免疫性疾病的谜团,很多的研究者开始探索病毒和自身免疫性疾病之间的关系。2006 年,在美国医师协会的医学专业杂志《神经学档案》中,哈佛大学和非营利综合医疗团体凯撒医疗所研究者们的报告指出,EB 病毒抗体数值高的年轻人在未来 15 ~ 20 年患多发性硬化症的概率特别高。他们可以查明这一关系,是依据 1965—1974 年间,未满 35 岁并且参加医疗保险的患者记录,人数超过 10 万。加入医疗保险时,所有人都接受了多项检查,采集并保存血液样本。研究人员在 20 世纪 90 年代后半叶,从这些记录中重新翻看之后出现多发性硬化症症状的 42 名男女患者的病例,并彻底调查,同时以 3 倍数量的、没有出现多发性硬化症症状的人作为对照组。通过调查 30 年前所有人保存的血液样本,以判断之前 EB 病毒抗体数值的情况。

结果令人瞠目结舌。抗体数值最高的患者 15 ~ 20 年后出现多发性硬化症的概率高达 2 倍。因此,研究者们得出结论:证明 EB 病毒感染和其他的自身免疫性疾病,尤其是红斑狼疮之间关联的证据已经很多。这样综合考虑,容易患自身免疫性疾病,是不是因为 EB 病毒产生了非常重要的作用呢? 最近还发表了一些引起议论的研究结果:NIH 报告称多发性硬化症患者的 EB 病毒抗体超过正常数值,幼儿期感染 EB 病毒是多发性硬化症早期出现症状的重要环境诱因。

近年,作为研究对象被提及的感染病原体不仅是 EB 病毒。现在,已经搞清楚链球菌的蛋白质模仿心脏细胞导致发生自身免疫反应的过程,就是常说的风湿性心脏病。此外,也有研究者调查麻疹病毒和多发性硬化症之间的关系,结果显示麻疹病毒的爆炸性蔓延助长了多发性硬化症的局部流行。还在母亲体内,或者是刚出生就遭遇一般的病毒,患 1 型糖尿病(即少年糖尿病)的概率是否很高这一问题也在研究范围内。

1 型糖尿病也被称为胰岛素依赖性糖尿病,是一种胰腺经受来自自身免疫系统的攻击而无法产生胰岛素的自身免疫性疾病。关于 1 型糖尿病和病毒之间是否有关的研究,可以追溯到几十年前。得益于最近开发出来的高性能实验技术,成功查明肠道病毒可诱发一部分 1 型糖尿病。肠道病毒,是仅次于感冒病毒的最多、最普通的病毒感染源,据推算,美国每年有 1000 万 ~ 1500 万人感染该病毒。因为出现感冒或流感的症状,偶尔伴随发烧或肌肉痛,小孩子感染后不得不去看护中心或请假在家休息。肠道病毒中最严重的病症是小儿麻痹,积极接种疫苗抵御后,最终在美国国内销声匿迹。现在,研究者最热心的是一种非肠道病毒，即柯萨奇病毒 B 类，它是 61 种同类病毒中最普通的，乍看好像无害。

20 世纪 90 年代中叶，瑞典研究者为了搞清柯萨奇病毒同儿童糖尿病之间的关系，调查了刚在医院生产后的母亲那里采集并保存的血液样本。通过比较孩子患有糖尿病的 57 位母亲和孩子没有患糖尿病的 203 位母亲的血液样本，结果表明，之后孩子出现糖尿病症状的母亲，柯萨奇病毒 B 类的抗体数值特别高。因此研究者得出结论，妊娠中感染肠道病毒，儿童，尤其是不满 3 岁的儿童出现 1 型糖尿病的风险增高。

也有研究说流行性腮腺炎的感染和糖尿病并发症有关。得益于 20 世纪 50 年代后半期开始的以幼儿为对象的预防接种工程，腮腺炎本该绝迹，然而最近再次爆炸式地流行起来。现在，加之孩子糖尿病激增的情况，不久的将来，这个问题可能再次公开化。

这样看来，不知为何总让人觉得会陷入暗淡的状态。就因为一次病毒感染，就要面对使自己一生身体衰弱的自身免疫性疾病吗？不，一定不是这样的，凯瑟他们的情况就如同酒樽效果那般。大家特别关心儿童的自身免疫性疾病，特别是 1 型糖尿病的增加，但是其原因和成人一样，和特别多的原因有关，对此研究者意见一致。某个人在某个时间出现疾病症状，正像酒樽效果，而病毒只是倒满酒杯的帮手罢了。此前，是什么原因加进来导致酒杯突然溢出，尚不清楚，现在通过实验，用一个个实验来验证，虽然还没有答案，但是已经有线索。

随着该理解的深化，纵观当今医学界全局可能更容易找到线索。被当成非感染性疾病的疾病基本与病原体有关，这个科学者们经历几个世纪都没有发现。20 世纪末，癌症或是消化性溃疡这样的慢性疾病，一直被认为是由遗传因素、饮食、压力及其他的生活习惯共同作用引起的。直到现在，凯瑟他们才知道大多数消化性溃疡是由 HP 幽门螺杆菌，也就是幽门螺杆菌引起感染，使用抗生物质可以进行治疗。可是结果是，外科治疗已经变得没有意义了。比如，感染会引起性器官疣赘的人乳头状病毒瘤病毒，这是导致宫颈癌的主要原因。EB 病毒不仅是引起红斑狼疮等多发性硬化症的"罪犯"，而且是导致 Burkitt 淋巴瘤和咽喉癌的"罪魁祸首"。此外，B 型肝炎病毒增高肝癌的患病风险，甚至连精神分裂症和一部分强迫性障碍症等神经疾病，也是感染导致的直接或间接结果。现在还不能确定的是病毒感染同肥胖之间的关系。

中国微生物学会最近发表的报告书显示,有 30 多种病毒或细菌与"新微生物病原说"相吻合,这是证明其与慢性疾病有关的有力证据。

如今新发现了极其寻常的病毒和自身免疫性疾病之间的关系,从某种意义上来讲,不过是医学研究所有领域越发深入理解的反应罢了。也就是说,超出目前为止科学者的想象,从癌症、心脏病、精神疾病,到吉兰 – 巴雷综合征、1 型糖尿病、红斑狼疮等自身免疫性疾病,感染性病原体和这些疾病发病有相当大的关系。

有人认为人类现在所得的疾病,是由于人类肆无忌惮地践踏自然产生的恶果。事实真的如此吗?

21 世纪的病毒,比如 H5N1(禽流感)病毒、西尼罗病毒、重症急性呼吸器官综合征(SARS)病毒等,不能同新出现的高病原性病毒战斗到底。

随着世界性工业化的推进,踏足未开发之地,前所未有地拉近了人与野生生物之间的距离。这样看来,出现可能引起疫病的新型病毒也不足为奇。埃博拉病毒的突然发生,就是因为在未开发地开发矿山,并且贩卖稀奇古怪的野生动物用于食用行为横行;AIDS(艾滋病)的流行,最初是因为人类踏足非洲森林地带,生活在那里的野生黑猩猩被认为是艾滋病毒的感染源。此外,备受关注的、动物传染给人类的人畜共同感染病原体,据说居住在远离人群之地的狐蝠是其媒介。而最近的例子就是 SARS。

同样的,H5N1 病毒,也就是禽流感病毒传染给人类,大多是因为在主要生活圈,人类和家禽共生引起的。中国动物学会动物学者在一本杂志的评论里向大家敲起警钟:世界范围内破坏野生生物的生活圈与出现新型病毒有关。这样的事情恐怕过去已经发生过多少次,但是,以前即使有感染者,也是生活在远离人群居住的地方,在与大量人群接触之前就死掉或治愈了,病毒不会蔓延。但是现在,随着国际贸易和海外旅行的增加,如果某种恶性新型流感大规模流行,很容易导致这个世界一夜之间陷入紧急状态。而今贩卖野生生物盛行,每年数不胜数的野生动物及其制品被运往世界各地。在北美发生西尼罗热病毒,或是艾滋病病毒、SARS 病毒在全世界蔓延,其原因也是因为"今天热带雨林探险,明天伦敦办公室上班"的新时代旅行、贸易国际化。据预测,世界空中之旅,至少在未来 20 年,每年会以大约 5% 的速度增长,因此新型感染病带给世界的危机不容小觑。

也有声音指出,地球温暖化和气温上升影响感染病的增加。2006 年上映的电影《不容忽视的真相》,利用图表,特别展示了 SARS、疟疾、埃博拉、禽流感等疾病的发病率上升,令人不安。根据该纪实电影的相关网站显示,世界保健机构的推测,如果任由温暖化持续,因气候变化引起疾病导致死亡的人数,今后 20 年会急剧增长。那问题是,大气污染推进全球温暖化,气温上升又会导致感染媒介——蚊子、螨虫等繁殖,那么,疾病的发病率会上升到什么程度呢?西尼罗病毒等病原体的媒介——蚊子,环境温暖就会繁殖。温暖时间越长,其繁殖阶段就越长。就是说,每年可以生几代蚊子。并且,如果温暖化持续,蚊子可能会进攻到之前不能生活的寒冷地区。更严重的是,如果高温持续,就会加速以蚊子为媒介的病毒的增长繁殖。

病毒中,有低温环境下增殖的,也有温暖环境下增殖的。实话讲,"colds"一词最初被当成疾病名使用,是因为没有一个人可以成功在试验中培养普通的感冒病毒。某天,偶然将培养器皿的盖子稍微打开,研究负责人没注意到这点就回家了,里面的温度降低。第二天早上,负责人回来发现,令人吃惊的是,病毒增殖了。因为这件事,研究者知道了"感冒"病毒在温度较低的环境才能很好繁殖。

但是像柯萨奇病毒,喜欢温暖的环境。这样的病毒冬天无法增殖,但是也不会死掉,一直等待气温上升,达到适合增殖的条件。气温达到一定温度,高温环境下成长的病毒就开始疯长。引起婴幼儿呼吸感染的主要病毒 RS 病毒,就是这类病毒中的一种。自身免疫系统疾病的增加已经让人很头疼了,要是自身免疫性疾病的诱因——病毒和化学物质同时增加,又会发生什么呢?

二、禽流感:自身免疫病的诱发者

不用说,新型病毒中最让人恐惧的就是禽流感病毒。目前来说,大众已经基本能接受它就是大规模流行的流感的病原,因为它会通过非同寻常的手段迅速将免疫系统由朋友变成敌人。对于有自身免疫遗传问题的人而言,禽流感的病原真的是很难对付的病毒。这个病毒让人觉得恐怖,可能是出于对1918 年的流感反复大规模流行的后怕。当时,大规模流行的 H1N1 型病毒,是与鸟类流感相同的 A 型流感病毒。患上禽流感,就会如飓风般大量释放一种被称为细胞因子的信号遗传蛋白质。免疫系统发出同疾病抗争的指令是好的,但是细胞分裂素的水平长时间上升,难以控制信号时,免疫系统就会被细胞分裂素攻占,转而开始攻击自己。也就是说,感染禽流感后,和自身免疫性疾病一样,因为释放出太多的细胞分裂素,免疫系统的亲兵陷入很混乱的状态,不仅会攻击病毒感染的细胞,几乎还攻击所有脏器的健康细胞,大部分速度快、猛烈,迅速能够危及生命。

并且禽流感不管是否有遗传因素,都会向自身免疫发射相似的细胞分裂素。因为病原性很高,所以可以避开遗传因素的影响。也就是说,谁都有可能遭受来自禽流感的"同伴的误射"。1918 年禽流感大规模流行的时候,死亡率最高的是免疫系统比较强大的那些人,而不是老年人或儿童。

经常看新闻节目的人很容易理解,一般禽流感、SARS 这样有可能世界蔓延的病毒出现后,大家都会积极摸索研究新的疫苗。但是,对有易患自身免疫性疾病遗传因子的人或者自身免疫性疾病患者,疫苗在给人带来安心的同时,也埋下后顾之忧。因为疫苗在保护避免禽流感的大规模流行或者感染疾病的发生时是必要的,但疫苗本身也是有害的。

1976 年,新泽西州的福特狄克思爆发了大规模症状严重的流感。疾病预防管理中心(CDC)的调查表明,该流感是因为"猪流感"病毒(A 型流感病毒)。如果流感再次在全国肆虐,可能就会像 1918 年的流感大规模流行一样出现很多死者。联邦政府看到事态的严重性,明智地做出判断,需要全面接种疫苗。1967 年 10 月,全国启动流感接种项目。当初,每周有 100 万人左右接种疫苗,到月末,每周接种疫苗的人超过 400 万,接下来的 11 月中旬,每周有600 万人接种疫苗。在接种活动开始之初,组织者就设立监督体制,严密监视副作用的发生。

活动开始后不到 2 个月的时间,让人担心的事情还是发生了:相继有 10多个州报告,刚接种的人就出现吉兰 - 巴雷综合征的症状。接种同吉兰 - 巴雷综合征之间的关系不容否认。1967 年 12 月 16 日,接种完全终止。1977 年1 月,接种疫苗的直接后果体现出来了,据报告,已有 500 多例患有吉兰 - 巴雷综合征。明明是为了避免得猪流感而接种疫苗的,却导致几百人患有与急性麻痹相关的、比较罕见的神经疾病。患者中,有人再也无法恢复,有人有部分麻痹的后遗症,死者上升到 25 人。之后的计算表明,从开始到第 6 周,接种疫苗的人患有吉兰–巴雷综合征的风险要比没有接种的人高10倍。

从麻痹、衰弱的病症轻重来看，接种疫苗后出现的吉兰–巴雷综合征病症同未接种疫苗出现的病症完全没有差异。但是，就像凯瑟一样，并未接种疫苗却患有该病，发病之前几个月患有急性疾病的概率特别高。

病原体侵入体内引起疾病，一般都会产生抗体。这个抗体，就是血液中的蛋白质，会记忆引起疾病的微生物，如果再次遭遇就会识别该病原体使其惰性化。疫苗应该是用于避免产生重病，产生抗体不让疾病产生，识别病毒并由免疫系统记住病毒，这样与病毒相遇时，就可以识别病毒并且使其活动惰性化。

流行病学专家认为，之所以接种猪流感病毒后，很多人出现吉兰–巴雷综合征的症状，是因为制造疫苗使用的从鸡胚胎的髓磷脂中提取的蛋白质经过各个过程后还有残留。也就是说，是不是由于髓磷脂的蛋白质引起了分子拟态不过是推测。当时，想都没想到疫苗本身有问题，以为发生异常情况是猪流感病毒本身所造成的。

1992年之后的3年间，连续发生同样的事情。同样的大规模季节性流感疫苗接种项目开始之后，不断有人出现吉兰–巴雷综合征症状。因此，流行病学完全证实，除了猪流感之外，其他的流感病毒也出现了吉兰–巴雷综合征症状。其实按照哈雷和詹姆斯的发现——病毒蛋白质和身体蛋白质之间产生分子拟态导致自身免疫性疾病，并没有什么大惊小怪的，但当时确实令人震惊。

悲哀的是，最需要保护的人，也就是患有急性感染病或者容易引起脱髓、麻痹的人，正是使用原本用来保护身体的疫苗后，产生严重副作用风险最高的人群。因此，基本所有的医生都认为，吉兰–巴雷综合征患者不要接种流感疫苗。

就像努力开发新疫苗引起公众关注一样，疫苗接种的副作用同样引起哗然。在我们探讨疫苗和自身免疫性疾病的因果关系前，需要先强调一下大规模疫苗接种给全社会带来的好处。假如你生活在100多年前，患上白喉该怎么办呢？你应该会面对失去生命的危险吧。当时，一发生流行性腮腺炎、风疹、白喉，一定会有很多人失去生命。而今，几十年过去，再听到这样的疾病名称，基本没有人知道它们曾经是关乎生命的疾病。疫苗接种作为公共卫生的一个手段，在干预感染病保护生命方面效果惊人，是收益很好并且性价比很高的方法。

但是并非都是有利面。其中与自身免疫性疾病之间的关系，就是已显现出来的潜在缺陷之一。医师学会杂志的报告显示，白喉疫苗、破伤风疫苗、口服脊髓灰质炎疫苗，与包括吉兰－巴雷综合征在内的很多自身免疫性疾病存在危险的关系。此外，有报告指出，B 型肝炎疫苗与风湿性关节炎及多发性硬化症有关。多年来，大家以科学杂志为舞台，展开激烈争论。也有证据表明，麻疹和多发性硬化症，与麻疹、流行性腮腺炎、风湿（MMR）的新三种混合疫苗，B 型肝炎疫苗及关节疫苗有关。科学家认为，各种病例都有力证明 B 型肝炎病毒和红斑狼疮的发病有关。还有值得一提的是，大家熟知的 Hib，也就是 B 型嗜血杆菌流感疫苗（Hib 疫苗）和 1 型糖尿病有关。但是，Hib 疫苗和 EB 病毒一样，从引起损害到出现病症需要时间。集中疫苗 3 年后，才能从数据上有效证明 Hib 病毒和 1 型糖尿病关系。再近一些，报告显示新型人类乳头状肿瘤病毒（HPV）疫苗，如果髓膜炎菌病毒一起接种，患吉兰－巴雷综合征的风险特别高。

正如有的研究者所说："今后几年，如果期待在自身免疫性疾病研究上取得进展，必须关注疫苗。"我们对疫苗的整体了解尚浅，更何况最近才得到流行病学的数据，因此目前只是通过臆测简单拼接出自身免疫性疾病和标准的疫苗接种项目之间的关联。从接种疫苗，到在自身体内产生抗体，大多需要很长时间，因此很难捕捉两者之间的因果关系。但是，数据赫然表明，接种疫苗后会出现吉兰－巴雷综合征或者 1 型糖尿病等部分自身免疫性疾病症状。这样一来，有人认为有可能引起其他自身免疫性疾病也不足为奇了。

到底疫苗怎么会成为自身免疫性疾病的导火索？ 和其他诱因相结合会导致什么程度的病症？ 问题还未解决。运用最新实验技术深度挖掘这一复杂关系，无论是对医生、有孩子的父母或者患者自己，得出的答案可能都令人难以接受吧。

从更大的社会视角来看，疫苗是否真的如此高风险，需要质疑大规模接种，这一问题不过是哲学的双面论而已。全国规模的预防接种项目保护国民免受很多破坏性疾病的侵害，并且效果很好；虽然说疫苗是有害的，但是人们在接种了疫苗以后，绝大多数的人并没有出现自身免疫性疾病的症状。根据风险变量分析，与对疫苗产生反应出现自身免疫性疾病的人数相比，疫苗救助的生命要多得多。

无论如何,重要的谜题今后一定会解开:为什么有人感染了普通病原体,接种疫苗却没生病? 同是被病毒攻击,为什么有的人免疫系统意外崩溃,有的人却不受影响? 相信随着科学技术以及医疗研究手段的进步,这一问题终将会被解决。

三、重金属与自身免疫病

自身免疫病的发病与很多因素有关。从遗传角度来讲,是否容易患自身免疫性疾病因人而异,日常生活中,忍受来自环境的有害自身免疫诱发物质慢性、猛烈攻击的遗传能力也因人而异。随着时间流逝,免疫会下降到什么程度,受个体差异直接影响。免疫细胞一旦混乱会发生什么谁也不知道,遭遇感染性病毒和细菌后,免疫越低下,犯极其低级错误的可能性越高。

为了理解多种因素相组合扣动了自身免疫的扳机这一过程,长时间、慢慢地、持续地经受来自环境的攻击或环境化学物质的侵害,给免疫系统带来多大的负担。这就是所谓的导火线。熟悉的水杯里面,水差一点就到杯沿了,如果加入病毒,杯里的水就会超过杯沿,满得溢出来。

能如实反映这件事的,是最近进行的一项研究——针对自身免疫性诱发物质处理方法因人而异。研究中使用的自身免疫性诱发物质是重金属水银。近10年来从事自身免疫研究的科学家对水银有很大热情,原因有二,一是环境中所有地方都有水银;二是突然越来越多的数据显示,少量水银会微妙地损坏免疫系统平衡。

水银中的一种——硫柳汞现在也被用于流感疫苗或普通市面销售药物。20世纪90年代起至最近,B型肝炎、细菌性髓膜炎、白喉、百日咳、破伤风等幼儿用疫苗几乎都含有它,有人怀疑其与自闭症或发育迟缓有关,这也是现在有名的争论。关于该争论,书籍中已经详细记载,这里不再赘述。在此围绕自身免疫诱发物质是如何短期内溢满水杯,引发疾病这一问题,介绍水银整体及疫苗中所含有的硫柳汞。

成人更多的是因为呼吸、饮食,尤其是食用大型鱼类而导致暴露在水银环境下。和环境有毒物质一样,水银也是通过食物链积蓄的(小鱼被中型鱼吃掉,中型鱼成为大型鱼如箭鱼、金枪鱼的饵料。当金枪鱼得到饵料的时候,已经满满都是小鱼和中型鱼堆积的水银）。

最初这么多水银是怎样流到海洋和湖泊里，成为鱼类的饵料的呢？工业化社会到来后，通过煤炭燃烧、焚烧、采矿、煤炭发电、工业用锅炉向大气中排放水银，此后，从空中降下。大气中水银负荷量上升到 3 倍，仅仅是煤炭火电厂每年向大气中排放的水银量大约上升到 50 吨。水银的干燥粒子，在一望无垠的污染云层中不慌不忙，慢慢飘移，有时中西部煤炭火电厂的水银经历几千千米的旅程，形成环境保护论者所说的"水银污染雨"，就像字面意思一样，从天而降。粒子雨无孔不入，混进离森林很近的公园，甚至是轻轻拍打浪花的海洋。

为了调查日常环境中存在多少水银，以居住在远离村庄地区的鱼、鸟、哺乳动物为对象，对其血液中的水银值进行调查。尽管栖息在远离工业城市的地区，动物血液中水银值仍高得令人惊心。具体来说，水银有可能是从几千千米外的中西部发电厂排放出来的。对科学家而言，没有比这个更有说服力的了。因为连非常偏远的山顶，这个被认为无污染，以及有着纯洁的大气、水和食物源，都被水银严重污染，这就是最好的证明。

水银自不必说，工业废弃物的废弃和有毒物质的排放，通过其他的、更直接的污染源侵入人们体内。医学图书馆 TOXMAP 网站显示，至本书执笔之时，登上榜单，明确为水银及水银化合物排放、泄露的地区有 1432 个，毒废物堆场污染清除基金包含地区 431 个。我们的身体已经承受很多重金属，还要忍受这些外部污染源带来的沉重负担。据 CDC 数据显示，目前，育龄期的女性有 12% 水银值超过环境保护厅（EPA）设定的安全基准。水银值最高的 10% 的女性是生活在沿岸地区，尤其是大西洋沿岸地区的居民，水银值为 5.9×10^{-9}，可见远远超过 EPA 指出的会对人体造成伤害的 3.5×10^{-9}。2007 年进行、最近公布结果的高原健康营养调查显示，住在昌都、林芝、拉萨的成人中 1/4 血液中水银浓度高。此外，环境研究所和自然保护团体绿色和平组织共同对女性的头发样本进行分析（毛发检查，是科学检查是否被重金属污染的几个方法之一），研究结果是，育龄期的女性中 21% 的水银值超过 EPA 设定的每克头发含有 1 微克水银的安全基准上限。

这是不得了的事情。众所周知，水银可能通过胎盘，影响胎儿的大脑发育。水银和铅一样，神经毒性强。根据科学家的推算，如今每出生 6 个孩子就有 1 个在胎盘中已被水银污染,有出现发育迟缓症状的风险。水银积蓄在孕期女性的脐带血里,其浓度是母亲血液浓度的 1 ~ 7 倍。也就是说,即使母亲的水银浓度只有 3.5×10^{-9},但腹中胎儿的水银浓度已达到 5.8×10^{-9}。最近研究得知,中枢神经系统成长、发育不可缺少的大脑干细胞,尤其是在婴儿成长期或婴幼儿期等重要发育阶段,即使被极少量的水银污染,也会使其发育在未成熟阶段终止。

四、假如遗传因素和重金属联合作用于人体

关于水银污染和自身免疫之间的关系,如今最前沿的研究,中坚力量的研究者之一是位于加利福尼亚州拉霍亚的斯科瑞普斯研究所的肯尼恩·迈克尔·波拉德副教授。波拉德同斯科瑞普斯研究所和瑞典林雪平大学的科研同行一起,在过去 20 年,一直探索遗传因子和水银相互作用对自身免疫性疾病发病的影响。

波拉德出生于澳大利亚,55 岁,发表论文多达 60 篇,在国际会议发表研究成果,与 NIH 的 6 个委员会都有联系。他一边坚持研究水银对身体组织各种蛋白质群功能的影响,从而引起免疫疾病这一过程;一边在澳大利亚和加利福尼亚双方积累经验。透过他斯科瑞普斯研究所的研究室窗户,就能看到加利福尼亚艳阳高照的光景,宛如另一个世界。耳中听到的是保管组织样本的冷冻机发出的轰响,偶尔传来老鼠在装满木屑的笼子里来回跑动的声音。波拉德的目标是解释清楚水银对人,尤其是对自身免疫过程的影响。

水银包括元素水银、无机水银、甲基汞、乙基汞(硫柳汞代谢物)等各种形态,因为它们在体内的代谢各有不同,对人的影响也都不同。元素水银用于牙科专用填充材料汞合金,用汞合金制作牙齿填充物,随着时间流逝,从牙齿中溶解出的水银会堆积于肾脏,增加体内水银负荷量。虽然 FDA2006 年报告得出结论,含有水银的齿科专用填充材料是安全的,但是在报告书发表短短 1 周后,向 FDA 提供建议的专家咨询机构拒绝接受该结论。咨询机构的成员说,报告书中缺失一部分重要研究,对填充材料的安全性,尤其是孕期女性或小孩的安全性没有给出明确回答,因此不满之声顿起,大家要求应再做更多的研究。至于和自身免疫疾病之间的关系,有人研究异常大量的水银等重金属和

硬皮症之间的关系,有人研究过多使用水银灯可能会导致硬皮症发病可能性增高。最近报告显示,重症硬皮症患者尿液中水银值更高。

一般鱼里含有有机水银化合物甲基汞,其进入人体内后会被消化管吸收,立刻随着血液流动流到各个脏器、组织。虽然理由尚不明确,但是被甲基汞污染后,中枢神经会受到特别伤害。体内摄入的甲基汞,一部分转化成无机水银,混入很多细胞发挥功能时必不可少的蛋白质、酶中,使其无力化。波拉德实验中使用的就是这种无机水银。无机水银是积蓄在肾脏的代表性水银,已确认会诱发很多不同种类的近交系实验老鼠产生自身免疫性疾病。少量的辐射使老鼠的自身免疫性心肌炎病症加重,患病率上升。

"吃了含有水银的鱼,水银超出很多人预想在体内产生反应"。科学研究者的新刊《自身抗体和自身免疫》中,综合总结了自身免疫性疾病和自身抗体的最新研究成果。很多研究者的调查已经表明,水银和人体组织直接结合,同身体中的蛋白质反应。构成人体组织的蛋白质序列和水银相互作用,改变蛋白质的实际构造。其结果是,形成重金属和人类细胞的混合物,也就是一部分重金属和一部分人体组织,形成了令人震惊的全新的复杂混合物构造。怎么说呢,就像科幻电影演的一样,这种半人类半重金属的复合体,对人类而言完全是异物。

这样一来,谁都能想象得到,免疫系统和这个新型混合蛋白质反应,为了破坏它,同时也会破坏身体的脏器和组织本身。但是波拉德所看到的是令人震惊的情况。老鼠为了对抗水银污染产生的抗体,不是对这种新的混合蛋白质,而是直接对身体组织发作。水银是怎样在体内强力反应,并制造出不可思议的混合蛋白质的,这个过程还不清楚,不过好像是唆使免疫系统对身体组织进行反应。但是,这样引起的反应,可能就不仅限于最初被水银污染的部位了。给老鼠皮下注射水银,那个部位就会引起炎症。但是,在肾脏甚至更远的组织却发生了自身免疫性反应。这看起来就像是免疫系统面对复合蛋白质序列和身体组织的蛋白质序列,在纠结不知如何是好的时候,患上严重神经病,免疫细胞四周巡视,区分不出哪个是安全的、哪个是有害的,因此免疫细胞可能错误攻击身体的任何一个地方。

但是,因为遗传密码不同,水银对免疫系统的影响发生戏剧化改变。遗传密码的一点点差异,会使水银产生非常不同的影响。有的会引起身体自身免疫反应,有的反应比较平稳,有的完全没有任何反应。

　　为了搞清什么样的遗传因子最不容易患病,科学家们进行了一系列研究。将对自身免疫性疾病遗传感受性不同的老鼠暴露在无机水银环境下,老鼠因为遗传不同,产生不同的自身免疫性反应。遗传的对红斑狼疮没有感受性的老鼠们,被水银污染并没有引起自身免疫;其他的遗传比较容易感染红斑狼疮的老鼠们,产生了与人类红斑狼疮相似的病症。

　　问题是,怎样将施加给实验老鼠的水银量同人们日常接触的平均水银量相匹配?

　　为了在试验中再现日常环境中的水银会给人体带来什么,先决条件是计算出体内的水银负荷量,也就是人体的组织、血液中的平均水银量。科学团队仔细挑选出不是长期从事被水银污染工作的、健康的、因事故而非疾病死亡的人,一一调查,得到随着时间流逝积蓄在肾脏上的水银平均量的数据。结果是,健康人肾脏的平均无机水银量是平均 1 克肾脏组织含大约 50 微克。按照这个标准,给实验用老鼠投放水银,这样就可以使老鼠肾脏里蓄积的水银量同大多数人不知不觉中摄入的水银负荷量相同。波拉德给红斑狼疮自然发病的雌老鼠(称之为 BXSB 老鼠)的肾脏,投放相当于同等负荷量的水银。

　　BXSB 老鼠和其他的红斑狼疮自然发病老鼠一样,被水银污染后会更快发病,不仅如此,水银量越多,疾病发病越快。第 38 周,不断地、慢慢地、持续地投放水银,雌 BXSB 老鼠中的一部分,肾脏中水银水平达到和人类水银摄入量平均值相当的水平。这个老鼠群和水银摄入量高的老鼠群自身免疫性疾病的发病时间更早,与此相对,水银摄入量较低的老鼠,和只投放生理盐水的对照组的老鼠几乎以相同的速度发病。综上结果得出结论:遗传性的自身免疫性疾病易发人群,如果组织中的水银含量达到一定的环境暴露程度,可能会导致疾病恶化。

　　因此,遗传学是探明水银对自身免疫影响的钥匙。为了理解这一结构,假如面前有 10 只对红斑狼疮遗传感受性各不相同的老鼠和 10 辆编组的电车,每只老鼠都必须从第 1 辆车跑到第 10 辆车,在尝试前先给每只老鼠投放水银,投放量与它们现在身体里蓄积的水银量相同。给遗传性、对自身免疫性疾病敏感性强的老鼠投放少量水银,立刻就会发现自身免疫性疾病的症状:就好像看到它还没跑过第 1 辆车就病倒了。但是,遗传上稍微不易患红斑狼疮的其他组的老鼠,跑过三四辆车才病倒。只有少数的,遗传上有抵抗力的,才能跑到一定距离。此外,有的幸运儿虽然和其他老鼠一样摄入同等量的水银,但是对疾病的遗传抵抗力无可挑剔,可以飞奔跑完10辆车,依旧活蹦乱跳。也就是说,易患病遗传因素越少的人越不容易患病。换言之,有的人像到达第10辆车的老鼠一样,无论投放什么,都可安枕无忧,有非常惊人的抵抗力。

科学家说:"实验老鼠,一生一直暴露在水银环境下,体内不断蓄积水银,和人类一样。长期地、慢性地暴露在水银环境下给自身免疫性疾病安了一个开关,当然,一旦发病,就是重病。"

尽管证明水银不良影响的证据已堆积如山,但是,2004年医学研究所重新研讨之前发表的研究成果发现,20世纪80年代前半叶至90年代后半叶,疫苗中含有的硫柳汞与儿童自闭症的激增没有关联性。但是,很多自闭症或特定学习障碍儿童的父母,要求深入调查疾病与硫柳汞的因果关系,引起激烈争论。他们认为,疾病预防管理中心隐瞒重要信息,便是可证明两者之间关系最有利的证据。90年代,保健当局因为疏忽,给大脑发育期的婴儿接种疫苗时,甲基汞给药提升了将近3倍。而此时正是幼儿义务接种后空前的大规模接种,所以还新增加了含有硫柳汞的疫苗。1999年,本来该在2个月内接种的几种疫苗都在1天接种,注入身体的水银量超过EPA制定的每天水银安全暴露量上限的118倍。

最近的研究显示,即使少量的硫柳汞,也会催生细胞因子,可能导致重要的免疫细胞的正常活动和功能发生变化。细胞因子在不恰当的时候刺激免疫细胞,导致免疫系统攻击身体本身。研究者认为,加之遗传因素,更容易受到甲基汞的影响。

研究者们详细调查了给老鼠注射甲基汞(有机水银的一种),是否也会产生同给药无机水银后相同的自身免疫性症状。2006年公布的研究结果是,甲基汞也会引起和无机水银情况非常相似的全身性自身免疫反应。最近也有研究通过试管实验查明,甚至连使用了甲基汞作防腐剂的疫苗里的微量水银,也可能引起免疫细胞异常。这在科学界内部引起轩然大波。

尽管如此,研究者依然保持慎重态度。因为即使与水银有相互作用,就像一个遗传因子单独不会引起自闭症一样,一个环境诱因可能也不会单独导致自闭症。如果说环境中的水银对自闭症有什么作用,那可能是因为在水银蓄积基础之上,又有特定的病毒攻击。并且,和老鼠一样,人类的孩子也是每个人有不同的遗传构造,水银和其他要素相结合产生危害,有时可以轻易实现,有时也不是。

五、自闭症与自身免疫性疾病

2019 年发布的报告显示,中国自闭症发病率达 0.7% ,当年约有超 1000 万自闭症谱系障碍人群,其中 12 岁以下的儿童有 200 多万人。今后还会继续研究解释这些诱因是怎么相互作用的。最近公开了惊人的研究结果:自闭症的形成原因与自身免疫的要素有关。医学院研究者认为,自闭症是一种自身免疫性疾病,是患者体内的免疫系统出错,攻击了大脑神经,影响了大脑的正常功能。他们提出,可以参照自身免疫性疾病的治疗方法,比如使用激素,比如使用免疫球蛋白等治疗自闭症。在有自闭症血统的孩子或者是生育几个自闭症儿童的母亲再生出的孩子的血液中,很大比例都发现不同寻常的抗体,这被誉为自闭症自身研究的一大发现。据认为,这样的抗体实际上是胎儿大脑的蛋白质附加的东西。实际上我们知道,自闭症患者的大脑中产生慢性炎症,这是免疫活动的证据。现在,研究继续推进,遗传性的自闭症易发人群的中枢神经系形成自身抗体,是不是就是自闭症的原因呢? 也就是说,是不是至少一部分自闭症,本质上就是自身免疫性疾病呢? 如果真是这样,诱因和其他的自身免疫性疾病的情况是否一样呢? 一般认为水银是引起自身免疫的诱因,成为众矢之的,这样看来就算水银是自闭症的诱因之一,也没有什么不可思议的。

研究者提出疑问:"因为接种疫苗,摄入硫柳汞,是不是导致如今自身免疫性疾病增加的原因之一呢?"回想当年,为了接种疫苗活化免疫细胞开始大规模接种项目,和在疫苗中加入用水银加工的、保鲜的异物抗原,两者是同一时间。这对一部分患者而言有可能遭受双重致命伤。请大家思考一下以前,有多少孩子会得 MUPS(腮腺炎)。当中也有最终导致改变一生的例子或者死亡的例子,大家开始呼吁 MUPS 疫苗的必要性。但是现在和以前不同,所有孩子都接受接种,处于 MUPS 病毒的异物抗原的保护中。与此同时,据说也身处异物甲基汞之中。因此研究者说:"虽然孩子没有患麻疹或者腮腺炎,但可能会引发自身免疫性疾病。也许,这种关系我们只能从广义的流行病学的观点进行解读。为什么呢？因为这样的事情,之前想都没有想过。"我们在解决一个问题的同时,可能又制造了其他的问题。

因为大气中降落下来的、通过食物摄取的、疫苗或是牙科专用汞合金,我们暴露在水银环境下。我们的水银暴露水平,有人担心已经高到全面"助力"当今世界范围内自身免疫性疾病增加(如果这一说法被认可,广泛的全球规模的集中发病也将成为可能)的程度;也有人认为,集中发病涉及范围太广,我们基本没有看到水银和自身免疫性疾病之间的关系。

为了抵御病毒的猛烈攻击频繁接种疫苗,导致免疫系统暴露在水银、三氯乙烯(TCE)、二噁英等环境污染物质之中,从而引起自身免疫危机,并非所有人都接受这一想法。现在,有所谓"卫生假说"的科学家主张,自身免疫性疾病增加,最初原因可能是因为生活环境太过清洁,而不是因为居住的环境污染太严重。

过于清洁(卫生假说)这一说法,其背景是过敏、自身免疫性疾病的发病率大幅度上升的同时,风疹、腮腺炎、麻疹、白喉这些以前普通的孩子常感染的疾病大幅度减少。以此为依据,很多科学家提出这样的主张:我们的祖先们基本生活在没有疫苗,和现在不同的卫生恶劣的环境中,被病毒和无所不在的细菌包围。现在,和这些病毒和细菌接触的机会少了,即使不强化那些必不可缺的免疫防御,孩子们的免疫系统也能应对。扫除后的室内,浴室、厨房被擦得锃光瓦亮,比起去树林、农田随意散步,他们更多时间待在小酒吧。并且为了防止感染很多小儿疾病,还施行大规模的疫苗接种。这种环境下,某种意义上可以说孩子的免疫系统已处于过度保护的状态。

如果将孩子们的免疫系统比作陆军士官学校,无论是细菌也好,病毒也好,侵入的病原体都是进行综合军事训练的教官。为了学会应对数量多、范围广的攻击的方法,下士士兵有必要接受一定的训练。实战训练积累得越多,越能磨砺正确的、准确的反应能力。但是,如果训练不足,能识别外来各种攻击并充分掌握有效击退方法的中心免疫细胞数量就会极度减少。

因此,主张卫生假说的人认为,就是因为小时候没有生过需要同免疫系统抗争的病,没有在充满病原菌的泥堆里玩过,反而导致自身免疫性疾病激增。我们接种太多的疫苗,好像没有泥和灰尘,就不会生病一样,家里几乎一尘不染。因此,我们的免疫系统没有必要成为身经百战、经验丰富的战士。就像发现什么感兴趣的事情就聚集在街上,没有经历过有危险性的历练的十几岁少年一样。因此,一旦有异物病毒侵入体内,免疫系统立刻就会做出过剩反应。超速攻击反应,会引起从过敏、过敏性哮喘到自身免疫性疾病等各种疾病。

实话讲,研究者当中,越来越多人思考,如今自身免疫性疾病激增的原因和儿童过敏、过敏性哮喘增加的原因是否还一样。很多研究者担心,这些疾病的增加,不过是进一步证明免疫系统——特别是对异物攻击应对能力较弱的儿童的免疫系统——无法恰当甄别安全物质和异物而已。

看一下食品过敏和吸入性过敏。过敏检查表明,检查对象中超过半数对 1 种及 1 种以上抗原有阳性反应。该数字超过 30 年前的 2 倍。最近如果去学校,会看到教师的桌子上放着一个篮子,里面装着氧气吸入器,是发生严重过敏反应时的自助注射工具。这是过敏增加的最切实证据。过敏性哮喘也是一样的,现在有 2000 万人饱受哮喘之苦,其中儿童患者达到 700 万。1980—1996 年,哮喘患者人数增加了 74%。

过敏和自身免疫性疾病的机制非常相似,因此这 2 种疾病同时增加非常可以理解。无论是过敏还是自身免疫性疾病,都是免疫系统对被认定为对身体不安全的物质产生过剩反应,也就是引起过敏反应。当免疫系统错误认定食物中的蛋白质威胁身体,就会对食物产生过敏反应。发生反应后,血液中的 IgE(免疫球蛋白 E)抗体就会增加。IgE 的水平上升时,如果再吃这个食物,为了保护身体,就会释放组胺或其他化学物质,结果引起过敏症状。乳糜泻(又称麸质过敏)是可以充分证明过敏反应和自身免疫反应相似性的自身免疫性疾病,是身体将麸质当作异物从而引起的自身免疫性疾病,免疫系统为了保护身体免受消化道内异物侵害,产生抗体。抗体判断错误,同时攻击肠壁,结果引起自身免疫性疾病。清除过敏原(这里是小麦或其他谷物麸质),症状即可治愈。

无论是过敏还是自身免疫性疾病,都是免疫系统努力将对身体有害的异物拒之门外的表现。一般来看,免疫系统对完全无害的外来物质起反应就是过敏;免疫系统对一般认为无害的、身体的正常组织进行反应,就是自身免疫性疾病。不同的是,过敏的诱因是可定量化的已知的外部刺激(花生酱、花粉、尘螨、树木、草,霉);与此相对,(除了乳糜泻)基本所有的自身免疫性疾病都是在疾病发病后才确定病因的(或者只是推测)。免疫系统在一个地方发生问题,就会在各个地方发生问题。

有几个研究支持免疫系统相关疾病增加,是因为一尘不染、过于清洁的生活这一说法。比如,研究确认,童年的 6 年间身边有年幼弟妹的人不容易患多发性硬化症。是因为如果身边有年幼的弟妹,在人生早期阶段患感染病的可能性更高。如果没有和兄弟姐妹接触,免疫系统可能在为将来做准备的重要训练期受到的刺激比较少。

有研究结果表明,比起生活在接近无菌状态的实验用的大黑鼠或小白鼠,地沟鼠和田鼠出现过敏或自身免疫性疾病的少得多。根据该研究,满身跳蚤的田鼠的免疫系统,可以不慌不忙地击退从细菌到寄生虫各种东西,然而试验用老鼠却没有那么多的特异功能。就算是想击退什么,由于实际生活中没有什么可近身的危险,大多是对花粉这样的物质或者身体组织产生抗体。换言之,对野生老鼠而言不值一提的物质,实验用老鼠的免疫系统却会产生过敏反应。

但是,并不是所有科学家都接受卫生状态转好是导致如今自身免疫性疾病大规模流行的原因这一说法,基本意见的对立导致争论扩大。一些著名研究者认为,单靠原因在于过于清洁的生活这一说法,完全不能说明为何如今自身免疫性疾病会增加。在整个人类进化过程中环境污染最严重的时代,一些人认为用卫生假说说明当今自身免疫性疾病大规模流行不太具有说服力。

在通过大量疫苗接种减少幼儿期感染病的国家,过敏、哮喘、自身免疫性疾病多发是不争的事实。接种疫苗可以有效保障儿童身体健康,是预防、控制传染病最经济、最有效的手段。拉萨市疾控中心计划免疫科、拉萨市疾控中心等有关部门对疫苗接种程序及预防接种重要性的宣传,2016 年以来,拉萨市适龄儿童一类疫苗平均接种率已达 95% 以上。但是,西藏自治区其他地方疫苗接种率仍然不高。从小时候患过很多感染病,基本没有接种疫苗的一些贫困藏区人群,一搬到区外立刻就和区外人一样出现过敏、自身免疫性疾病的症状,这也是事实。进一步说,有这样一种倾向,在饮食标准化,工业化不断发展的地区,即使没像拉萨市这样接种疫苗,过敏、自身免疫性疾病的发病率也和拉萨市一样高。此外,研究者断言:"最近有的孩子出生就有过敏症状,这个完全不能用卫生假说解释。"

但是,在一些研究者内心深处,卫生假说还占有一席之地,其最大的理由是,对于儿童常感染的病毒,实施疫苗接种项目后,一些特定的儿童疾病在减少,但是其他的儿童感染病一点都没有减少。导致儿童常见的呼吸器系统疾病或病毒性胃肠炎的病原体变化快,疫苗开发并不容易。变异也非常快,即使开发疫苗,但是病原体的构造已经发生很大变化,好不容易开发出的疫苗也没什么效果。这样的病原体毫不停歇,不断攻击孩子的免疫系统。看一下学龄前和日托中心的情况就一清二楚了。我们询问在学前班工作 30 年的资深教师,他说虽然因感冒、病毒感染、病毒性肠炎缺席的儿童比几十年前少很多,但是实际上,纵观所有学年,这周流行病毒性肠炎,下周就是别的病毒,一年总有几次教室里空了一半。另外,像西尼罗河热病毒这样的新型病毒出现,或者莱姆病等感染症状的扩大,导致儿童的免疫系统要直面之前一代没有经受过的攻击。研究者说:"并非所有的感染病都减少了,相反的,是发挥着更大的作用。"

作为青春期后和各种自身免疫性疾病斗争的一员,回头看看自己的童年,以前的环境是清洁得有些过度吗?比如一个大家庭有 4 个孩子,每个孩子差 1 岁。妈妈说只要有一个人生病就会以恐怖之势在全家蔓延,经常是有 1 个人呕吐或者发烧,家里就会持续 40 多天有人生病。基本上大家都很健康,夏天的每一天,或者是周末,大家就会到家旁边的沼泽地或者后面的小树林里弄得一身泥,在谈不上干净的小河边游泳、潜水、滑水等。也就是说每天待在垃圾场一样的环境里,更小一点的时候,拿着老鼠、鸟、乌龟的尸体或者鱼骨头走来走去,基本不洗手。这就是在乡村地区的生活,浑身沾满泥土,在外边一玩就是几小时,家门正对着野地和沼泽地,听见父母一声一声的呼喊,就是告诉我们到时间该回家了,我们才会踏上回家的路。想象不出还有比这个还脏的童年了。并且,有的孩子还得过流行性腮腺炎和麻疹。那到底是为什么,小孩会患上几种自身免疫性疾病呢?

围绕卫生假说最大的争论点在于"完全没有考虑到过去 50 年,我们周围的生存环境中污染、化学物质增加,它们和感染病一样,刺激免疫系统"。研究者说:"站在化学的角度,很明显,我们现在的环境远不如以前清洁。自身免疫性疾病的免疫反应,和碰到感染源简直一样。在没有生病的情况下,也就是,在过分清洁的环境下,为什么还会产生和身体碰到感染源时相同的反应呢?"

我们知道,就像感染源会刺激免疫反应,自身免疫源也诱发自身免疫反应。并且,近半个世纪,暴露在自身免疫源之下的情况格外增多。也就是说,被我们挂在嘴边的免疫系统,不仅不会使攻击减少,反而会变更多。

为了充分理解 20 世纪的免疫细胞在抵御源源不断的猛烈攻击承受多大的痛苦、苦苦挣扎,关键是要理解免疫在对病毒和自身免疫诱发物质展开防御时,到底会发生什么。

为了抗争展开攻势的危险病原体,人体内基本上有 2 种免疫反应。最初发生的免疫反应被称作自然免疫反应,是最初察觉异物抗体突破身体防御壁,潜入体内时引起的反应。费尔韦瑟说,通常认为自然免疫反应不是很复杂。原因在于,它只是将潜入体内的异物识别为一般化的族群,不会识别为具体的、有特异性的异物。

比如,某病原体侵入体内,自然免疫反应只会将它泛泛地识别为病毒族群里的一员,并不会识别出该病毒属于哪一种。自然免疫反应处理异物抗原的方法可能就像在玫瑰丛里找害虫时的驱虫方法一样,从车库里找到最普通的庭院树木专用杀虫剂给玫瑰丛喷洒,就可以了。也许,这不是针对破坏玫瑰丛害虫的专用杀虫剂,但是可能我们仍期待它可以保护树木免受害虫的全面攻击。

另一种免疫反应是,从异物入侵开始一直到最后所发生的获得免疫反应。在此之前,在发生获得免疫反应之时,已经正确察觉具体是什么类型的抗原侵入免疫系统,确定破坏该抗原的目标,开始产生反应的时候,实际的防御活动已经全面开始了。科学家们一直认为免疫系统犯下自身免疫性疾病的重大失误就是在这个时候,研究者在实验室里证明这种想法是错的。没有刻意做什么,也没特意认真调查的自然免疫相当聪明,对自身免疫过程的影响超出我们的想象。

最近免疫学研究发表的论文提到获得免疫反应,实际上,已经完全掌控最初遭遇入侵者的重要时间点,是在自然免疫对侵入物质最初产生反应的时候所发生的事情。比如,触摸到病人或者感染病患者碰过的门把手,那根手指又碰到嘴唇,这样病毒就潜入体内。此时,就是反应最初发生的瞬间。自然免疫反应为确保之后发生获得免疫反应做好准备。

研究者们煞费苦心地通过老鼠实验解释自然免疫的构造,最后得到的结论是,人的免疫系统,因为被来自病毒、化学物质、重金属等有害物质多重包围,源源不断受到其猛烈攻击,实质上已丧失自制能力。免疫系统,受到通过食物或呼吸摄取的化学物质及一般病毒的双重重击,在反复工作的时候,不断增强严重警戒态势,以致最后完全失去控制。自然免疫如果持续不断受到感染病原体或者有毒物质这些可能带来危险的物质的攻击,就像是以时速近 130 千米的速度狂奔、不松加速器、刹车也失灵的汽车一样。

为了理解在控制人体的细胞水平方面为什么会刹车失灵,这里有必要简短说明一下免疫细胞的另一个小组,也就是柱状细胞。柱状细胞属于自然免疫系最初的反应组,一般认为其模式是通过被称之为"Toll 样受容体"的窗口,附着在潜入异物表面。该 Toll 样受容体位于柱状细胞的表面,将潜入的所有抗原定位后传达给身体。警报系统开始行动,通报"警戒! 警戒! 有不法者入侵"。柱状细胞做出回应,释放细胞因子,向免疫系统发送指令,攻击入侵抗原。不仅是感染病原体引起柱状细胞产生反应,化学物质也会一个接一个地受到形迹可疑的环境化学物质的猛攻,柱状细胞向免疫系统几次发出猛踩加速器的指令,到了最后,就像引擎全开、全速飞奔的汽车一样。向免疫系统发出全心全意战斗的主控制开关一直是 ON 的状态,回不到 OFF 了。

为了明确实际上是怎么引起这个过程的,研究人员使用感染了会引起轻微腹痛、痢疾的柯萨奇病毒 B3 型(CVB3)等一般病毒的老鼠进行试验。柯萨奇病毒 B3 型最初潜入免疫系统时的潜入口是柱状细胞,病毒在那里被分解得粉碎。柱状细胞表面的 Toll 样受容体拾起已经碎成粉末的病毒残片,好像在说"好好看看,凯瑟在这抓到病毒了",向 T 细胞挥舞残片,传达搜集到的信息。免疫细胞此时必须做出判断,确定是否应该和柯萨奇病毒 B3 型战斗。

接下来发生的事情很重要。柱状细胞向免疫系统发出指令,在同病毒战斗期间保持开关打开,这个没有问题。但是,如果开关打开状态持续太长时间,柱状细胞就会不断释放细胞因子,这样进一步刺激免疫系统。并且,几秒钟后就会发布信息,再过 1 秒,当发现暴露在阻燃剂之下,就会再次反复发出警告。这样,自然免疫连睡觉的时间都没有,持续加强严重警戒态势,可阻止的细胞相互作用也失灵了。

应该有什么可以阻止这样的细胞大骚动。这项研究发现了全新的遗传因子 Tim - 3,迎来研究的最高点。Tim - 3 的作用是向免疫细胞传达停止释放细胞因子的信息。只要正确工作,Tim－3 就是免疫系统的主制动器。

但是讽刺的是,Tim－3 遗传因子位于做梦都想不到的地方——决定某种过敏反应染色体的正中间。在那里发现 Tim－3 遗传因子,令研究者们感觉很狼狈。据说最初大家都陷入混乱,不知道是什么,怎么回事。为什么同自身免疫相关的 Tim－3 遗传因子在过敏遗传因子里呢?

结果是,这个实在没有什么不可思议、没什么特殊。柱状细胞促进细胞因子的快速释放,是与自身免疫疾病相关的过程,会让人联想起在过敏反应时,柱状细胞引起的过敏反应。柱状细胞对过敏刺激或感染产生反应,释放细胞因子产生炎症。这个过程与引起自身免疫疾病的过程相同。

研究人员一边说研究的情况,一边在面前铺展开的纸上,像画画一样画图展示这些细胞的相互作用。在这个仿佛是将鲁布·戈德堡的画变得粗犷一些的构图上,所表现的内容却不普通。这一页最后几节看到的,曾经接触过没有几百万次,但也有几千次的所有物质,柱状细胞都必须瞬间做出判断,在什么情况下反击合适。这已经只能用惊异来形容了。

如模仿戈德堡的画一样,免疫系统安装了控制机制,这个如果被破坏,好像就会导致身体混乱。她实验中使用的老鼠,完全没有传送控制免疫细胞的信息,结果导致控制机制破坏,引发心肌炎。心肌炎是负责攻击的免疫细胞攻击心脏组织而引起的自身免疫性疾病,研究人员说"这是平衡问题"。身体持续同源源不断的新的自身免疫诱发物质斗争,打破平衡,柱状细胞开始增殖,导致产生更多的细胞因子。与此正相反,这是免疫系统被迫变弱的时候。就是油已加满,但是刹车不灵的状态。

一些研究者认为,柱状细胞以绝对的优势进行反应,是当今自身免疫性疾病和过敏激增的原因,这不是卫生假说能解释的问题。的确,过去 50 年间,我们的生活形式发生很大变化。这样的变化产生了难以估量的协同作用,现在,即使没有遗传因素的人,也有患自身免疫性疾病的风险。

这是非常重要的发言,可以说是革命性的。如果这一想法正确,有出现自身免疫性疾病风险的人,远远超过遗传上易患自身免疫性疾病的 7500 万人口(人口总数的 25%)。实际上,患者人数并无上限。

为了让其他科学家充分理解这点,研究人员模拟一个不存在免疫遗传因素的女性出现疾病症状的案例。情况如下:下午,带着 2 岁的女儿到住宅区的人行道散步。拐个弯儿,向右走,那里喷洒了很多除草剂清除杂草,浓烟滚滚。不知道什么时候,女儿在日托中心接触了柯萨奇病毒,病毒通过女儿吃剩的冰棒开始作用于她的柱状细胞。午饭吃的是烤辣味玉米片,贴上含有很多会扰乱雌激素物质的保鲜膜,用微波炉加热。甜点上的草莓沾上大量杀虫剂。这时,已经使她的柱状细胞处于不眠不休的状态,攻击加强。皮肤吸收的杀虫剂,通过口、鼻侵入的病毒,通过食物摄入的化学物质、添加剂,形成三连击。柱状细胞持续处于开关打开的状态。细胞因子失去自制力,开始给免疫细胞发送指令,攻击自己的组织和脏器。当处在病毒、疫苗、重金属环境下时,同样也是一组三连击。

有自身免疫性疾病遗传因子的人,或者是正经受自身免疫疾病之苦的人,细胞因子引起混乱的过程更早,当收到来自环境的兆吨级攻击,病情就会恶化。

研究人员发现,EB病毒引起的分子上的失误与红斑狼疮有关,柱状细胞遭受过度刺激与自身免疫性疾病有关。随着一点点查明各种分子、遗传因子如何相互作用导致自身免疫性疾病发病,很多线索被联系起来,用于解开人类免疫系统的谜团。虽然进展缓慢,但是疾病诊断最前线的医生,将制定更明确的指导方针用于诊断。什么诱因会导致患者水溢于杯,生物临床检查也已进入可实施阶段,以获取线索。

随着了解加深,加之面向新的治疗介入方法的研究不断推进,发病前可以对可预知疾病的特定的生物学特征进行更准确的检查。但是,世界上患者人数还是不断增加,并且基本没有人努力去清除原本疾病的导火索——污染物质。在这样的情况下,科学家们使尽浑身解数,致力于开发科幻小说里才有的、与众不同的治疗方法。

第五章　成功的例子

第一节　一个不被看好的实验

在科研界有这样一个玩笑,有位专家打电话给自己的儿子,告诉他一个惊人的消息:"儿子啊,实验中已经成功将年老的小白鼠变年轻了。"结果他的儿子说:"父亲,下次你们成功将老年人变成年轻的小白鼠,我们再联系。"这个玩笑指出了一点,帮助小白鼠和拯救人类的生命完全是两码事。但是,绝大多数的医学研究都是从啮齿类的白鼠、老鼠开始的,是因为它们的神经系统和免疫系统与人类类似。

1998 年起,卢瑟的研究团队在大学的五楼办公室里工作,直到成功治好了瘫痪的小白鼠。一开始是一个除了卢瑟之外只有两个人的小团队,现在已经成为一个拥有 20 人的大集体了。实验室的大门上,贴着卢瑟以及穿着万圣节装扮的妻子和两个女儿的照片,还贴着团队大合照。正中间贴的那张照片是在卢瑟家里的客厅里拍摄的,团队的成员手里拿着独具匠心的帽子摆着姿势,还有人拿着《芝麻大街》里的艾鲁莫的布偶放在胸前,大家都笑得很开心,它告诉所有的人:我们是一家人。这照片传达出这种具有先驱意义的团队合作的优势。

研究室里,乡村音乐在缓缓流淌,吃了一半的巧克力块随意地放在板凳上,一面靠墙的橱柜里摆满了覆盖着铝箔的烧杯和杯子。这间研究室始建于卢瑟 40 岁的时候,那时候他思考着怎样利用已经失去了神经机能的胚性干细胞,开始像试验菜谱一样一步步实验。

那时,他抱着强烈的"为了治疗的科学"的想法在医学研究的道路上前行。当时,正在研究和临床治疗多发性硬化症等中枢神经性的自身免疫患者,特别是一些患者儿童。多发性硬化症是中枢神经系统的慢性自身免疫性疾病,症状有眼睛看不清、身体协调性变差、舌头不灵活、麻木、急性疲劳等。比较极端的场合会引起全身麻痹。他还负责因多发性硬化症和与之相关的中枢神经系统自身免疫和重度麻痹而引起的神经障碍的横断性脊髓炎患者。

在琼斯·霍普金斯大学医院担任研修医生的第 4 年,即 1999 年,卢瑟碰到一名出生只有 11 个月的患有横断性脊髓炎的名叫摩根·噶促的婴儿,按照当时已有的治疗方法,他发现"没有任何行之有效的可以治疗小摩根的方法"。因为研究的滞后,不能帮助很多人挽救生命,小摩根死了。不仅是小摩根,随后又有几名患者失去了生命,卢瑟体会到了那种"撕心裂肺的痛"。33 岁初为人父的他,体验到了家有病孩的痛苦。他们不能像普通的孩子一样感受成长,作为病孩的父母,那种想亲近却不能的痛苦、后悔、着急,"患者因为生病连一点小事都不能做,每当我看到这些,就感到撕心裂肺的痛。"

现在,卢瑟的书桌上仍摆着小摩根的照片,办公室里也贴着他的照片。"我们为了什么而生存,我希望不仅我自己,全体研究室的成员也都不要忘记","我们必须成为这些患者的守护神"。

直到不久之前,科学家们认为卢瑟所进行的这种利用胚性干细胞治疗麻痹的研究——即重建成年人的神经传输系统的研究是无中生有,是根本不可能实现的、无用的实验。科学界一直认为,神经系统只能是胎儿早期在母体中发育并成长,在子宫中发育完成后不会有新的神经生长出来,而且一旦神经系统被破坏,不能再生。这对于成年人来说,确实如此。尽管这样,卢瑟为了推进成熟动物的神经系统的再生长计划,在同行研究者的冷眼旁观中,进行了多年的实验研究。

实验的第一步,是获取发育初期"未分化"的老鼠的胚性干细胞,从中分化出运动神经元细胞。未分化的胚性干细胞分化后,有制造特定脏器、组织功能的不可或缺的作用。未分化的干细胞,类似于还没有确定专业的大学一年级学生,既可以成为心脏组织,也可以成为皮肤细胞,还可以成为运动神经元细胞。运动神经元细胞在子宫中生长之际,就像超级公路一样遍布全身,形成复杂的神经系统网络,大脑、小脑、脊髓和皮肤、手指、脚趾、脏器、肌肉之间均有神经系统连接在一起。卢瑟必须找到从未分化状态的老鼠的胚性干细胞中分化出运动神经元细胞并制造出被髓磷脂鞘包裹的神经轴索。神经轴索是电线,和像电线外面包裹的绝缘体一样的脂质层的髓磷脂鞘一起构成了神经系统网络通道。在显微镜下看未分化的干细胞是这样的:5万个聚在一起只有一粒食用盐的大小,肉眼根本看不见。但就是这个极小的细胞是人类生命不可或缺的东西。神经轴索和髓磷脂鞘一旦受伤,用句通俗的话形容就是,人成了一个断线的提线木偶,没有东西连接脑和脚趾、中枢神经系统和手脚肌肉。人的身体也许可以比作电路系统,要开房间的灯,首先按下开关,电流直接通过隐藏在墙壁里面的电线传到电灯的火花塞,并从那里传到电灯泡。如果电线被破坏或包裹电线的塑料断裂,电灯无法点亮。换句话说,如果连接从脊髓到脚趾的髓磷脂鞘或轴索受伤,脚趾无法动弹,脚底就算触到地面也没有感觉。

在多发性硬化症和横断性脊髓炎的研究中,髓磷脂鞘和神经轴索非常重要。原来多发性硬化症的研究重点是应对异物发起攻击的T细胞错误地攻击髓磷脂,造成自身损伤,引发顺着神经纤维流淌的电气冲击被遮挡,引起衰弱和麻痹,直到最近才确定,B细胞也与多发性硬化症的自身免疫反应有关。B细胞可以给T细胞发送攻击异物抗原的指令,不把髓磷脂当靶子,而是直接攻击轴索。在横断性脊髓炎的情况下,它能引起脱髓、神经轴索拧到一起等脊髓的局部损伤,也可能引起重度麻痹。

卢瑟知道,要让神经轴索、髓磷脂鞘重新复活,或者说,要促成胚性运动神经元细胞像哺乳动物在胎儿期的发育一样自然生长,需要给胚性运动细胞神经元以强度、力量,并且必须正确告诉神经系统去哪里才好,培育出怎样的神经轴索才好。我们或许可以称呼它们为"智能细胞"。从理论上来说,如果这个计划成功了,多发性硬化症、横断性脊髓炎、吉兰-巴雷综合征、慢性炎症性脱髓多发神经炎等疾病,髓磷脂鞘、神经轴索损伤等神经性的自身免疫性疾病都可以被治愈。

卢瑟最开始是在哥伦比亚大学的研究室里和其他研究者一起做这项研究的,他们把视黄酸和音猬因子蛋白质等成长因子加入老鼠的未分化的胚性干细胞中,成功地从干细胞中分化出神经元细胞。这种运动神经元细胞是胎儿在子宫中生长之际从脊髓中取出的,其作用和负责神经轴索以及包裹轴索的髓磷脂的成长细胞相同。

成功地从老鼠的未分化胚性干细胞中分化出运动神经元细胞之后,卢瑟和他的团队认为,这种分化神经元细胞的方法也可以应用到脊髓神经的生长中。他们把分化出来的运动神经元细胞注入麻痹的小白鼠脊髓中,期待它能重新生长,然而实验失败了,好不容易分化出来的运动神经元细胞移植到脊髓后全部死亡。如果仅仅将运动神经元移植到脊髓而不做其他,和脊髓相连的部分,或者说被髓液包裹、被健康的髓磷脂鞘包裹的轴索充满的白质把移植来的运动神经元当作异物,从而引起排异反应,因此运动神经元细胞被消灭。卢瑟必须找到一个方法,让脊髓和周边认为移植进脊髓的运动神经元是它的同类而不再产生排异反应,这样一来新的神经才有生长的可能性。

2001年,卢瑟的团队直接将第二步重新来过,将分化出的运动神经元用成长因子做处理后,使其在成长的时候向髓液周边白质发出相同的成长荷尔蒙,这样就能成功骗过白质,移植的细胞在白鼠的体内生长,至此第二步结束。

但还有其他的问题。虽然制造出了新的运动神经元且被移植体接受,但移植的运动神经元并没有按照卢瑟的期待发展。虽然确实长出了新的神经轴索,但轴索只沿着脊髓生长,并不向胳膊、腿等四肢生长出去。必须有新的轴索到达被麻痹的四肢,让小白鼠那被麻痹的四肢动起来。

为此,有必要加入2种可以让神经再生的化学物质,这些重新生长的神经在胎儿的发育期让轴索遍布全身。至此终于可以确信,"通过动物实验确认了可以让轴索从脊髓至全身生长起来,髓磷脂增殖至全身",卢瑟说。到这里,第3个步骤结束。

要四肢自由活动,得让重新生长的末梢神经知道它应该做什么。卢瑟期待着或许可以让它像胎儿期的发育一样,按照同样的路径生长和自行修复。结果和他的期待相去甚远。轴索并没有在应该生长的地方生长,而是在无关紧要的地方徘徊。它们好像想要寻找去所而一会儿往这条路,一会儿往那条路,最终却止步不前,停止生长。胎儿时期发育的神经系统网络相当复杂,过了发育期以后要修复基本不可能。那到底怎样才能通过成熟的哺乳类动物创造出来呢?

最初,发育期为神经系统"铺设线路"而存在的线索是成长发育期的胎儿的路标。这个路标在胎儿的发育期,指挥着被髓磷脂鞘包裹的轴索向左、向右延伸。承担路标任务的是细胞表面的蛋白质,它像风中的信号旗一样,指挥着髓磷脂鞘包裹的轴索到达目的地以后,又反过来向它发出避让指令,就这样指挥着神经轴索的走向,形成复杂的神经系统网络。

卢瑟发现不存在这样的路标,那么轴索漫无目的地游走,有可能到达不了筋肉。轴索也确实是这样的状态。卢瑟和他的同伴发现，在筋肉附近布下诱饵或者事先准备能够引起运动神经元反应的东西，运动神经元会朝着那个方向生长。第四步研究已经明确了在胎儿发育期存在着充当路标的特定分子——GDNF。卢瑟就想让神经轴索生长的地方准备好这种特定分子，轴索发现了这种特定的分子以后，就会朝着那个方向生长。GDNF和轴索表面的受容体结合，进入神经元里，继续朝着那个方向生长。

在小白鼠被麻痹的筋肉里设置诱饵以后，轴索生长起来，被麻痹的筋肉抽动了，抽动的瞬间就像起鸡皮疙瘩一样，"智能细胞"起作用了。

"虽然我亲眼见到神经轴索达到了被麻痹的筋肉组织，但我依然不敢相信。"卢瑟一边回忆着在显微镜下看到的轴索到达筋肉组织的瞬间，一边说。看着新创造出来的神经轴索到达筋肉组织，筋肉重新活动，卢瑟简直不敢相信看到的这一切。"到今天一步步走来，非常不容易，也非常难以置信。"

到2003年的5年时间里，为了让被麻痹的小白鼠的筋肉再次活动起来，卢瑟投入了全部的精力，他那大约12人的团队也经常不眠不休地工作。5年来，为了证实研究，他使用了150只小白鼠进行大规模盲检实验，他必须绝对确信他研究出来的神经再生混合物的可靠性。他的研究成果也被患者们口口相传，抱着空前的期待。

卢瑟以及他的团队对于自己的研究，均以治疗麻痹为目标，希冀那不眠不休的研究可以让被麻痹的小鼠神经和肌肉再次恢复正常。这样一项研究不仅被科研界所瞩目，同样在支援横断性脊髓炎（TM）活动的患者中，也有一直关注着卢瑟研究的人。前赛车手阿鲁·安塞·杰尼亚的女儿歌蒂·安塞就是其中一位。歌蒂为了让TM的治疗法得到开发而筹集大量资金，因此卢瑟了解她。1999年2月，在新墨西哥州阿尔布开克上小学六年级的歌蒂在练习篮球的时候，突然感到疲劳，甚至一度呼吸停止。她双脚沉重、麻木，感到阵阵刺痛，还有刀割般的头痛。虽然在当地医院检查过，但第二天早晨歌蒂发现，她不能起身、不能站立、胸部以下麻痹。虽然拜访了6位医生，但没有一人能明确诊断，最后只是说有可能是TM。

歌蒂第一次拜访卢瑟是1999年，是卢瑟在琼斯·霍普金斯大学医院做专门研修医生的最后1年。因为她听说卢瑟正在进行TM的最前沿研究。

"虽然我已经拜访过好几位医生，但他们只是把我当作一个无法医治的

TM 患者。卢瑟却不同，他同情我，并尽可能地让我知道治疗方法以便让我放心。甚至让我和陪诊的妈妈一起参观他的研究室，让我们看到他的干细胞研究。我认为我可以信赖这个创造奇迹的人。"歌蒂说。

因为身体麻痹只能坐轮椅的歌蒂，在八年级的时候创设了自己的财团，以琼斯·霍普金斯大学医院为中心，尽力支持 TM 的研究。

"通过自己的体验我发现，本该知道这个病却不知道的医生有很多，在 TM 的研究者里也不能信息共享。我希望医生们增强意识、加强合作，也希望他们能更多地说说 TM。"

歌蒂现在 21 岁，坐轮椅已经 8 年，一直关注着卢瑟的研究。她的愿望简单明快，"希望麻痹成为过去，所有的患者能够重新走路。"

"从第一次见到她，我就感受到了她的坚强和勇气，这就是我奋斗的原动力。我们为了她将来某一天能够再次走路而努力，我们也坚信能够成功。"卢瑟这样说道。

一边受着像歌蒂一样的患者的鼓励，一边克服恐惧的卢瑟持续着自己的研究。2003 年，卢瑟开始着手证明自己的理论的正确性。他准备了 150 只被麻痹的小白鼠，给其中 15 只投入了已经确定效果的轴索神经成长需要的成长因子。为了判断这种神经再生混合物是否有效，他把剩下的 135 只小白鼠分成若干组，每组只投入一部分混合物，比如有的组移植了所有伴有成长因子的运动神经元却不给予路标指示物，有的组按照标准配方减少某种物质等。

为了得到正确的结果，卢瑟给所有的麻痹小白鼠编辑了不同的暗号一样的标号。所谓暗号，就是哪种标号的小白鼠使用的是哪种处方、哪些标号的小白鼠使用的是完整配方，他把这些标号全部隐藏保管起来。之后的 6 个月时间，研究者们密切注意、评价。3 个月过去，有一部分小白鼠显示出恢复的征兆，有几只小白鼠从原来的四肢完全麻痹状态到能够活动，但不能确定它们是哪个小组的小白鼠。

"当然，我也期待这个小白鼠实验的继续。我最担心的是那些投入不完全混合物的小白鼠中，有那么一两只有改善的倾向，却完全不知道其中的理由。"卢瑟说。

整整 6 个月过去，一件简直令人想象不到的事情发生了：150 只小白鼠里有 13 只像完全健康的小白鼠一样到处奔跑。2005 年 2 月，为了解开暗号，研究室的全体成员聚集在研究室里,开始一个个核对暗号,确定哪只小白鼠是哪一种处方的。如果现在健康奔跑的 13 只小白鼠全部都是投入了完全的神经再生混合物的那 15 只小白鼠组里的,那可以说是革命性的胜利。运动神经元从脊髓"布线"一般地向麻痹的筋肉移动,就可以使已经长久关闭的复杂的神经系统再发育,就可以实现成熟的哺乳类动物能够像在子宫中一样再次进行神经发育。

开始核对暗号仅仅数分钟,已经确认有 5 只完全恢复健康的小白鼠是投入了完整的神经再生混合物的小白鼠。研究室里的兴奋气氛慢慢高涨。最终完全康复的 13 只小白鼠被确认全部是投入了完整的神经再生混合物的小白鼠,研究室里的所有人互相拥抱、握手,一起庆祝胜利,甚至有人从冰箱里取出没有喝完的香槟。在欢笑声逐渐消失之际,卢瑟给妻子打电话,告诉她已经实现梦想。从大规模对比盲检实验中康复的小白鼠好像从未被麻痹过一样,在笼子里奔跑。

"的确是发现喜悦的瞬间,这是我们尽最大的可能,用严格的方法和保密的状态证明了正确性的美妙瞬间。"卢瑟兴奋地说道。

接着,他们用同样的方法使用 50 头猪做实验,进一步证明方法的安全性和有效性。接下来在 5 年在人体进行临床试验。使用猪做实验是想证明距离的问题。新的神经轴索能在从脊髓到脚尖只有 14 厘米的小白鼠身上起效果,是否能在像猪这样从脊髓到足底有着很长神经的动物身上有效?一个身高180 厘米的大个男性,他的神经长度超过 90 厘米,运动神经元必须达到这么远的距离该怎么办?

如果猪的实验能够顺利进行,5 年以内——到 2012 年之前,就能以成年的麻痹患者为对象进行临床试验。然而从政治层面看,想要获得联邦帮助,胚性干细胞的研究还有好几道不得不跨越的难关。有人尝试使用已经分化的脐带血干细胞替代胚性干细胞进行试验,结果以失败告终。有人尝试用羊膜上皮干细胞做实验,惊奇地发现它在未分化胚性干细胞的能力方面具备无限的可能。

在加利福尼亚等一部分州,为了回避联邦法中禁止干细胞研究的禁令,制定了自己的州行法案。2007 年,马里兰州对包括胚性干细胞在内的干细胞研究拨款 1500 万美元。卢瑟和他的团队在内的大约 50 位研究者向琼斯·霍普金斯大学分别提交了 15 万～50 万不等的补助金申请,但是从现阶段的研究到临床试验需要数百万美元。"从目前的政治形势看,不能只依赖联邦政府的资金支持,制药公司想参与却存在着特许的问题,患者个人资金十分有限。我一直祈祷有资金能够帮助我们继续研究。"卢瑟说道。

关于胚性干细胞研究的目的究竟如何,科学家、政治家和有权者都从各自不同的角度考虑问题。卢瑟带着他的研究成果参加多发性硬化症协会的年度总会,他和面对的 400 名患者的立场是一致的。对于他们来说,胚性干细胞研究里藏着他们可以和父母一起过普通生活的可能性的秘密。

除了面对研究资金等难关外,对于多发性硬化症、治疗效果不理想的吉兰－巴雷综合征,或者说与吉兰－巴雷综合征同类的慢性炎症性脱髓性多发神经炎的麻痹患者们来说,就算接受干细胞治疗神经轴索的再生成功了。但是,因为他们是自身免疫系统疾病患者,得抑制免疫系统过度活动,得面对有可能的髓磷脂和神经轴索再次受伤的问题。虽然神经系统已经恢复到原来的状态,但是也有原来的疾病再次来临的可能性。

为了有效治疗免疫系统疾病,同时为了变更生活方式,有可能将干细胞治疗作为一种并用治疗手段来使用,同时推进预防性治疗开发。"今后可能用 5～10 年的时间寻找一种方法,以避免会抑制免疫系统功能的重度麻痹,也可能减少药物的副作用。"但是,"已经只能依靠轮椅的患者们怎么办?还有那些没有想到自己患病而没有提前预防却突然患病的人们怎么办?那个人有可能是我们的妈妈、我们的丈夫、我们的孩子,也有可能是我们的爷爷奶奶,帮助他们治病是我们的责任。如果能够使用已经开发出来的多种免疫治疗方法,或许能够控制免疫系统疾病的复发。"卢瑟这样想。

卢瑟一时陷入思考之中,又说起自己负责的一个患有脊髓型筋萎缩症的新生儿的事情。因为有先天的致命的遗传缺陷,神经系统不能正常发育,也没有治疗的方法,婴儿死去了。

但是,假设来说,利用婴儿正常发育的神经,结合运动神经元的再生治疗,让神经轴索沿着神经路线生长,神经是不是有可能正常生长?为了这类患儿的父母,帮助他们的孩子正常地、健康地成长,是不是可行?

卢瑟认为,应该用自己的力量帮助患有免疫性神经系统疾病的孩子和家长,帮助歌蒂·安塞迈出实现甩掉轮椅的梦想的第一步。"我认为我的工作能够回应这些期待。"他的眼里放出认真的光芒,"如果做不到,就让我像一只败家之犬吧。"之后,卢瑟说起了和已故明星克里斯托弗·里夫晚年时候交往的事情。"他定期给我打电话,询问干细胞研究的进展,这其中一部分原因是为他自己,也是为了比他年轻的人们。等到我 75 岁,再回顾此生,我能够挽救神经系统缺陷婴儿的生命,站在为人父母的立场,尽自己的能力帮助患病的孩子。这就是我的愿望,死而无憾。"

尽管如此,从拜访医生,注射了可以让神经再生的干细胞开始,到神经轴索、髓磷脂鞘生长好之间,需要经过数年时间。而且需要跨越科学上的、政治方面的各种障碍。需要研究快速且准确诊断自身免疫病患者的方法,还需要在全世界范围内推进抑制自身免疫攻击方法的研究。这其中最有效的应该是寻找血液中的明确的生物标记。如果有了这种生物标记,临床医生就可以提前数年着手寻找攻击自身免疫系统的源头。

将来,在定期健康体检中实施血液检查,就可以提前正确地预知比如类风湿性关节炎、狼疮、多发性硬化症、吉兰-巴雷综合征、阿狄森氏病、1 型糖尿病等 10 年以后才会发病的病症。如果抗体检查为阳性,可以知道自己患自身免疫性疾病的概率。比如说,就算患病概率超过了 80%,主治医师会马上会安慰你,让你放心,因为只要稍微调整治疗方案,使用最先进的手段在病症暴发之前就治好,就可以很好地预防自身免疫系统被攻击。

就算不是在《星际迷航》中登陆的麦考伊博士的小型扫描仪,也能比较容易做到抽取血液样本,利用血液的生物标记提前预知自身免疫系统患病的可能性。科学发展正在实现《星际迷航》中的特效,一流医学研究机关的科学家们已经可以从患者发病前 10 年的血液中预知并采取抑制措施。

第二节　追寻血液中的自身抗体

一、血液中的抗体

在俄克拉荷马州医学研究财团关节炎·免疫学研究中心的副研究员哈

尔·斯科菲尔德也是踏入这个未知的研究领域的科学家中的一员。俄克拉荷马大学健康科学中心的医学部教授斯科菲尔德和中心负责人琼·哈雷一起进行研究,和哈雷共同署名发表了一篇提前诊断狼疮的可能性的论文,这篇论文可以算是给生物标记研究做出结论的研究之一。

要追究血液中到底是哪种类型自身抗体会引发病症非常困难。首先,找不到足够的患有自身免疫系统疾病的被试对象。假如被试对象20年前做过血液检查,并且这些血液样本被妥善冷冻保存,研究者就可以通过检测血液知道自身免疫性疾病患者是多少年前发现自身抗体的。但是,到底要到哪里才能找到研究者们需要的被试对象呢?

血液样本在一个意外的地方找到了。大约在20年前的20世纪80年代中期,美国正值艾滋病(HIV,艾滋病不是自身免疫系统疾病)开始爆发的时期,美国陆军采取了所有军队成员入伍时候和被派往海外时候的血液样本并保存。虽然没人能说清当时如此大规模采取血样是为了什么,但在当时那个全世界发生艾滋病危机的时候是一个绝妙方案。所有的血清样本均被秘密保存于马里兰州银泉国防总部的血清库里。到2003年,采取了500多万士兵的3000多万份血样。这确实是研究者们的宝藏,除了美国军方谁能有能力积蓄这如山的宝藏呢?与自身免疫性疾病研究经费被一削再削不同,只有财力雄厚的国防总部才能做出这样的事情。血清库也从保管方面帮助了研究者,他们可以全面追踪所有士兵的病历,这在民间很难做到。通常情况下,多数医生和医院将病历装入文件夹,要正确完整地再现病历都非常不易。

20世纪90年代后期,由哈雷牵头,俄克拉荷马医学研究所的研究员朱迪·詹姆斯,还有斯科菲尔德开始利用这庞大的资源,寻找携带自身免疫性疾病患者的抗体和健康者的抗体之间是否存在不一样的标识。

这确实是一个疯狂的想法,但一开始在俄克拉荷马一起接受哈雷指导的詹姆斯和斯科菲尔德都没有吃惊。因为20世纪80年代的时候就有研究者有这样的想法,他们研究了一名非常稀少的患有狼疮的新生儿。

新生儿狼疮是婴儿免疫方面1个或多个脏器组织被攻击的疾病,患有这种疾病的婴儿从出生就开始显示出狼疮病症,比如脉搏非常慢。1分钟仅有30~40次的新生儿狼疮患者非常多见,还有一些一出生就心脏破损。但是让人奇怪的是,这些婴儿的母亲在怀孕生子的时候都非常健康,没有任何狼疮疾病症状。不过持续研究发现,过了四五年以后,那些在怀孕生子时候非常健康的母亲,一定会患上狼疮或者与狼疮有关的吉兰－巴雷综合征。研究者们感兴趣的是,吉兰－巴雷综合征患者会表现出如干眼症、口渴、吞咽困难等症状,但是在那些母亲身上却看不到任何症状。研究者采取了包括那个母亲在内的21人的血液样本,调查与狼疮和吉兰－巴雷综合征有关的特异抗体,果真从生下患有狼疮病症婴儿母亲的血液里找到了这种自身抗体。事实上,那之后的10年里,有18位母亲显示了狼疮或吉兰－巴雷综合征症状,至此明确了那些生下患有狼疮病症婴儿的母亲提前显示了自身抗体。

2000年,俄克拉荷马的3位研究者和沃尔特·里德陆军医疗中心的研究者一起,开始利用国防总部血清库的血清样本进行研究。他们把当时健康后来却患上狼疮病症的132位男女士兵的血清样本,和完全没有患狼疮病的士兵进行比较,发现了分别命名为抗nRNP、抗Sm、抗二本锁DNA、抗Ro、抗La的5种不同抗体。

这些被统称为抗核抗体(ANA)的抗体,会和组织、脏器的细胞核结合带来损伤。那些患有狼疮等病症的患者,携带其中1种或几种抗体。最后确诊患有狼疮的患者的ANA检查结果呈阳性是不奇怪的,但是在完全没有症状、没有不适的时候就说有这种抗体是不一样的。

3位研究者的结论就是这样。患有狼疮的男女士兵中,有88%的人在接受检查的10年以前至少携带1种抗体。2003年,这个具有划时代意义的研究成果发表了。

没有患狼疮病症的士兵,虽有也有一些免疫异常反应,但那都是短时间内的,就算有异常反应也会很快消失。但是患有狼疮病症的士兵却不一样,直到患上免疫系统疾病的数月以前,自身抗体不断复制、数量不断增加。通过132人的血液样本调查发现,疾病就像被召唤一样马上到来。发病之前10年的时候,只有一两个自身抗体,到发病前2~5年,自身抗体数量不断增加,从显示症状开始到完全发病前的几个月里,就像最后的致命一击一样,多个自身抗体悉数登场,这就是狼疮的典型例证。

但是斯科菲尔德认为,在没有100%确认自身抗体的特异之前应持谨慎的态度,我们不能说因为携带有显示疾病的自身抗体就一定会患上这样的疾病。研究者虽然现在可以确定的事情是"确实从后来患有狼疮等疾病的人的血液中检测出了自身抗体的存在,没有患狼疮疾病的人却很少能检测出。因此,照此看来可以预知谁会得狼疮"。但是,现在问题并没有完全明确。

科学发展依旧在路上。克斯菲尔德指出,比如在诊所的候诊室里挨着坐着的两个人都患有狼疮疾病,但他们患的疾病仅仅是名字相同,症状却不同,所检测出的抗体也不同。简单点说,哪种抗体会在什么时候、以何种方式的配列、哪种数量出现,因患者不同而大不相同。

斯科菲尔德期待如果能搞清这特定的典型特征,就可以在患者发病前加以特别关注。试想,如果能够事先得到这些信息,医生们就可以针对这些患病风险较高的患者,给他们提出切实可行的建议,一旦患者出现相关症状也可以尽早治疗。如果患者能够尽早治疗,就可以避免出现包括肾脏在内的身体主要器官损伤等的并发症,这也许可以在某种程度上避免狼疮病的危害。

因此,为了明确预知狼疮病患者,发现更多的特殊样本,斯科菲尔德、哈雷、詹姆斯和他们的同伴一起展开了大规模研究。他们采取了 300 名狼疮病患者的血液样本,想从中找到能预知患病的抗体样本。

与此同时,譬如风湿性关节炎等其他病症的研究也在进行中。2004 年发表的相关研究中,以献血后患上风湿性关节炎的病人为对象展开调查,发现这些就诊病人平均在四五年之前就携带上了相关自身抗体,且携带这些自身抗体的患者的病情比不携带的患者要严重。另外,2003 年瑞典也发表了类似的有关风湿性关节炎的研究成果。

虽然研究者在拼命进行研究,努力寻找预知疾病的生物标记,但是诸多的患者却长年累月忍受着病痛的折磨。这两者之间的差距,就是诊断最前沿的研究和医院的实际应用之间的巨大鸿沟。

对自身免疫性疾病的研究从开始提出概念到现在一直在进行,虽时间已经不短,但人类对于自身免疫性疾病的了解仍然不够。我们仍然不能明确了解是否可以采用某些方法预知自身免疫性疾病的发病。不过多年的研究亦有一些成果,譬如有关 1 型糖尿病的研究。

二、1 型糖尿病

关于自身免疫患者能够预知未来发病的研究中,进展最顺利的是 1 型糖尿病的研究,这种病的预知惊人得准确。1 型糖尿病是分泌胰岛素的胰脏中的 β 细胞受到破坏而引起的,一旦患上这种病,葡萄糖细胞就不能产生足够的胰岛素,血糖的平衡即被打破。若放任此病不管,很快就会威胁生命,因此病人必须定期注射胰岛素。尽管如此,病程太长往往会带来肾脏病、心脏病和神经病变等并发症。

引起自身免疫性疾病研究者们注意的是近年来儿童患者数量在不断增加。2022 年中国糖尿病报告患者人数达 1.409 亿人,这意味着我国大约每 10 个人中就有 1 个糖尿病患者。我国 0~79 岁人群中,糖尿病的患病人数从 2000 年的 2000 多万增长到 2021 年的 1.4 亿多,占全球报告患者总人数的 26.2%。随着我国居民健康意识的提升和普及,预计未来糖尿病患病人数增长趋势会减缓,但到 2030 年和 2045 年仍将持续增长至 1.64 亿人和 1.75 亿人。美国有 100 多万糖尿病患者,其中每年新增 35000 儿童患者。2006 年美国开展的全国性大规模监控研究表明,在不满 19 岁的青少年中,每 648 人里就有 1 人患有糖尿病,这是一个惊人的数字。另外,在 4 岁以下的幼儿里,糖尿病患者也在以每年 6% 的比例增加。

这些事实激励着研究者们立刻为孩子们开展关于控制发病的风险的研究。1 型糖尿病的发病诱因包括遗传、病毒感染和饮食生活等诸多原因,对此科学界已经有定论,然而截至目前依然没有实现准确预知哪个孩子有患病风险。

过去一直沿用的是传统的测定法来确定胰岛细胞抗体带来 1 型糖尿病的风险。胰岛细胞抗体将生产胰岛素的胰岛细胞视为危险的异物而进行攻击,因此产生胰岛素的能力急速下降,高水平的胰岛细胞抗体是胰岛细胞被破坏的标志。

20 世纪 90 年代中期研究者们开始寻找新的检测方法,发现两种新的自身抗原 GAD65 和 IA - 2 也能引发 1 型糖尿病。但是和狼疮的生物标记诊断一样,这种病也有生化学标记诊断为阳性却没有患糖尿病的案例。2005 年,科学家们开始着手进行预知 1 型糖尿病的研究,将胰岛细胞抗体和新发现的两种生化学标记组合,以发现它的有效性。

科学家们调查了 1 型糖尿病患者的 1484 位直系亲属的胰岛细胞抗体水平和显示自身抗体的两种生化学标记水平,发现如果 GAD65 和 IA - 2 自身抗体呈阳性,10年后糖尿病的确诊率为14%,若加上胰岛细胞抗体,仅仅六七年以后糖尿病的确诊率高达80%。通过传统与新的检测手段的结合,可以正确预知患者家属的糖尿病发病率,这个数据不仅可以预知糖尿病的发病率,而且也达到了预知自身免疫性疾病的最高水平。

至此,如果在第四代已经确认的生物标记检测中呈阳性反应,就可以预知1型糖尿病。科学家们继续深入研究,如果使用这种检测手段,是否可以确认糖尿病患者的直系亲属是谁、什么时候会患病。他们兴奋地发现:"对糖尿病患者的直系亲属的1型糖尿病的发病率是可以预测的,我们现在要做的是寻找预防方法,延迟患病高风险人群的发病时间。"

而关于1型糖尿病治疗方面的研究,同寻找预测疾病发生的生物标志一样,也是迫在眉睫。

在马萨诸塞州综合医院,对1型糖尿病的治疗法开发只剩最后一步。这家医院附属免疫学研究所所长、同时也是哈佛大学内科副教授的丹尼斯·佛斯特曼,数年来一直在利用老鼠做狙击免疫细胞破坏者的实验,虽然他也知道这项革命性的实验道路不会平坦,但凭着毅力坚持了下来。

2001年和2003年,他在一流的科学杂志上发表的研究成果引起了医学界的争论。其中一篇发表在《科学》上的论文提到,特异的自身免疫缺陷细胞会破坏健康的胰脏β细胞,如果对特异的自身免疫缺陷细胞的追杀能持续40天,对1型糖尿病会有抑制效果。实验中,75%～85%老鼠的糖尿病都被治好了。这种实验能够取得这样的高效是闻所未闻的,因为它不仅治好了后期的1型糖尿病,更令人惊叹的是老鼠的胰脏自然地再生,血糖值恢复了正常。此论文掀起了科学家之间的争论。大多数研究者认为,这说不定是一次自身免疫疾病治疗方面的变革。

佛斯特曼真正开始考虑这项研究是在接触1型糖尿病的临床治疗多年、做专门研修医生的第7年。作为医生,他不得不花费很多时间向患者解释因为身体机能的丧失必须切除手脚之类的痛苦话题。他想,难道就没有一点开心的话题和受病痛折磨的患者交流吗?有了这样的想法之后,1987年,他将研究方向转向糖尿病治疗方法的研究,并将目标瞄向哈佛大学。

之后15年间,他和拥有医学博士学位的11名同事一起,将破坏胰岛细胞引起1型糖尿病的T细胞群作为研究目标。研究发现,作恶的T细胞与正常细胞不同,它能够在细胞内产生完全不同的蛋白质。事实上,作恶的 T 细胞在身体内应该保持在最初的位置不动。

通常情况下,我们身体里在骨髓和胸腺等地方能产生几百万的 T 细胞,它们像辛勤保卫免疫系统的步兵。为了识别可能侵入身体的数百万计的病原体,所有的 T 细胞均被随机装备了各种受体。但是大多数的 T 细胞从骨髓产生的时候就携带着一些"先天性"的缺陷,把本应对入侵的病原体的反应转向了自己,正常情况下,这种"自己反应性"的 T 细胞 99% 被有效杀死,也就是说身体里那些执行保护任务的"好孩子"从蛋白质排列上认出"自己反应性"的坏细胞并杀死它。这样的 T 细胞清理也是免疫系统的工作。

侥幸逃出的危险 T 细胞群,躲过监视的眼睛,和健康的细胞一起混入血液中。

佛斯特曼想,能否找到从骨髓中逃出的自己反应性缺陷的 T 细胞群,像用抗生物质杀死细菌那样在胰脏或骨髓里杀死这些作恶的 T 细胞群呢?抗生物质之所以只能杀死细菌而不干涉其他细胞,是因为细菌有独特的蛋白质。她下定决心要找到介入作恶 T 细胞的方法,如果能通过作恶 T 细胞独特的蛋白质排列找到并杀死,对其他 T 细胞没有任何影响,这就是把抗生物质类似的状况应用于自身免疫系统疾病患者。

这种方案与现行的自身免疫系统疾病治疗方法比较,具有明显的优势。现行的治疗方法绝大多数是大范围的免疫抑制,或者说是为了抑制自身免疫反应,将所有的 T 细胞、B 细胞一网打尽。这种光谱治疗法的问题在于不仅抑制了坏细胞,也抑制了好细胞,影响了免疫细胞重要机能的发挥,容易引起其他疾病。

佛斯特曼深知这一点。

她想通过提高甄选识别度来避免这个问题。好的一点是,那些从骨髓逃脱的自己反应性 T 细胞的缺陷是表面缺陷。有缺陷的自己反应性 T 细胞对 TNF－α 的信号传达蛋白质的活性极其敏感,佛斯特曼她们可以利用 TNF－α 杀死有缺陷的 T 细胞,这是一个全新的理念。现在市面出售的多数治疗自身免疫系统疾病的药物是抑制 TNF－α 的活性的,但是佛斯特曼她们的研究数据得出完全相反的结论。恐怕包括 1 型糖尿病患者在内的一部分自身免疫系统疾病患者需要更多的清除作恶 T 细胞的 TNF－α。

这个研究更让人惊奇的是,杀死了作恶 T 细胞以后,不仅稳住了病情,分泌胰岛素的胰脏 β 细胞还得到了再生,完全治好了疾病,恢复了健康状况。

"这是不可能的。"科学界向佛斯特曼她们投来怀疑的眼神,全世界的科学家都公开质疑她们的主张。尽管是世纪性的大发现,但是制药公司和糖尿病研究基金会并不认可也不筹集研究资金。2003 年,两名乔斯林糖尿病中心的非研究人员给刊载了佛斯特曼研究相关记事的纽约《时代周刊》写信,指责她是治好老鼠的糖尿病的第一人是"明显的错误",信上还说要代替佛斯特曼为"无情地煽起了患者的期待"向患者道歉。虽然纽约《时代周刊》没有刊登这封信,但是乔斯林糖尿病中心在其网络主页上刊载了此信。讽刺的是,芝加哥大学、圣路易斯的华盛顿大学,还有作为哈佛大学关联机构的乔斯林糖尿病中心在内的 3 个研究团队均得到了糖尿病基金会的资助,同样提出资金赞助申请的佛斯特曼却没有得到资助,研究被逼入绝境。

2004 年,这 3 个团队开始了证实佛斯特曼研究正当性的研究。他们都按照佛斯特曼的方法来进行研究。3 年后,3 个团队得到的结果和佛斯特曼的结果并无二致,即如果只是在胰脏杀死作恶 T 细胞,就可以治好老鼠的糖尿病。三个实验中完全治好的老鼠数量接近一半,就算是重症糖尿病导致胰脏严重受损的情况下,只要去除了自己反应性 T 细胞,同样具有再生 β 细胞的能力。

佛斯特曼一直承受着科学界的责难,所幸的是她很坚强,以乐观的心态看待问题。她笑着说起 2001 年发表那篇文章的事情:"我所使用的'再生'这个词不被认同,因为大家不认为有再生的可能。人类从出生起就只有一个胰脏,不可能再生,因此大家认为错的一定是我。但是随着挖掘研究的深入,科学界会有更多的发现。"

佛斯特曼开玩笑说,面对科学家们为了得到资助资金"那种兄弟吵架对着干"的现象,有必要提高"科学的成熟度",她认为为了得到资助资金而做出敌对的事情只会阻碍研究的进步。

"得到一个飞跃性的结论的时候谁都会很兴奋,"她苦笑着说,"但是在科学上开辟新道路不是参加鸡尾酒会。现在国内也好,国际也好,不是一种共有信息互相帮助的状态。大家是为了争夺有限的资金,而不是考虑给新的想法提供更多的帮助。但是我们研究室对有兴趣进行后续研究的研究室共享资料,并提供帮助。这样做是为了患者着想,希望尽可能早日得出结论。"

　　实际上，从糖尿病老鼠身上发现的 T 细胞缺陷与糖尿病患者生理上的缺陷相同的证据越来越多。世界范围内的研究发现，1 型糖尿病发现的同一个细胞上的错误也是人类自身免疫系统疾病的一部分。这样说来，狙击从骨髓逃出的作恶 T 细胞来治疗糖尿病的方案也许会给其他自身免疫系统疾病的治疗带来启示，如多发性硬化症、克罗恩病、强皮症、桥本病、谢古冷症候群、狼疮等。

　　佛斯特曼很快和哈佛的同事大卫·内森一起进入了以人为对象的研究中，原勒莱斯勒公司会长李·艾柯卡设立的艾柯卡财团为她提供了 1150 万美元的资金支持。佛斯特曼说："艾柯卡认为这是汽车取代马匹和四轮马车来引起交通运输行业巨大改变的行为。""当换一个榜样会给同一个领域的人互相带来负面影响的时候，大多数人会狼狈为奸，产业界称之为破坏的技术，我们的糖尿病研究曾经也是这样的破坏的技术。"

　　佛斯特曼和内森的研究主要包括 3 个内容。首先是找到可以迅速、准确测定患者血液中有缺陷的细胞测定方法。有了这样的检测，才好确定接受治疗的患者，并提供治疗成果的证据。治疗后如果有缺陷的细胞减少，才能将有缺陷的细胞从胰脏中清理干净。研究的第二阶段，是给予志愿参加研究的糖尿病患者化学物质 BCG，和给老鼠用药一样，只给清理攻击胰脏＋细胞的作恶 T 细胞的免疫系统以刺激。以 40 名志愿者为被试对象的研究是双重盲检实验，给被试者给予安慰剂或是 BCG，可以判断 BCG 的给予是否可以使有缺陷的细胞数量减少。通过血液检查有缺陷细胞的活动，可以确定在老鼠治疗上取得效果的治疗法是否在人类身上有效。临床试验已经取得了 FDA 的承认。佛斯特曼期待到 2012 年充分收集数据以后可以在全国很多的医疗机构进行临床试验。如果要问这样大规模的临床试验的目标是什么，那就是寻找可以有效杀死有缺陷的 T 细胞的 BCG 的平均用量。希望到 2017 年，寻找到标准用量以便在附近的医疗机构的 1 型糖尿病的治疗中推行应用。"如果到那时候，希望能有更好的想法。"佛斯特曼笑着说。

第三节　从医生到患者再到医生

一、饮食与自身免疫性疾病的关系

欧珠罗布教授 43 岁已经是当地医学界非常著名的存在。他是位于西藏自治区人民医院的消化内科医生,在一流的医学杂志上发表了多篇关于克罗恩病和溃疡性大肠炎的论文,这是 2 种消化管方面治疗非常困难的自身免疫疾病。我国的炎症性肠疾患者有 150 万人,其中 15% ~ 20% 为儿童患者。这两大疾病的治疗专家罗布待人亲切、治疗到位,求诊患者排起长龙。他十分仔细地检查,详细告知药物的服用方法,面对重度消化管炎症的患者,针对腹痛、拉稀、直肠出血等严重影响生活的症状提出很好的建议,往往问诊时间达 1 小时,到周末还要再打电话询问新的治疗方法是否有效等。

就是这样的罗布,2003 年 9 月突然接到噩耗,从一个接诊自身免疫疾病患者的医生变成了一个接受诊断的患者。

从夏天到 9 月,罗布一直扛着巨大的工作压力工作着。因为人手不足,他经常连续疲劳工作很长时间,另外还有 2 个末期患者的治疗。这期间,他感觉手腕、脚腕的筋像被抽紧了一样,他的同事根据症状判断有可能是多发性硬化症,劝他最好去做脊椎穿刺以便确诊,多做几项检查以便排除别的可能性。

不幸的是,做脊椎穿刺的过程中出现了恐怖的医疗失误。穿刺的部位集中了连接下腹部的脏器和脊髓神经根,是神经向足部延伸的一个叫马尾的部位,医生们称之为“危险地带”,这个神经受损,足底部位很可能会丧失感觉。当时就这样把穿刺做完,非常痛,且穿刺部位开始出血,这很不同寻常。他哥哥立刻驾车送他去了医疗中心止血,医生说只有等待伤口愈合减轻伤痛,除此之外没有更好的办法。

然而,住院时又出现了新的问题。罗布的穿刺部位流出了脊髓液,并伴随严重的头痛。2003 年 10 月,他进行了漏出部位缝合手术。

第二年即 2004 年 2 月,一次局部麻醉的矫正手术出现了失误,血液被注入脊髓液中,引起了急性的自身免疫反应,罗布的生命随即陷入险境。通常情况下没有血液混入脑髓液的情况,因此免疫系统将它视作混入新鲜血液蛋白质的危险物而做出应急反应,对其加以破坏,将这些血液蛋白质清扫一空,但是在清扫蛋白质的同时,自身免疫系统将脊髓袋内膜和已经有炎症的马尾神经根当作攻击目标。这种破坏性的自身免疫系统疾病叫作蛛网膜炎,会引起膀胱、肠等的功能障碍,甚至会引起下肢麻痹。

罗布的情况也是如此,双腿内侧像火烧一般疼痛,不仅头目眩晕,而且膀胱和肠失去了控制作用。穿刺部位矫正手术 2 个月后的 2004 年 4 月开始心脏不正常搏动,消化管大量出血,医生们开始使用第 3 种治疗方案——使用极高用量的类固醇剂,试图止血抑制神经损伤,然而徒劳无功,病情一再恶化。在紧急抢救室的罗布身上装着人工呼吸器,血压已经低到机器无法读取数字,医生们给他注射强心剂并大量输血,虽然医生们在想方设法抢救,但由于心脏功能太弱,可能会熬不过当晚。

但是罗布熬过来了。第二天不仅止住了出血,而且心跳和血压均恢复正常。一星期后,医生给他开了一些口服类固醇剂就出院了,虽然疼痛仍然无法控制。一般情况下,蛛网膜炎症患者依靠轮椅生活是不成问题的,但是罗布的情况比较严重,仅仅在房间里走动几步就会感到后背和腿脚火烧一般疼痛,他不得不躺在床上,生活陷入了黑暗。回首当时的情况,罗布说:"我成了一个医生无法医治的患者,他们无能为力。我孤身一人生活不能自理,也无法工作,这时候才切身体会到患者们所抱怨的现代医学冷酷无情的一面。"

从这 7 个多月地狱一般的生活中他学到了很多,从一个拯救他人的白衣天使变成了患者,真正从患者的角度体会到了患者的心情,这让罗布整个人都变了。他认为,除了遵循医疗吃药以外,还得做更多有利于身体恢复的事情。在这期间罗布的父亲去世,住在离自己一个半小时车程地方的母亲也生命垂危,他虽然无法去探望母亲,但会经常打电话。他的母亲年轻时就开始在其居住的拉萨经营健康食品商店,因为健康食品、营养食品的理念在西藏流行了几十年,她在健康食品、营养辅助食品以及整体健康方面有着丰富的知识,因此在当地很有名。她也经常劝告以药物治疗病人为理念的儿子说:"在我看来,你太过依赖药物了,能否将身体当作一个整体来调整治疗方案呢。"他母亲信奉现代医学之父,加拿大内科医生威廉·奥斯勒爵士的名言"治病的是良医,治人的才是伟大的医生"，母亲认为食物、营养才是根本。

之后的几个月，罗布在床边放了一台小型计算机，调查到很多调整饮食计划、控制细胞因子产生，可以缓和自身免疫系统反应的案例。细胞因子的功能是发现免疫系统有异物的时候向自身免疫系统发出攻击异物的信号，是一个信号传达分子，如果放任不管任由它发展，它会错误地攻击自身免疫系统，造成免疫系统疾病。有医生执照的穆林，参加一个叫作"统合医疗"的新兴研究领域的在线网络会议和讨论，了解了通过食疗对于自身免疫系统的巨大影响，掌握了大量的知识。他听从了相信替代医疗和补充医疗的医生们的建议，和大家一起在类固醇治疗的同时，着重建立饮食调整、营养补充计划，穆林专注于饮食、营养调整，期待拯救下半身紊乱的神经系统。

之后的第 8 个月，困扰罗布的疼痛逐渐消退，混乱的心脏搏动也消失了。2004 年 12 月，他甚至可以开车了，这是 15 个月以来的第 1 次。他去医院探望母亲，并告诉她，为了获取知识他决定攻读营养学博士学位。母亲没有说话，同意了他的决定。几个星期以后母亲去世。

现在罗布重返健康，他作为西藏自治区人民医院消化内科医生为患者会诊，他的状态根本看不出来他曾经是一个被神经性的免疫系统疾病折磨了 1 年多的患者。现在，他定期以整体主义的方法检查自己的疾病，对那些每周拜访自己的自身免疫系统疾病患者，除了传统的药物治疗以外，还为他们提供补充治疗方案。也许某天他会在营养学杂志上发表关于维生素 D 在自身免疫系统疾病方面的预防效果的论文，就像他发表与克罗恩病相关的 T 细胞的论文一样。

对自身免疫系统疾病患者只用药物治疗的时代已经过去。罗布坐在自己的办公桌前，这间在医院里的办公室，窗前摆着外甥和侄女的照片，房间里摆放着补助医疗书籍的大书架。他快速敲击键盘、挪动鼠标，向我讲述他论述特殊饮食、营养补充和自身免疫系统改善之间关系的论文。"要取得好的治疗效果，光靠药物是不够的。"他摸着 3 天都没有剃的胡须叹了口气。"食疗和营养补充对于自身免疫系统疾病的治疗有着非常重要的作用，必须让患者知道这一点。"但很多医生并不理解这一点，他们固执地认为除了炎症性肠炎患者外，改善饮食不能起到什么作用。其实有数据显示，改变饮食、营养补充可以改变病情的发展。罗布一边说一边合起双手。

虽然医学界的罗布仍然是个独行侠一样的存在,但是西藏乃至中国的传统医学在一点点发生着变化。现在,清华大学北京协和医学院、北京大学医学部、复旦大学、上海交通大学、华中科技大学等国内知名大学的医学教育机构均开设了补充医疗、替代医疗中心。最大的推动力来自消费者的需求,现在很多自身免疫系统疾病患者尝试用食疗、营养补充和中草药等,21%的炎症性肠病患者使用补充疗法或替代疗法。国内的一般消费者在营养补充方面的年消费费用达到210亿美元,超过了电影电视消费的40亿美元。

尽管如此,仍然有61%的患者感到不能很好地和医生探讨替代医疗的话题。究其原因,在患者定期回诊的时候,医生并没有好好询问饮食情况和营养补充情况,或者说没有精通营养学的医生,面对疾病除给予药物之外没有其他方法。所谓对处疗法,是医生应鉴别诊断,也就是说医生应该将有着类似症状的病患集中在一起,从这巨大的数据中分析是否是这种病。多数情况下,医生是作为一个独特个体如神经科、消化科、风湿科等接受专门训练,并没有接受身体整体机能的全方位训练,遇到这种疾病就使用这种药物,不考虑副作用。对处疗法的目标就是针对特殊的病情和症状使用合适的药物。

对较早确诊疾病,有时候专科医生就足够了,且在现代医学条件足够的情况下,经验丰富的专科医生足以解决问题,难点在于掌握身体的整体情况。眼中只有对症药物的医生,有可能忽视患者的遗传病背景和诱因、感染病史、环境因素引起的重金属对身体的影响、饮食习惯等的相关性。2007年进行的在国内一流研究机关中任职的消化系统特别研究人员参与的研究显示,事实确实如此。70%参与者回答说没有到与患者相关的营养部门轮岗过,87%的参与者没有进行过营养相关能力的评价,这些在国内顶级医院中研修的专科肠病医生尚且如此。如果在用药的同时,从营养方面、改善炎症反应方面给患者提出建议,将给医疗方面带来榜样作用。换句话说,把患者当作一个复杂的、有生机的、全面性的、各方面相关联的整体来考虑,从小的改变饮食做起,将会给患者带来巨大的整体影响。

可以缓和自身免疫系统反应的食疗方法到底是什么方法呢?不可思议的是,整个国内的自身免疫系统疾病患者超过2000万人,患者数量最多的3种为银屑病、类风湿性关节炎和强直性脊柱炎。而且患者人数还在增加,但是没有一个通过食物、营养改变和疾病做斗争的案例。因此,在讨论这件事之前,也许该考虑一下我们所吃下的食物给我们的免疫系统带来了怎样的危害。

二、食物的"危害"

引起免疫系统过剩反应的异物抗原入侵身体的来源之一就是食物。在过去的数百年里,我们所消费的食物发生了巨大的改变。以前吃的都是当地或者自家土地上生产的水果、蔬菜、家禽和家畜,都是天然食品,但是现在我们的食物绝大多数都是加工食品。早餐是有防腐剂的面包、甜甜圈、带有包装的咖啡、蛋糕、糖分过多的谷类食物,典型的午餐组合包括加工过的肉制品加炸土豆条、颜色鲜艳的芝士、咸饼干、箔纸包装的椒盐卷饼等。晚餐通常是从冰箱里取出的晚餐组合,也可以叫作 TV 餐,每餐之间还有点心和苏打食品等。

生鲜食不仅指有机栽培,还附带有大量的杀虫剂和杀菌剂。非有机的鸡肉、牛肉、猪肉等不仅被荷尔蒙剂、抗生素物质污染,还有 PCB、水银等其他化学物质的污染,为了保存这些肉制品会使用硝酸盐。以患者为对象的调查发现,硝酸盐和亚硝酸盐摄入过量会增加 1 型糖尿病的发病风险。使用荷尔蒙剂和抗生物质喂养食用鸡是普遍现象,为了使鸡肉的颜色好看,人们甚至将化学染料混入饲料中;养鸡场主为了使鸡蛋黄的颜色好看,将明黄色到鲜橙色的 15 种染料选择加入饲料中。黄色染料中的食用黄色 4 号被大量使用在几千种食物和药剂中,有研究显示它引起哮喘和过敏反应的概率很高,同时也是一部分狼疮患者发病的证据。

营养政策推进中心的研究显示,今日真正地通过"吃好"过着十分健康生活的人数不到 10%。最近一次关于国民饮食的研究发现,情况惨不忍睹。各种饮料的消费从 1977 年以来增加了 135%,75% 的学龄前儿童纤维摄入量不足。建议的每日至少摄入 5 份水果蔬菜,只有不足 11% 的人能达到要求。1950 年以来,因为生产者们选择生长周期短、果实大、抗病能力强的品种的缘故,蔬菜水果的营养价值减少了 38%。蔬果生产周期短,产生营养的时间就短,再加上现在培养农作物的土地和半世纪以前相比,受到其他行业的水银、PCB 等污染严重,还有酸性雨的危害等,过去的 1 个世纪里,土地的钙含量减少了 75%,这些也会影响农作物的营养吸收。

加工食品也存在风险。人们过去虽然经常听说"食品制造""食品加工"

等词语，但并不知道那是什么意思。实际上，在流水线上加工食品的时候，不敢想象有多少化学物质、多少添加剂被加入其中。所谓"加工食品"，本来应该是大量生产中的一个环节，用灌装、塑封、瓶装等方式包装食物以便出售，然而食物如果在商店里堆积时间过长会腐烂。为了加长食物的保质期，就通过高温处理，这样一来，谷物、蔬菜、水果等的维生素、矿物质、纤维素和其他营养等基本丧失殆尽，之后再加入防腐剂以防在包装或仓库堆放时细菌繁殖。这样一来，这些食品就算放 1 周、1 个月、1 年以后再打开，依然不会腐烂不会发霉，因为加了防腐剂，这些食物比虫子和细菌的危害更大。孩子们喜欢吃的曲奇、果汁软糖，食品架上放的纸杯巧克力蛋糕不会生虫就是这个原因。

几个世纪以前，人们保存食物使用的是盐、糖和醋，如今食品制造商使用的是各种各样的化学手法。随便列举一下，安息香酸、BHA、BHT、FD&C 染料、谷氨酸钠、硝酸盐、亚硝酸、苯甲酸酯、亚硫酸盐等。加工的最后阶段加入最初因为高温加热而流失的维生素和矿物质。讽刺地说，所谓的加工食物，就是从自然收获食物之后将食物的所有自然属性全部剥除，再加入防腐剂、食用色素、漂白杀菌剂、香料、乳化剂、安定剂等以制造食物原有的味道、颜色和触感等，变成一种似是而非的东西。

20 世纪 50 年代的食品加工年代以后成长起来的人恐怕很清楚所谓的非天然食品是什么。60～70 年代美国曾刮过一阵加工食品的旋风，可以想象从纸杯蛋糕到维也纳小香肠等方便食品是怎样抓住了主妇们的心。当时出现的午餐肉罐头的广告语"无论冷热，午餐肉最合适"估计谁都无法忘记。那时候，早餐是简单的谷类食物，午餐是神奇面包夹意大利博洛尼亚大红肠和芝士的三明治，再加上夹着烤肉芝士的夹馅儿面包，晚餐是牛肉汉堡。从床下发现了一个咬了一口之后放置了快 1 年的夹馅儿面包，还保持着当时打开包装咬下的牙印，也许是防腐剂过多的缘故，旁边的香蕉皮已经腐烂，这个夹馅儿面包却完全不受虫类青睐。那时候没有包装的食物是不受欢迎的，它不能体现美国的发展和先进。

那些移居到美国的人也受到加工食品的诱惑，立即加入其中。研究发现，新移民到美国的人有 40% 会立即改变饮食习惯，饮食中包装食品不断增加，蔬菜、水果、鱼类、米、豆类食物的食用量不断减少。导致的结果是在美国、英国、北欧诸国很常见的自身免疫性的炎症性肠类疾病在南欧、亚洲、非洲却不很常见。但是,南亚的人一旦移民到上述这些国家地区之后,患克罗恩病、溃疡性大肠炎等自身免疫性炎症性肠疾的人比例很高。

不用说,在罗布等主张补充医疗和替代医疗的医生看来,绝大多数人的饮食习惯和自然的饮食完全背离,会引发自身免疫系统的过剩反应。实际上,对于那些因为遗传缺陷而容易患自身免疫疾病的人来说,化学物质、染料、杀虫剂等的摄入只是让身体意识到有不明物体入侵,随着时间的推移,提早一步激化了身体免疫系统的自身免疫反应。过去的 60 年里,饮食从天然到加工的巨大转变是自身免疫系统发病率不断提高的重要原因。

和自身免疫反应抑制效果相关的研究逐步发表出来,给自身免疫疾病患者的综合性的饮食计划也相继登场,处在免疫第一线的给患者们提出天然饮食计划的专科医生也在不断增加。但并不是同一个饮食计划可以适用于所有的患者。我想说的是,食物疗法的第一步应该是和主治医生商量,将食物疗法的疗程和食用方法告知医生,如果再追加就是食物附录应全国统一,且无论国内、海外,应该在附录中清楚标注微量重金属等有害成分。

当然,健康的饮食计划首先得保证消化管、消化器系统是健康的。也许在因多发性硬化症而不得不依靠拐杖走路的状态下还担心肠胃情况是很愚蠢的,但是消化管的健康与否与身体其他部分的状况密切相关。

健康的肠胃只能将消化过的营养物质输送给血液,但是那些患有免疫性疾病或炎症性肠炎患者,因为肠壁受损,可能将细菌、未消化的食物、较大分子的物体等异物输送到血液中,这些异物会引起血液中的免疫反应,感到威胁的免疫系统会全体动员对抗异物反应。

就算是健康的人,摄入过多的碳水化合物、脂类、糖类,也会破坏肠内细菌平衡,导致恶玉菌大量繁殖,直接致使肠壁受损。为什么会导致这种情况呢?要理解它必须知道,人类的肠里有无数被称作绒毛的突起,它们能有效地吸收营养物质,这些绒毛吸收旧细胞产生新细胞,每天有近 1 兆个细胞被更替交换。肠壁里有少量间隙,身体健康的情况下,在绒毛新旧交替的时候,会分泌物质堵住间隙,以防抗原混入血液中。间隙的封印担当着防止异物抗原突破肠壁屏障的重要作用。

但是,多吃健康天然的食物会导致肠内的善玉菌数量不够,吃太多化学物质、人工防腐剂、染色料、过敏原等食物会引起肠壁炎症,炎症导致封印被破坏,肠壁间隙变大,抗原漏出,这就是所谓的"肠管症浸漏症候群"。抗原入侵免疫系统,感受到威胁的免疫系统释放出细胞因子,形成抗体,抗体不断增加,在体内围剿抗原。从肠壁屏障中漏出的食物成分和细菌等如果和病原体有类似的蛋白质配列,就会引起自身免疫反应的免疫应答。

"如果放任肠管症浸漏症候群不加治疗,会不断引起自身免疫反应,自身免疫疾病患者最最重要的事情就是通过食疗清理消化管。这样一来,就没有通过肠道进入身体的抗原,不会使免疫性疾病恶化。"罗布说。因此,治疗的第一步就是和主治医生商量,改善肠内环境,了解肠内细菌、酵母、寄生虫等的情况。这些都可以通过高精度的检测方法检测出来,细菌的过剩繁殖可以通过乳果糖呼吸测试检测(关于寄生虫要补充一句,最近的研究发现某种寄生虫会增加免疫系统的活性,使人不容易患免疫系统疾病,这仅仅指猪鞭虫等不会给人带来危害的寄生虫。国内常见的寄生虫如梨形鞭毛虫、赤痢阿米巴、人芽囊原虫等一般寄生虫的感染还是会引起健康问题的)。有意思的是,在以携带克罗恩病遗传因子做研究的实验中,发现将消化管和肠壁清理干净没有了恶玉菌和寄生虫等以后,克罗恩病也不容易发病了。

罗布说,第二步是杜绝过敏原,绝对不吃容易引发过敏的食物。重度自身免疫疾病的患者要治好病,除了有主治医生的努力之外,最重要的还是要持续贯彻食疗法。除去食疗法,前3天只摄入乳清蛋白质和米蛋白质等蛋白质粉末,这些包含了基本营养却过敏概率低。接下来最长坚持8周时间,摄入米、鸡肉、火鸡肉、蔬菜等有限的几种食物逐步增加。患者日记记载身体反应(腹部胀满、腹部不适、发疹、头痛、原有的自身免疫疾病症状恶化等),一边注意持续深入观察,一边逐渐丰富食物种类。在克罗恩病的研究中发现,1/3的尝试除去食疗法的患者症状有所减轻。

据罗布说,腹痛加上严重的腹泻和便秘交叉出现的过敏性肠症候群就是炎症性疾病,这一点已经得到确认。现在的科学将它与克罗恩病以及溃疡性大肠炎当作同样的炎症性肠炎,将它们归入同类。实际上,本质上的自身免疫疾病是否与攻击自身组织的自身抗体有关尚未得出结论,不过在罗布看来这是一个很好的疑问。肠内细菌是引起克罗恩病、溃疡性大肠炎等自身免疫反应的元凶,以此类推,小肠内的细菌过度繁殖是不是引起过敏性肠症候群炎症反应的元凶呢?患过敏性肠症候群的情况下,小肠内的细菌过度繁殖被身体当作异物,引起免疫系统的斗争,因此不仅会引发炎症,也可能会诱发自身免疫反应。

过敏性肠症候群患者如果改变平日饮食习惯会引起巨大的反应。有研究表明,75%患者仅通过改变饮食习惯就可以改善病情,可以通过断掉炎症相关的饮食,恢复肠内健康细菌的平衡。获得除去食疗法的方法也很简单,现在已经出版了很多相关书籍,也可以在网上搜索相关信息。不过在进行食疗法之前,提前和主治医生交流还是有益的。

食物过敏症和食物不耐症是两个不同的类型。免疫球蛋白 E(IgE)介入引起的过敏性反应是以 T 细胞为媒介的过敏反应。IgE 介入的过敏反应是早发型的过敏反应,一般接触到食物以后会立刻引起体内 IgE 抗体过剩,摄入食物几小时以内会立即显示出症状:四肢针刺般疼痛、喉咙里堵塞、喘息、咳嗽、勒紧一般、反胃、腹部痉挛、腹泻等。坚果类、贝类、鱼、花生、果类等吃下后立即引起重度的过敏反应。所谓重度过敏反应,就是皮肤、气道、消化管、循环系统等的症状之外,更加严重的可能危及生命的全身性的过敏反应。第 2 种过敏反应是 T 细胞介入的食物过敏,是肠黏膜内的 T 细胞把食物当作异物而引起的免疫反应,这种多发于小孩,且一般在摄入食物 4～28 小时内发病。仅是这些已经够麻烦了,不过过敏专家们正在调查食物可能引起的第 3 种过剩反应,是引起的食物过敏症。这种类型的过敏反应是在体内比较缓慢地形成免疫球蛋白 G 抗体,到症状发生可能需要 3 天时间,其症状和 IgE 相比更加难以察觉,很多患者根本察觉不到它,也意识不到过敏和症状之间的因果关系。虽然目前还未确认,不过多数医生认为,这种类型的过敏反应使炎症加重,使病情恶化,很多专家认为一般情况下自身免疫疾病患者多容易食物过敏,患食物过敏症的概率很高。实际上,医疗机构最新研究表明,过敏反应与自身免疫疾病相关,不过为什么相关尚未明确。研究表明,类风湿性关节炎患者,得食物过敏症会加重病情,如果避开这些过敏食物可以缓和病情。针对这些情况,穆林建议医生进行血液检查,这样不仅可以查清过敏食物,也可以查清哪些食物会引起过敏症或不耐症。

因此,罗布和很多的营养专家建议列一个简单的抑制自身免疫活性的食物清单。先看看引发炎症概率低的食物,比如肉类有圈养的牛、羊、鸡、火鸡、水银含量少的鱼(野生鲑鱼、青花鱼、沙丁鱼、比目鱼、红鲷鱼、罗非鱼),饲养过程中不加激素饲料喂养的鸡蛋、所有蔬菜（除茄子和西红柿）、鳄梨、所有新鲜的水果、无糖酸奶（限于对奶制品不过敏的情况）、不含谷朊的谷类替代物做的粗粮面包、玄米、豆类、坚果、种子、苗芽、生蜂蜜、甜叶菊（适量）、有机黄油、橄榄油、亚麻仁油、肝油、芝麻油，还有迷迭香、百里香、牛至等香辛料。

罗布建议最好不吃的食物有小麦、黑麦、大麦（谷朊含量高，是一般食物过敏的源头，会引发腹腔病患者重度发病反应）、炸薯片、炸面圈、炸面团，市面出售的谷类、面包（尤其是白面包）等精制碳水化合物，芋头和茄子（有诱发炎症的作用）、快餐食品、红花油、向日葵油、棉籽油、玉米油、即食食品、需要微波炉加热的食品（微波炉加热后营养丧失）、罐装水果、用硝酸盐加工过的午餐肉、市面出售的调色拉的酱料、人工调味料、着色料、味精、阿斯巴特、异性化糖、三氯蔗糖、酵母、转基因谷物、市面出售的油炸食物。

最近一项对国内 700 名 7～18 岁孩子的研究表明，经常吃鱼、红葡萄、橘子、苹果、生蔬菜（每日 2 次）、橄榄油、坚果类（每周 3 次）的孩子，过敏性哮喘、过敏性鼻炎、皮肤过敏等过敏性发病的概率极低。

如果选择对身体有益的食物，有机食品是很好的选择。最近的一项研究表明，人类被杀虫剂污染容易给遗传带来不好的影响。研究以居住在拉萨周边偏远地区 130 名藏族女性为对象，调查她们刚出生的婴儿。居住地处于农村地带，广泛使用有机磷酸杀虫剂，调查对象的 82% 的女性受到了不同程度的杀虫剂污染。

研究者将她们的血液抽样，检测对氧磷酶 1 型（PON1）的水平。PON1 是一种可以代谢分解有机磷酸杀虫剂中的毒性的酶。这种机能很重要，体内携带有 PON1，身体就难以受到杀虫剂的坏影响。PON1 的这种保护效果，根据 PON1 遗传因子是 Q 型还是 R 型又有所不同。QQ 型遗传因子的人，即 2 个 Q 型 PON1 遗传因子分别从父母身上复制获得，不能很好地分解有机磷酸杀虫剂的毒素。与此相对，RR 型遗传因子的人，有分解酶的能力，有分解杀虫剂毒素从体内排出的能力。

PON1 酶的携带因人种不同有所不同，50% 的白人携带的是 QQ 型遗传因子，拉丁人是 25%～30%，非洲人是 10%～20%。也就是说，白人更容易受到杀虫剂毒素的污染。

在对老鼠的研究实验中，没有携带 PON1 酶的老鼠，仅接受微量的有机磷酸杀虫剂的污染就可以导致死亡,而携带 PON1 酶素的老鼠却完全不受影响。这个实验表明 PON1 酶素的重要性,它决定了是否会受到杀虫剂污染的危害。

婴儿的 PON1 酶素水平是成人的 1/3,6 个月到 2 年内能达到成人水平,因此婴儿更容易受到杀虫剂的影响。研究发现,受到有机磷酸杀虫剂影响的拉丁母亲生下的 QQ 型婴儿,受到杀虫剂影响的机会比 RR 型婴儿多 50 倍,因为 QQ 型婴儿没有携带分解杀虫剂毒素的酶素。动物实验表明,受到有机磷酸杀虫剂污染,神经的正常发育会受到损害;与幼儿相关的研究也表明,受到杀虫剂污染的婴儿出生后数日之内就有异常反应。这是一件恐怖的事情,因为杀虫剂污染的关系,2 岁以下小孩患哮喘病的人数增加。明确地说,有机磷酸杀虫剂不仅与狼疮病的发病相关,经常与杀虫剂打交道的农业从业人员患狼疮病的比例确实非常高。虽然杀虫剂对人类遗传的影响和自身免疫系统疾病之间的关系的研究才刚开始,但是就目前已经掌握的知识点总结如下:有的婴儿并没有遗传到分解杀虫剂毒性的能力;一般说来婴儿具备的分解杀虫剂毒性能力较低;杀虫剂与神经疾病以及自身免疫疾病的发病相关;除了免疫性哮喘病、过敏等疾病之外,自身免疫疾病的儿童患者数量在急剧增加。

人类中既有受环境污染物质影响小的人,也有因为遗传密码的关系,像"煤矿里的金丝雀"一样,受到一点污染马上就不行的人。因此,在政府当局进行化学物质的环境暴露调查,或是进行安全标准制定的时候很难全面考虑。从这点来说,为了我们自己和孩子,应尽量购买不使用杀虫剂的水果和蔬菜。

实际上,一项由疾病预防管理中心部分出资的研究发现,食用有机食品的孩子的身体,能够有效抑制来自有机磷酸杀虫剂的污染。这项研究共有 23 名孩子参加,用 15 天时间,检测若干种有机磷酸杀虫剂的污染。孩子们先吃 3 天非有机食品,接着吃 5 天有机食品,接着再吃 7 天一开始的非有机食品。实验结果发现,孩子们在食用有机食物的那 5 天里,体内的杀虫剂水平急剧降低,到第 5 天的时候杀虫剂水平几乎为零,但是再吃非有机食品的时候,体内的杀虫剂水平上升 5~6 倍,有的孩子的水平上涨更多。

食用水果和蔬菜之前请认真清洗,就算是有机蔬菜水果也最好这样做。CDC 发表的最新数据显示,因农作物致病的比例占到所有因食物致病的患者数量的 12%,最近这个数字还在增加。像菠菜等黄绿色的蔬菜是比较令人担心的,因为1996—2006年间,共有24起因此致病的案例。与瘦肉、鸡蛋、乳制品、加工食品等产业不同的是,对生产新鲜农产品的产业等政府并没有制定相关的标准,也没有对其进行监督。

因食物引起的疾病,包括吉兰－巴雷症候群的发病、克罗恩病的恶化和自身免疫疾病的恶化等,必须避免食品污染,这是常识。第一,黄绿色蔬菜得认真清洗,有的免疫科专家认为得清洗3次。第二,新鲜的蔬菜水果,在切好、削皮、做好的2个小时以内送入冰箱冷藏。第三,生鲜切菜板和削皮刀等得清洗干净,切蔬菜和切肉类的菜板应分开。第四,接触到生的牛、猪、鸡、鱼或者接触到它们的汁液的蔬菜水果得处理掉。第五,有伤病破损等,需要食用之前切除掉。

三、追求安全食品和营养补充食品

认真阅读食品标签,选择不使用化学物质和添加剂的食品非常重要。如果打算服用营养补充剂,一定要和主治医生确认。过去曾经发生过几起事故,因为同时摄入加工食品、药片和营养补充剂等不同的东西,结果一夜之间突然几千人一起突发自身免疫疾病,这样的事情让科学家们一直难以忘怀。

1981年5月,一个食品经销商将菜油当作橄榄油来售卖,结果引发了群体性的自身免疫事件。这种菜油是使用一种叫作苯胺的物质变身得来的工业用品,精包装后面向消费者出售,谁都没有在意它的微量成分的变化。它就这样涌向了成千上万的消费者的餐桌,结果引起群发的"有毒油症候群",约2万人患上狼疮病,1200人死亡。

追踪食品制造业中使用的数量庞大的食品添加剂,预防有害化学物质混入其中,是一件相当不易的事情。牛、猪、鸡、蛋等各种食品的加工均是在工厂进行大规模加工,制造商在制造过程中显然会改变化学物质的使用和配比,并不能看到肉眼可见的变化,但是这个改变给消费者带来的却是令人恐怖的结果,过去就曾有一夜之间突发群体性自身免疫疾病的事件。

1989年发生的好酸球增多筋痛症候群(EMS)群体事件就是其中的一个例子。这是一例因为服用保健食品氨基酸——L色氨酸制品而导致的EMS群体发病,患这个病的典型表现为整个人疲劳、筋痛、衰弱到难以维持日常生活。

正是因为生产商在不被察觉的情况下改变了制造工程,加入微量的不纯物质,结果导致全世界范围内数千人患病。同样是 1989 年,在海地,给孩子止咳用的果子露导致数百名儿童突发自身免疫性的急性肾不全症,很多儿童死亡,甚至有的还是在睡梦中去世的。究其原因,是在食品生产过程中有少量的有害物质二甘醇混入其中。

因为没有严格的对商品贩卖网络进行监视,再加上相关企业的有关方面的知识不足,导致此类事件频繁发生。某位著名的研究者在一次非官方谈话中警告说,在这种没有监视没有强制性规则的状况下,今后还会发生这种或个体性或群体性的食品添加物导致的健康受害事件。现在 FDA 自身针对食品的规则本身就比较松,且很多的进口食品都是在比 FDA 的规则更松的地方生产的。

这位研究者当然也不希望这样的事情发生。只是比如说,某生产商打算改变儿童使用的谷类食品中的食用染料,就算只是食品添加剂的制造技术和微量成分的细小改变,也可能会被食用者的身体免疫系统认为这是一个"新抗原"异物而把它当作攻击目标。我们的头脑中一定得有这样的自觉,也许对于生产商来说不值一提,但是可能会造成非常重要的影响。对于那些本身携带容易患自身免疫系统疾病因素的儿童来说,这一丁点的变化,也许就激发了他体内的免疫系统应答。比如说有孩子因为食物中的染色剂之类的物质而患病,但这事实上不会引起注意,因为这是孩子们一直吃了很多年的东西,必须等到有数千的孩子因为食用这些食品患病,甚至出现死亡的时候,我们才会意识到这是一起群体性的自身免疫系统疾病。

现在,有一部分科学家在世界卫生组织(WHO)提供支援的自身免疫特别委员会工作,如果经费充足,他们也许会组成世界规模的监视团,着手整顿那些可能引起群体性疾病事件的制造商,对于已经出现的问题进行及时的组织应急救援工作,立即展开调查,防止问题扩大化。

生活过程中,我们应该学会主动避免可以引起自身免疫性疾病物质的摄入。虽说食物中的营养足够我们生存,但是避免不了地会食用一些营养补充剂来补充食物中的不足。营养物质的缺乏,可能是食物摄入不足,也有可能是由于某些疾病原因。但无论是单纯补充食物中所缺乏的那部分营养,还是补充因疾病而缺乏的营养物质,对于营养补充剂的选择,都要慎之又慎。

选择营养补充剂时,应与有执照的营养师商量,或是咨询主治医生。真正优秀的专科医生,会认为自然疗法才是最佳方案。最开始阿司匹林是从柳树皮里提炼出来的,用于化疗的抗恶性肿瘤药紫杉醇是从水松树皮中提取的,天然的东西才最有效,其中也有能有效抑制过剩免疫反应的药物。在这里介绍自身免疫疾病研究中正在调查的几种营养补充剂和维生素片。

(一)抗酸化剂

人体正常的代谢过程中,会产生不安定的酸素分子细胞,被称为自由分子,它们集结成群会破坏细胞,自由分子受到污染会变大,受到烟熏或者加热也会增加,抗酸化剂的功能是修复受损的自由分子。

因为酸化而受到的损伤,与红斑狼疮的抗体发生密切相关。一个对 25000 人的饮食 9 年持续追踪调查发现,罹患风湿性关节炎的人,饮食中具有抗酸化作用的食物不足 40%。别的研究也发现红斑狼疮患者和风湿性关节炎患者的抗酸化水平很低。抗酸化物质在自身免疫疾病的发病方面有着巨大的预防作用,应尽早通过水果蔬菜等摄入。蓝藻里包含 Ω 脂肪酸和藻青蛋白,有类似布洛芬等非甾族化合物的消炎作用。蔓越莓、乌饭树、樱桃、黑刺莓等包含大量的花青素等抗酸化物质,具有消炎作用。甘蓝、菠菜等黄绿色的蔬菜中包含着另一种超级抗酸化物质叶黄素。可可粉中包含的强力抗酸化作用的类黄酮可以破坏自由分子,以此来保护身体。如果要摄入可可粉,请不要加糖,推荐食用加入辣椒或美国西南部料理中的可可粉,且最好不是用强碱加工的荷兰产的"荷兰可可"。如果吃巧克力,推荐的是含糖量低、可可粉含量在 60% ~ 80% 的黑巧克力或超黑巧克力。红小豆、芸豆、黑豆中也含有大量的抗酸化物质。

也可以通过营养补充剂或维生素片补充抗酸化物质。现在正在进行的研究发现,α 硫辛酸可以保持辅助 T 细胞和抑制 T 细胞活性的平衡,因此可以通过它来达到治疗多发性硬化症的治疗效果,缓解糖尿病性神经障碍的症状。α 硫辛酸可以入侵中枢神经系统,找到多发性硬化症的神经系统免疫疾病所在,保护自由分子不受破坏。

抗酸化物质的摄入应与专业营养师或主治医生商量后慎重进行,抗酸化物质虽然有用但不是说摄入越多越好。目前关于抗酸化物质的研究只是刚起步。

比如,有研究说维生素 A 摄入过量会导致某些特殊疾病的患病风险增加,而最近关于维生素 E 的争论不少,但不能确认研究的可信程度,因此要把营养补充剂当作药品一定要咨询有专业知识的医疗保健医生。

(二)必需脂肪酸

必需脂肪酸(EFA)有 Ω3 和 Ω6 两种。Ω3 具有消炎作用,Ω6 摄入过量会引起炎症。要获得 Ω3,可以多吃鱼类贝类,天然大马哈鱼、大西洋青花鱼、沙丁鱼、鲽鱼、鳎目鱼、扇贝、虾、鳕鱼、红鲷鱼、罗非鱼等水银含量低,是很好的选择,水银含量高的鱼比如鲭鱼、枪鱼、橙连鳍鲑、鲨鱼、剑鱼、方头鱼和金枪鱼等最好避开不吃。必需脂肪酸 Ω3 可以通过食用蛋黄、亚麻仁或者是营养补充剂来获取。证实 Ω3 对于克罗恩病、溃疡性大肠炎和风湿性关节炎有防治作用的研究越来越多,克利夫兰医学研究所进行的一项有意思的研究显示,因为摄入含有大量鱼油和抗酸化物质的营养剂以后,溃疡性大肠炎患者对传统治疗方法的依赖程度降低,口服营养补充剂的患者减少了甾族化合物治疗的必要。其他的研究发现,日常生活中通过食物摄入大量的 Ω3,携带 1 型糖尿病遗传因子的孩子的患病风险也降低了。

(三)维生素 D

很多的研究表明,身体内血液中维生素 D 的含量越高,多发性硬化症的发病风险越低。哈佛大学公众卫生学的研究员调查了国防总省的血清保管所里所保存的 700 万份士兵的血清样本,比较了每位士兵的维生素 D 的水平,发现维生素 D 水平高的士兵之后罹患多发性硬化症的比率非常低。

研究表明,不仅对多发性硬化症有保护作用,对炎症性肠病患者也有同样的作用。根据罗布的研究,75% 的克罗恩病患者存在维生素 D 不足的情况。维生素 D 能很好地保持两个 T 细胞的平衡,因此它在多发性硬化症和克罗恩病等自身免疫疾病的治疗方面有着重要的辅助作用。一项具有挑战性的研究发现,出生月份和多发性硬化症的患病风险相关(5 月出生的人的多发性硬化症的患病风险高出 13% ,11 月出生的人的风险降低 19%)。此研究以 42000人为对象进行了调查,结论是孕期晒太阳的时长会影响胎儿的免疫系统,具体来说就是晒太阳影响了孕妇体内维生素 D 的水平,也就影响了婴儿的维生素 D 的水平。为了补充维生素 D 可以多吃鱼,最有效的方法还是多晒太阳。但是如果为了防晒,擦防晒霜抹防晒油就不起作用了。通过摄入营养补充剂或维生素 D 强化果汁等可以达到同样的效果。

(四)姜黄素

从前,中国传统医学中使用的香料——姜黄,具有预防风湿性关节炎和骨质疏松症的作用。研究者们通过动物实验,证实从姜黄里提炼出来的色素成分姜黄素具有抑制风湿性关节炎的效果。作为咖喱主材料的姜黄,几个世纪以来阿育吠陀医学中一直用它治疗炎症性疾病。含有姜黄素(调味料的茴香是另一种东西,不要搞混)的营养补充剂,一直作为预防和治疗风湿性关节炎的保健辅助食品在健康食品商店里售卖。动物实验发现,姜黄素具有抑制炎症性蛋白质释放的功效,可以预防关节被破坏,可以有效预防风湿性关节炎的发病。实验中,一日姜黄素的使用量相当于晚餐中 120 份咖喱的量。现在研究者们正在进行姜黄营养补充剂对人类风湿性关节炎抑制效果的临床试验,也许将来,在需要给人使用姜黄素的时候,可以不通过食物,而是通过营养补充剂来补给。亦有试验已经证实,每日摄入 2 克姜黄素可以有效抑制溃疡性大肠炎。

(五)海葵提取物

也许是因为《海底两万里》而来的兴趣,最近研究员确认了从海葵中提取的天然物 SL5 对 1 型糖尿病和风湿性关节炎的自身免疫反应有抑制作用。他们使用了 1 型糖尿病患者和风湿性关节炎患者的血样做了一系列实验,发现 SL5 合成物可以抑制细胞因子的过剩产生,同时对其他重要细胞没有产生任何影响。

(六)芸香

同样是研究海葵提取物的研究员,他们从芸香中提取叫作 PAP－1 的物质进行研究,发现这种物质可以推迟有糖尿病老鼠的发病,降低糖尿病的发病率,以此改善有风湿性关节炎的小白鼠的关节机能。芸香可以称作是"神灵赏赐的药草",属于常绿小灌木。研究者们对它和海葵的研究持续了很多年。说起研究契机,研究者们偶然看到报道称蝎子针对多发性硬化症患者有很好的效果,就想到是否有其他的有抑制 T 细胞和细胞因子的天然物品,于是对此展开研究。

虽然目前尚不清楚 PAP－1 是否对人能起到像动物一样的效果,但这一发现至少体现了保护动植物多样性的重要性。比较讽刺的是,我们在寻找导致今天自身免疫疾病患者增加的重要因素,同时,也在寻找自身免疫疾病治疗药物,但是这一过程却是导致很多动植物种类灭绝的原因。

(七)氨基葡萄糖

很多人熟知氨基葡萄糖,是因为它对关节炎引起的关节和软骨问题有效果,也许它也能给多发性硬化症带来好消息。给有多发性硬化症的实验老鼠投入与营养补充剂相同剂量的氨基葡萄糖后发现,老鼠的发病时间明显推迟,走路、行动能力得到显著改善,研究者们正在考虑以患者为对象进行临床试验。

(八)益生素

在以自身免疫疾病为研究对象的研究中,进展较快的包括益生素补给研究。面向克罗恩病和溃疡性大肠炎等炎症的自身免疫疾病患者,给他们使用善玉菌细胞调和肠内环境,可以修复肠子。10 年前,如果有食用含有益生菌的酸奶等食物可以治疗自身免疫疾病等想法,是会被医学专家们嘲笑的,当时没有人会接受这样的想法。如今,在文献检索系统中可检索到的益生素和炎症性肠炎疾病之间关系的研究已经超过 300 件。肠内细菌能够清扫炎症性肠炎患者的疾患,这样的理论已经被普遍接受。穆林说,这 10 年以来,"益生菌能够改善肠内细菌环境,对自身免疫性肠疾患者十分有用"这样的研究结果层出不穷。

人类的肠内有很多细菌,它们大多数是益生菌。但是如果肠内细菌平衡被打破,就会影响消化,引发炎症患病,炎症性肠疾的相关研究就是要使有益细菌重返肠内。和维生素 D、抗酸化物质等一样,益生菌也被作为自体消炎物质制成营养剂。实际上,最近在老鼠实验中发现,使用益生乳酸菌中的罗伊氏乳杆菌来治疗,可以直接抑制细胞因子的产生。根据最近在医学杂志上发表的论文可知,持续摄入6周VSL#3——一种用对溃疡性大肠炎患者有益的8种细菌调和而成的益生菌,可以改善绝大多数患者的症状。如果肠内细菌保持平衡,不仅可以预防过敏反应,还可以预防因自身免疫反应引起的肠管壁浸漏症候群。医生们认为补充益生素对风湿性关节炎的治疗有益也是这个原因。

因为消费者们呼吁应该给自身免疫疾病患者们更多的选择机会,因此生物制造企业们纷纷开始"机能食品"的研究。像处方药物一样,这些机能食品也被寄予厚望。那些传统的西医研究机构也纷纷开始调查提取物、药草等的调和剂是否有效,梅奥诊所也在其中。他们使用最新的数据挖掘技术解读古籍读本,期待从中开发出新药,因为这些17世纪的古籍中记载着一些非传统医学信息,他们把它当作"药物宝库"。

其他的研究机关也在进行与自身免疫活性激发、炎症缓和等相关的营养补充剂和自然疗法的开发研究。比如绿茶提取物(最近确认在风湿性关节炎方面有强有力的消炎作用)、葡萄籽提取物、月见草提取物、鳄梨大豆提取物、柳树皮、生姜、南非钩麻(一种分布于南非的树木,有消炎作用),猫爪草(一种秘鲁产的藤蔓植物,因为像猫爪被发现,原住民把它当作药物使用),乳香提取物(从一种生长在印度的落叶乔木的树脂中提取)等。

已经多次强调,使用营养补充剂或维生素片剂等一定要慎之又慎。今天强调营养剂的好处,明天就会出现相反的内容。比如今天说维生素E对身体有多少好处,明天又被证实是夸大其词。已经证实维生素A、维生素B_6、维生素E等营养剂补充过量对身体有害,如果对某种营养剂感兴趣,请一定先和营养专家商讨,或者登录网页查阅相关资料,了解其安全性和风险性。

四、仍在寻找中的诊断标志物

其他的和自身免疫相关的疾病,从出现症状到确诊,再到寻找特定的自身抗体的研究才开始,因此到利用血液生物标识预知疾病还有很长的路要走。对于传统方法难以确诊的多发性硬化症,研究者们正在努力寻找能提高确诊率的蛋白质、抗体等明显的标志物,他们正在追踪能作为身体反乱信号的蛋白质。近2年发表的很多研究中,发现了能够区别多发性硬化症患者和身体健康者蛋白质的"指纹"。这些研究,不仅找到了多发性硬化症的特征性的病变,而且也使能够较快诊断和治疗的血液检查方法的开发成为可能。除此之外,随着多发性硬化症研究的展开,在同一疾病中发现并分离出了与髓磷脂相互作用的抗体,它也应用于最先进的眼部检查法的开发中,主要针对破坏视网膜和损伤视神经纤维的4种不同测试。

也有研究者为了确诊多发性硬化症患者,不仅从患者的血液,而且从髓液中提取特异的蛋白质。在诊治横断性脊髓炎患者的时候发现,髓液中某种蛋白质水平急剧升高,这就是白介素-6(IL-6)。它是诱发脊髓炎的一种,充当着免疫系统细胞之间的信息传递员的角色。因 IL-6 水平升高而受到损伤的细胞中的一个就是少突细胞,其与包裹保护神经细胞的髓磷脂鞘的形成有关。卡的团队发现 IL-6 的水平与患者的麻痹程度直接相关。

全国各地的研究室依然在持续分离多发性硬化症相关的蛋白质和抗体,它们和狼疮、1 型糖尿病等一样,都是血液生物标识地图中的一员,都是为了提前若干年预知疾病而研究的。

随着新技术的开发,研究者们现在站在复杂的蛋白质和抗体组合研究的最前沿。有了这种先进的测定技术,可以大大提高通过生物标识样本预知谁会患病、什么时候患病等的准确率。提高了准确率,研究者们就有可能面向病患摸索治疗方法和着手进行疾病发作的预防实验。

五、引起疾病的其他原因

(一)是压力在前还是生病在先

没有人不知道,压力是免疫系统的敌人。报纸上常有"孤独的大学一年级学生打预防接种针以后免疫反应变弱""因为压力过大过敏性哮喘病情加重""因为婚姻生活的压力,女性死亡风险和患心脏病的风险增加"等报道,压力过大扰乱免疫系统等类似记事也常常出现。现在压力大是很常见的,小时候的压力体验也会给健康带来不好的影响,幼儿时期受过较大的身心创伤,长大后白细胞数量降低、炎症患病风险上升、免疫系统问题风险增加等风险性更大。离婚、家暴、失业等成人以后受到的压力也会在多年以后导致身体病垮。有研究表明,如果总是以人生很辛苦的否定态度来度过,8 年以内的死亡率将提高 25%。

在自身免疫疾病方面,不能无视压力和它的关系,压力过大的生活导致多发性硬化症的再发风险提高,压力增大的时期风湿性关节炎的发病和恶化的风险更高。有研究证实这个惊人的结果。研究发现,失去父母亲的孩子比父母健在的孩子罹患多发性硬化症的风险高 50%,意外失去孩子的父母的患病风险同样升高。

为什么心理压力过大会导致细胞水平改变,陷入免疫机能不全的境地呢?人类压力过大,下丘脑会发生反应。下丘脑是脑的一部分,控制人体的体温、发汗、饥饿、睡眠、性机能、血压等,起着监护身体的作用,时时关注身体周边,判断身体是否受到威胁。如果感到身体受到危险,下丘脑向肾上腺发出警告,血液里立刻充满肾上腺释放的肾上腺素,这样一来心跳加快、筋肉充血、脑内充满氧气,整个身体进入临战状态,集中精力应对危险。

下丘脑也给脑下垂体发送信号。肾上腺释放皮质醇,致使身体里充满皮质醇。如正在主干道奔跑的时候突然迎面来了一辆车,是不是该突然改变行车方向,婴儿从台阶摔倒是不是该赶紧过去抓住,家里起火的时候是不是该赶紧逃脱等,这类压力满格的情况下皮质醇督促我们"逃走还是战斗"赶紧做出选择,并保证有足够的能量采取行动。释放荷尔蒙也就是踩刹车的一瞬间的事情,紧张情况结束后皮质醇从肾上腺被送回下丘脑,心跳、呼吸和出汗等也恢复正常,这就是压力反应的工作机制,需要的时候开启开关,不需要的时候马上切断。

但是慢性的压力过大不一样,有账单需要支付、人际关系的烦恼、对孩子的担心、照顾上年纪的父母、就业难、日程表太过紧张等等这些压力重叠起来,形成了现代生活的心理压力因子。它们不是像马上要出车祸那样危及生命的紧急情况,这些不安持续积累,精神难以放松,身体不知道到底是不是该进入临战状态,这样一来就算不是很大的压力,身体却总是将开关处于打开的状态,总是让身体处于压力过剩的状态。

皮质醇与免疫的反应和活性密切相关。因为免疫反应的力量强大,为了保持反应不至过度同时还要保证身体的安全,调整这种微妙的力量程度是十分必要的。当大脑感到压力的时候释放皮质醇,全部的免疫细胞装备到全身各处尤其是淋巴结做好战斗准备。这样做如果真的是为了击退疾病也无可厚非,但是,当压力慢性化以后,很多的免疫细胞不断被派出坚守岗位,免疫系统也会疲惫懒惰下来,被皮质醇不断敦促出战的免疫细胞不得休整,最终将会无力反应,处于筋疲力尽的状态,皮质醇好像从水龙头露出的水一样,但到关键时刻却不能流出,长期被皮质醇逼迫的免疫细胞想整顿病原体却已经没有力气。这个也能解释为什么婚姻生活出问题容易感冒或容易被传染疾病。

和基本没有压力的人相比,长期处于高压状态的人血液中的细胞因子水平高出很多。有研究表明,处于慢性压力中的人,体内的白介素(IL-6)水平很高。IL-6 是诱发炎症的细胞因子中的一种,承担着免疫细胞之间传递信息的任务,还会挑唆免疫细胞攻击身体。前文提到的发现的多发性硬化症患者的髓液中的高水平细胞因子就是这个。实际上,多发性硬化症患者和横断性脊髓炎患者血液中的 IL-6 水平和患者的身体麻痹程度密切相关,现在发现慢性压力大的人体内的细胞因子水平和多发性硬化症诊断中的细胞因子水平都很高。

当然也有类似于先有鸡还是先有蛋的问题。究竟是因为压力和生病相关还是因为生病与压力相关呢? 答案是两个都对。对于自身免疫疾病患者来说,压力可以被称为恶性循环,慢性疾病本身就是一种持续的压力。有报告称,那些因为丧偶遭受沉重打击的人,如果能够像心理学家说的那样重置心理健康的设置点,若干年以后仍然能够像配偶健在一样体会人生的满足感。但是患上慢性病的情况不一样。健康已经受损很难重返回去,而且长期和病魔作斗争的人很难体会生活的满足感。

确实如此。自身免疫疾病患者的压力大多来自几个方面,不由得想象自己的病将会怎样的担心、人际关系的不如意、收入减少、来自社会的排挤等。如果能够正视不断增加的医疗费用负担和总是不见好转的病情,那么平时那些与邻居的冲突、小狗生病、下周就要做的销售陈述等这些在平时看来是很大的日常生活压力,已经变得不是最主要的压力。

再次回看现在的困境吧:如果精神压力、感情压力等会激化细胞因子的活性,这些又和自身免疫疾病相关,那么应该怎样削减、切断这种恶性循环呢? 如果感情压力是生病的根源,那么有没有冷静地处理压力、重建健康生活的方法呢?

（二）感情的生物学

有些饶有兴致的关于思考、感情对健康的影响的研究，其中之一就是所谓的修道人士研究。这项以 180 名年龄从 75～103 岁的修道人士为对象的研究发现，年轻时候对感情的态度与寿命相关。这些修道人士中，既有到了 90 岁依然身体健康每天劳动的人，也有 70 多岁就身体不便的人。如果读一下他们年轻时候写的一些关于自己的随笔文章就会发现，那些年轻时候以积极的姿态面对人生的修道人士和那些总是消极否定的修道人士相比，老年以后身体健康的人数要高出 2.5 倍。

这个研究中的修道人士都是吃相同的食物、不抽烟、几乎不喝酒、住相同的地方、工作地点也不变、在同一家医疗机构接受治疗、大家的社会经济生活状况相同，尽管如此，却得出如此不同的健康结果让人吃惊。其中最健康的修道人士有开朗幽默的性格、正直面对随着年龄增加而带来的健康问题、面对人生的压力有很好的适应能力。研究者认为，他们能够健康长寿并不是因为没有压力，而是他们能够正确对待压力。这些经验是不是可以借鉴呢？为了免疫系统的正常，应该将感情压力控制在一定程度之内。

中国医学发展走过了几个世纪，却从来没有正视感情对健康的影响问题，直到最近都没有得出一些科学的结论真的是很大的不幸。最近 20 年，因为技术开发进步，在研究脑的化学物质和电气活动变化的时候，才注意到感情会给身体细胞带来影响，才将心理和身体两个领域关联到一起，才逐步打破两者之间的间隔，将研究的重点放在感情、压力水平和思考方式等如何影响免疫细胞等方面。

研究者们定期将进入冥想状态的人脑活动用 MRI 画像显示出来，冥想的时候，随着时间的流逝大脑中与知觉处理相关的部分变厚，同时给心跳和呼吸带来很大的影响。通过冥想，可以重新审视自己的思考，重新布置大脑连线，可以急剧减少压力荷尔蒙和压力物质的分泌。

和食疗法一样，哪个书店里都有一大堆教我们缓解压力的书籍，比如通过祈愿、冥想、瑜伽、积极的心态、恰当的睡眠习惯和运动等方式来释放压力等。有什么方法，如何从现代生活这种紧张、快节奏的生活中解放出来，释放压力呢？答案只有一个：运动。运动会给我们的免疫系统带来极大的影响。根据道格拉斯·卡的研究,通过运动,可以让身体产生新的干细胞和运动神经元,而且通过运动刺激受伤的神经元,能够让轴索再生。和一直静止的状态相比,运动促使坐骨神经轴索再生的概率提高了。这样一来,压力、忧郁、睡眠障碍都不会给身体带来负面影响。另外还有研究表明,让患有 1 型糖尿病的儿童定期参加运动,能够改善血糖值。运动还能改善多发性硬化症患者的肌肉力量。

当然,抱病在身的时候花时间费精力来调节压力也不是那么容易的。当开车送孩子去学校、带着小狗到附近散步这种小事都难以完成的时候,不丧失希望也很难,说满足感、积极向前看也很难。当病情多次反复,不要说希望,也许下周、下个月、明年是个什么样子都很难说。

但是就算生病也可以保持沉着的心情。在某个研究中,研究者将慢性疾病患者和健康的人组成小组,在一个星期的时间里,要求他们每几个小时通过手机等告知他们当时的心情。结果发现,那些被告知患有像无期徒刑一样的慢性病的患者们,他们在吃惊的同时怀着期待,他们的这种心情好像没有受到健康状态的太大影响。但是这会不会是因为这些慢性疾病患者没有很好地面对现实,低估了他们所面临的问题? 面对如果没得病你会怎么样这样的问题,健康人的回答会比经历了疾病的人的回答更加乐观。

六、导致自身免疫性疾病发生的遗传因素

疾病的发病会有多重原因,细菌、病毒、生活环境、各种理化因素,毕竟我们生活的环境中存有其他各种微生物。同时,随着科技的发展,越来越多的化学合成物质出现在我们的生活中,这些化合物的长期使用是否会对我们的健康造成影响,谁也无法明确表示。而疾病发生的另一个关键因素就是遗传。我们在接受父母优良基因的同时,也会留下他们的潜在致病基因,也许潜藏在我们身体内的某个基因片段,就会导致未来疾病的发生。当然,对于自身免疫性疾病亦是如此。

和人容易生病相关的另一个特定钥匙是遗传学的检查。专家们认为,自身免疫性疾病的患病风险中遗传占有 30% ,剩下的 70% 与环境等因素相关。人类出生时候所携带的 2 万个(截至写作时)遗传基因,从受精的那一瞬间

DNA上就已经被刻上了密码。细胞读取遗传基因构成身体的蛋白质,蛋白质通过细胞实现对身体的机能。遗传基因决定着蛋白质中氨基酸的配列和酶素,也决定着在面对困难的时候细胞的行动。如果遗传基因和蛋白质编码等有些微的欠缺,身体中的细胞的活动就有惊人的不同。如果知道了哪个遗传基因与哪些疾病有相关性,就很容易理解疾病的发生。但这并不是简单的事情。我们推定遗传基因的数量大概是2万个,且遗传基因分别有多种的个体变异。一个遗传基因的蛋白质只是很少一点,但是这很少一点的不同就为身体机能带来了巨大的不同。

全国各地不仅在进行遗传基因全貌的研究,而且也在进行针对某种特定的自身免疫遗传基因影响的研究。有研究者们发表了两个与引发老鼠狼疮相关的遗传基因缺陷的研究。其中一个研究确认,Ly108遗传基因的缺陷与老鼠狼疮病症发病相关。因为这个有缺陷的遗传基因,免疫细胞发展的其中一个步骤受到损害,错误地破坏为自己身体制造抗体的免疫细胞。但是,在携带这种缺陷遗传基因的老鼠身体里,这种细胞逃过监视的目光而攻击健康细胞,结果引起病症。

另一个狼疮病的研究中引发免疫系统机能停止的遗传基因被称作TLR7,它和Ly108一样都会引发狼疮病。TLR7具有影响免疫系统阻止微生物入侵的能力。研究团队发现,死于狼疮病的老鼠的TLR7值是正常值的2倍,有意思的是TLR7和Ly108的狼疮诱发程序不结合不会诱发狼疮,这两者一旦结合引发的是致命狼疮,老鼠就是死于此。

虽然这种从老鼠身上发现的遗传基因人类并没有,但是这一发现对于从遗传学方面研究人类狼疮病提供了可能。已经确定诱发老鼠1型糖尿病和风湿性关节炎的遗传基因在人类身上也能引起相同的疾病,如果能找到遗传基因的细小差异和疾病之间的关系,就能了解发病的原因,并可能针对不同遗传基因的狼疮病患者采取不同的治疗。

在俄克拉荷马医学研究所里,以哈雷为代表的团队,开始着手与人类狼疮病相关的遗传基因的研究。为了研究人类狼疮病和遗传基因,确认怎样的组合关系会引发狼疮病,他们收集了有2人以上患狼疮病的家族的人的血液和组织样本,建立了世界最大的保管、记录机关。2007年,为研究多发性硬化症的遗传基因而进行的染色体研究中,他们指出两个遗传基因的变异是引发多发性硬化症的遗传危险因子。

技术的进步也为遗传密码给疾病的影响的研究开辟了新的研究道路。比如,研究已经发现有几种遗传基因的变异与克罗恩病有密切的关系。不过研究也发现,某些变异体实际上承担着保护者,它们能够抑制克罗恩病和溃疡性大肠炎的发病。

并且,以前就发现有这样的老鼠案例,尽管携带狼疮病因的物质水平很高,但最终没有引发狼疮病,这些保护健康的特定遗传基因扭转了遗传基因都会带来疾病的想法,可以称它们为"健康的遗传基因",也应该围绕它们展开研究。

此外,性别也是影响疾病产生的原因,毕竟遗传基因的一个明显表现就是性别的不同。而左右自身免疫性疾病发病的一个遗传因素的差异也是性别差异。在美国,2350万自身免疫性疾病患者中有八成均为女性。女性比男性的抗体值更高,抗原在面对免疫反应的时候更强烈,并且分别和女性在妊娠期、闭经期和随着年龄增加而变化的荷尔蒙有很大关系。前面论述的吴倩就是个很好的例证。在服用避孕药后不久,她的荷尔蒙水平上升到极值,当她在林芝遭遇火灾吸入大量有毒化学气体的时候,她的免疫系统如同被切断。

因为生产,身体的荷尔蒙水平剧烈变化导致很多的女性狼疮患者在生产后数月内发病。但是尚不确定性荷尔蒙给自身免疫性疾病带来怎样的影响,能够确定的是性荷尔蒙的平衡是抑制免疫应答和炎症反应的最重要的因素。而且,雌激素等女性荷尔蒙有助于调整蛋白质的活性,虽然不完全清楚其中的奥秘,但可以确定的是它和免疫应答的反应有很强的相关性。

为什么女性多发性硬化症的患者是男性的2倍?性别的差异在疾病发生过程中到底有着怎样不同的作用?研究者们一步一步解开了谜团。他们研究发现,之所以女性患者占压倒性的多数,是因为体内产生的一种叫干扰素 γ 的蛋白质。干扰素 γ 是一种向免疫系统传送反应开始的信号的细胞因子,携带这种传达信号的蛋白质过多的遗传基因就容易引发多发性硬化症,这种情况下男性比女性的发病率低很多。为什么会这样?是因为一般情况下男性的促使这种蛋白质分泌的遗传基因变异可能性更少。其他的研究也发现,男性和女性分泌干扰素 γ 的量不同,而且干扰素的分泌量越增加,其损伤越严重,病情更加恶化。正因为和女性相比,男性干扰素 γ 遗传基因变异的可能性更小、患病概率低,因此男性应该更好地保护女性。

对于画家来说,他们可以将自己所看到的事物用画笔一点一点描绘出来,而对于科学家来说,他们的发现也可由一个一个的点汇集起来,这样就形成了科学家手中独特的画像。那么,对于医生或对疾病进行研究的科学家,将来诊断的患者也是这画中的一个点。即使是很少的信息,都能引导人们看到更好的风景,疾病的发现就像印象派的绘画一样呈现出来。今后的 10 年内,或许患者可以自己检查自身抗体的特异性数据(考虑性别差异),和自身可能容易患病的自身免疫性疾病的遗传基因。患者可以自行选择食品调节日常饮食,再通过血液、毛发、尿液,哺乳期妇女可用乳汁等样本进行检查,看看化学物质、有毒物质等是否给身体增加了负担。像斯科菲尔德所说的那样,有了这样一幅患者画像,医生就可以较快确诊,把好病情的方向,"在某种程度上充分预知"疾病。预知这些情况后医生可以督促患者注意身体状况,为了避免疾病也可以采取改变生活状态、给予药物治疗等方式介入治疗。

若患者能够在发病以前作为健康检查的一个部分,利用血液、尿液、毛发等检查一下 EB 病毒、重金属和其他化学物质等,会有怎样的结果呢? 会发现狼疮病自身抗体、EB 病毒抗体,还有受环境污染而积蓄体内的化学物质和重金属等。如果这些都提早被发现,在患者发病之前就进行破坏狼疮病和强皮症的治疗,也许这些人还能过着普通人的生活。

七、这些药物是否有用

当然,要上述那些变成现实还需很多年。尚不能确信这种事前检查是否真的可以实行,而且让一个没有任何疾病征兆的人进行大规模的抗体检查、遗传基因检查也会产生巨大的医疗费用,仅是过重的成本负担就让医疗保险制度难以承受。

另外还有伦理的问题。医学伦理问题可以让这方面的专家写上一本专著,这虽然不在本著讨论之列,但是仍需考虑与预防检查、预防治疗相关的风险。比如,预防药物大多属于处方药物,很多都有危险的副作用,服用预防药物的人一旦发病,和那些原来健康生活的人相比,医生在介入治疗之前需要再一次检查确认,如果稀里糊涂进行治疗,有可能会削弱免疫系统的功能。而且,假如说可以进行遗传基因的检查,在发病之前最早的时候就发现了生物标识,那么医疗保险公司和生命保险公司等能否提供保险呢? 企业是否雇佣这样的员工? 再加上那些非遗传因素引起的自身免疫疾病发病的情况,预知疾病就变成了一件复杂的事情。

在研究领域来说,预知自身免疫性疾病是可以做到的,但是对于事前诊断检查何时实施,针对检查结果判断是否需要介入治疗等,需要慎之又慎。医生们希望"无论如何不能带来危害"。现在市面上的治疗风湿性关节炎和克罗恩病的药物均是去除肿瘤坏死因子(TNF)等免疫的一部分来抑制其活性的药物。TNF 是承担信息传递任务的蛋白质组中的一员,是判断细胞生死、控制 T 细胞集团不可或缺的重要一员。但是,如果它的数量过多就会引起炎症和疼痛。因此,如果抑制 TNF 的信息传递,阻止它向关节输送破坏物质,就可以在风湿性关节炎等疾病的治疗方面起到很大的作用。

这些抗 TNF 的药物,一般以英夫利西单抗和依那西普的名字售卖。虽然它作为一种全新的有望治疗疾病的药物在使用,但它的弊害也很多。在阻止关节被破坏方面确实起到作用,但是在这个过程中,也使得风湿性关节炎患者和干癣炎患者患上淋巴肿瘤的概率比普通人高出数倍。FDA 的负责人描述药物使用和淋巴肿瘤之间的关系使用的词是"恐怕,有可能"。他确认,停止使用这种药物后,一部分人的淋巴肿瘤会消退。而且,抗 TNF 治疗的风湿性关节炎患者也有引发多发性硬化症、自身免疫性溶血性贫血、1 型糖尿病、狼疮、干癣炎等新的类型的自身免疫性疾病。治疗克罗恩病的时候也有引发狼疮等自身免疫性疾病的案例。要维持免疫系统的某一方面就有可能使其他机能混乱,治疗也可能使病情恶化。

治疗多发性硬化症的药物那他珠单抗也存在类似的问题。2004 年 11 月,它被确认为 FDA 的治疗药物,这种药物在初期的临床试验中非常有效,不仅让复发率降低了 66%,而且 1 年内抑制症状恶化的效果也是其他药物的 2 倍,和其他药物相比有显著的效果。它成了比原来的化学疗法更好的选择,在治疗克罗恩病和风湿性关节炎方面也有疗效。那他珠单抗的成功之处在于它能和免疫细胞的蛋白质结合,通过与蛋白质的结合组织免疫细胞入侵脑部,防止免疫细胞通过神经系统给脑和脊髓带来破坏。它只需每月静脉注射 1 次,和那些需要天天注射的药物相比,既方便又安全还有良好的忍耐性。只是从长期性来看,没有安全性信息。

但是,从承认开始仅过去几个月,那他珠单抗的致命副作用就显示出来了。使用那他珠单抗的患者中,有数人患上了进行性多巢性白质脑症的罕见的感染病,其中 2 人死亡。死亡患者中的 1 人接受了那他珠单抗治疗多发性硬化症的治疗药物试验。这个患者虽然被诊断为多发性硬化症,但是并没有什么让身体衰弱的症状,希望通过使用药物抑制疾病的发展,减少可能引起的严重危害,但是随着病情的发展,最后也因为感染症而死亡。

进行性多巢性白质脑症通常会是免疫力低下者的感染症,但是这个患者的情况有所不同,和她同时抑制免疫细胞入侵脑部的一种叫干扰素 β－1a 粉针剂的药物有关系。那他珠单抗虽然可以阻止免疫细胞入侵脑部,抑制其潜入神经系统,但是也容易引起感染症。FDA 在承认它仅 3 个月以后就回收了。然而那他珠单抗却因为其他理由变得形势不妙,虽然它的抑制多发性硬化症复发的能力远在其他药物之上,使用它的复发率为 3 年 1 次,使用其他药物如科帕库松、勒比夫、重组干扰素 β－1、干扰素 β－1 等被认可的治疗多发性硬化症的情况下,复发概率为 3 年 2 次。虽然数据很简单,却是重大事件。与 3 年 1 次相置换的是患者的高死亡风险。也许患者中也有人认为死亡率高是没关系的,但是对像这名患者的家人一样说"不"的人也应该很多。

现在正在进行研究,寻找是不是因为那他珠单抗与干扰素 β－1a 粉针剂一起使用而引起致命的脑部感染。在多发性硬化症的临床研究中的 500 名被试中,有 200 名克罗恩病和风湿性关节炎临床研究的被试者仅仅使用那他珠单抗,结果没有一例感染并发症。2006 年 6 月 5 日,FDA 再度承认了那他珠单抗是治疗多发性硬化症的药物。研究者们发现,可能是因为两种药物并用的叠加效果阻止了进攻细胞对脑部的攻击从而避免了脑部感染,但不能完全确定。进行免疫系统研究的人经常是在像被遮住眼睛、摸黑走路一样的状态中进行研究,因为不能预知免疫细胞相互作用的径路会给别的径路带来怎样的影响,因此所谓科学就是在迷雾中行路,像免疫研究学者们说的,恐怕再没有像自身免疫系统治疗药物研究这么麻烦的研究了,因为在开发抑制免疫系统攻击药物的时候,不可能预知对其他免疫机能的作用,所以只有经过长时间的临床试验。

自身免疫系统疾病患者不得不面临选择的原因是不同药物有不同的副作

用,如治疗多发性硬化症的药物干扰素 β－1a、干扰素、倍泰龙干扰素等会引起肝损伤,醋酸格拉替雷有引起重度过敏反应的可能。类风湿性关节炎患者们的药物中,应利息单抗和依那西普有让淋巴性肿瘤风险激增的可能,还有引起重度感染和引发结核的可能。西乐葆和万络会引起心脏损害。克洛病患者可以选择的药物只有两种:一种是对肝脏有害的氨甲蝶呤,另一种是可能引发致命感染的强的松。

也有新药物上市,其中最瞩目的是利妥昔单抗,现在主要作为多发性硬化症等自身免疫系统疾病患者的治疗药物使用,它能够阻止信息传递,阻止 B 细胞的自身攻击。在多发性硬化症患者的临床使用中取得了效果,确认该药物能有效减少自身反应的 B 细胞。9 年里,利妥昔单抗作为抗癌药物用于非霍奇金淋巴瘤的治疗,虽然在肝脏病患者中会有严重的副作用,但是在多发性硬化症患者里并没有那么多,至少在近两年的研究中没有那么多。在部分研究中发现,它不仅可以阻止多发性硬化症的进展,而且可以恢复部分几个月前甚至几年前因为疾病而丧失的神经机能。利妥昔单抗(又名美罗华)还用于类风湿性关节炎的治疗。有一个研究使用了 156 名对美罗华的 T 细胞活性抑制等 TNF 药物无不良反应的患者,发现美罗华的使用不仅能够缓解关节的损伤,而且能够改善体力,甚至能够参加日常生活劳动,其中也有病例的临床试验成绩并不理想。有 2 名狼疮患者在临床试验中死亡,因此 2006 年 FDA 发出了警告。所谓 off－label 使用就是尚在临床试用阶段并未被确认为狼疮治疗药物,也就是说适用外使用。医生和分析师都不能确信这里的因果关系,或者有可能他们完全不知道真实情况是什么,因为狼疮病患者本身免疫系统脆弱,是不是仅仅因为利妥昔单抗引起了病毒感染还不好说。现在,有两种以狼疮病患者为对象的临床药物研究,迄今为止,虽然整体情况好于其他新药,但是利妥昔单抗在多大程度上有用,估计还需 5 ~ 10 年的时间来验证。

另外,世界范围内的狼疮病患者正成倍增长,新药的研发可谓迫在眉睫。各制药公司都在潜心研制新药,以期最快上市,获得最好的销量。

八、有关类风湿性关节炎的一些研究

类风湿性关节炎是众多自身免疫性疾病中的一种,目前看来,其发病机制并不清楚。因此,研究类风湿性关节炎的发病机制以及寻找其治疗方法,甚至寻找到可以对其进行良好预测的生物标志,是研究类风湿性关节炎及相关事物的研究者的众多方向之一。类风湿性关节炎(RA)是一种以滑膜炎持久反复发作为特点,可导致关节内软骨和骨的破坏,关节功能障碍,甚至终身残疾,失去劳动能力的一种病因尚未明了的慢性全身性自身免疫性疾病。其患者多为中老年女性,女性的发病率为男性的 2~3 倍。类风湿性关节炎是一种全身性疾病,其病变的部位主要在于全身各个关节,呈对称性、侵袭性分布。关节症状一般反复发作,随着发作次数的增多,发病关节的功能及活动度破坏日益严重,最后导致程度不等的功能障碍和畸形。

因为对于类风湿性关节炎的发病机制,当前医学界并没有统一认识,而多种研究表明,其发病机制与自身免疫存在一定关系,同时还有学者认为类风湿性关节炎与遗传、感染及性激素等有关。更有研究表明,RA 的发病机制与 CD4 + 辅助 T 细胞亚群、先天性免疫细胞、miRNA 以及 B 淋巴细胞有一定的关系。

若以类风湿性关节炎为例讨论自身免疫性疾病,可以将关节炎作为一个最终结果。最开始可能是因为某些特殊原因,比如阴雨、潮湿。正常情况下,一个人偶尔淋雨并不会发生类风湿性关节炎,但是假如这个淋雨的人本身免疫系统就处于有问题的状态,那么潮湿的天气只能算是一个诱因。这种状态下的机体产生一种物质,使得自身的免疫系统对其无法进行识别,认为这是一个外来物质从而进行攻击。如此产生的免疫复合物,即抗原 – 抗体复合物,可以沉积在血管内壁或者关节腔内。沉积在血管内壁的免疫复合物会随着血液流向全身,在其他器官或组织中再次安家落户。如果这些免疫复合物沉积在关节腔内,可以造成关节的运动受限,关节无法正常活动,而沉积于关节腔内的免疫复合物,也许会引发新的一轮免疫反应。这样造成的后果就是恶性循环,关节炎只会越来越严重。长此以往,关节出现畸形,甚至造成多关节的共同受累,形成类风湿结节,造成关节变形、活动受限。

此外,类风湿新关节炎的表现还有发热、类风湿血管炎及淋巴肿大,严重者可累及心脏、呼吸系统、肾脏、神经系统等,造成关节以及其他各个系统的病变。正是如此,类风湿性关节炎才会被分为系统性自身免疫病。

关于类风湿性关节炎的病理主要有滑膜衬里细胞增生、间质中大量炎性细胞浸润,以及微血管的新生、血管翳的形成及软骨和骨组织的破坏等。由于类风湿新关节炎的高发病率,因此,研究类风湿性关节炎的早期诊断指标,成为近几年研究类风湿新关节炎新的风向标。

一般用于诊断类风湿性关节炎的检查方法有:血常规、血沉、C - 反应蛋白、免疫球蛋白、蛋白电泳以及补体。但既然类风湿性关节炎属于一种自身免疫性疾病,那么其检查方法亦包括免疫检查法。常规使用的自身抗体包括:类风湿因子(RF - IgM)、抗环状瓜氨酸(CCP)抗体、类风湿因子 IgG 及 IgA、抗核周因子、抗角蛋白抗体,以及抗核抗体、抗 ENA 抗体等。此外,还包括抗 RA33 抗体、抗葡萄糖 - 6 - 磷酸异构酶(GPI)抗体、抗 P68 抗体等,对于研究怎样更好地检测类风湿性关节炎预后以及判断关节损伤亦十分重要。

对于类风湿性关节炎的诊断标准,现在国际通用的标准是 2010 年 ACR/EULAR 关于 RA 新的分类标准,如表 5 - 1 所示:

表 5 - 1　2010 年 ACR/EULAR 关于 RA 新的分类标准

关节受累	得分(0~5分)	血清学(至少需要1条)	得分(0~3分)	急性时相反应物(至少需要1条)	得分(0~1分)
1 个大关节	0	RF 和 ACPA 均阴性	0	CRP 和 ESR 均正常	0
2~10 个大关节	1	RF 和/或 ACPA 低滴度阳性	2	CRP 或 ESR 增高	1
1~3 个小关节(伴或不伴大关节受累)	2	RF 和/或 ACPA 高滴度(超过正常值3倍以上)阳性	3	症状持续时间	得分(0~1分)
4 ~ 10 个小关节(伴或不伴大关节受累)	3			<6 周	0
>10 个关节(至少1 个小关节受累)	5			≥6 周	1

目前临床上对于类风湿性关节炎,诊断抗体具有较高的敏感度和特异性,但是,抗 CCP 抗体可能在 RA 的预后,关节损伤的预测,并没有特别准确的方法。因此,笔者运用克隆技术发现新型自身抗原,视黄醇结合蛋白 1 类似蛋白,在大肠杆菌中表达 Rbik,以此作为抗原,运用蛋白质印迹法(Westernblotting)检测患者血清中的抗 Rbik 抗体。分析 Rbik 蛋白与临床指标的相关性,探讨抗 Rbik 抗体的临床运用,以及联合抗 CCP 抗体提高诊断敏感度和特异性中起阳性作用。

选择研究对象:我们根据美国类风湿病协会标准,收集陕西中医药大学附属医院内科 2015 年 6 月至 2018 年 7 月间收治的 44 例类风湿关节炎患者,39 例干燥综合征患者,18 例系统性红斑狼疮患者以及 18 例健康者的血清。

结果分析,RA 患者以及除 RA 以外其他自身免疫病患者血清中抗 Rbik 抗体阳性率。用 RA 患者血清和 Rbik 蛋白进行蛋白质印迹法(western blotting)反应后,将结果分为抗 Rbik 抗体强阳性、弱阳性、阴性 3 组。44 例 RA 患者血清中抗 Rbik 抗体阳性率达到 41%,其中强阳性 3 例,弱阳性 15 例,阴性 26 例。同时,用 SLE 患者血清、SS 患者血清以及正常人血清和 Rbik 蛋白进行蛋白质印迹法反应,18 例 SLE 患者血清中抗 Rbik 抗体阳性率为 11%,39 例 SS 患者血清中抗 Rbik 抗体阳性率为 20%,18 例正常人血清中抗 Rbik 抗体均为阴性。RA 患者血清中抗 Rbik 抗体阳性率显著高于 SLE、SS 和正常人(表 5 - 2),$P < 0.05$。除 RA 外,其他自身免疫性疾病患者血清中抗 Rbik 抗体阳性率很低。

表 5 - 2 自身免疫性疾病患者血清中抗 Rbik 抗体阳性率

	例数	阳性例数	阳性率/%
类风湿性关节炎(RA)	44	18	41
系统性红斑狼疮(SLE)	18	2	11 *
干燥综合征(SS)	39	8	20 *
正常人	18	0	0

*与 RA 相比较,其他自身免疫性疾病抗 Rbik 抗体阳性率显著低于 RA($P < 0.05$)

抗 Rbik 抗体与 RA 疾病活动度相关性分析:对 35 例 RA 患者(抗 Rbik 抗体阳性 13 例,阴性 22 例)的疾病活动度与抗 Rbik 抗体相关性进行了分析。

C 反应蛋白(CRP)、红细胞沉降率(ESR)、类风湿性因子(RF)、基质金属蛋白酶3(MMP3)、IgG 这些 RA 活动度指标无显著变化,$P > 0.05$。

抗 Rbik 抗体临床应用性的进一步分析:根据 RF 值将 35 例 RA 患者分为 3 组($RF < 10,10 \leqslant RF < 100,RF \geqslant 100$),进一步分析 RA 疾病活动度与抗 Rbik 抗体的关联性。$RF \geqslant 100$ 组 13 例(抗 Rbik 抗体阳性 6 例、阴性 7 例),$10 \leqslant RF < 100$ 组 12 例(抗 Rbik 抗体阳性 5 例、阴性 7 例),$RF < 10$ 组 10 例(抗 Rbii 抗体阳性 2 例、阴性 8 例)。对其炎症指标 CRP、ESR 分析结果发现,当 $RF < 10$ 时,CRP、ESR 在抗 Rbik 抗体阳性组偏低。

同时,对关节损伤预后相关因子 MMP3 分析结果显示,当 $RF < 10$ 时,MMP3 在抗 Rbik 抗体阳性组偏高。而 IgG 分析结果显示,当 $RF \geqslant 100$ 时,IgG 在抗 Rbik 抗体阳性组显著升高。

最后进行分析讨论:本研究在前期的研究中运用克隆技术,以类风湿性关节炎患者关节滑膜液中的抗体为探针得到新型 cDNA。因与视黄醇结合蛋白 1(RBP1)有 36.5% 相同的氨基酸序列而被命名为 RBP1 类似蛋白(Rbik),同时分析了其结构特点。研究在此基础上,使用大肠杆菌表达重组 Rbik 蛋白,进一步提纯蛋白后运用蛋白质印迹法对 RA 患者血清中的自身抗体进行了分析。44 例 RA 患者血清,18 例 SLE,39 例 SS,18 例正常人,结果抗 Rbik 抗体阳性率分别为 41%、11%、20%,正常人血清均为阴性,$P < 0.05$。

目前作为早期诊断使用的自身抗体中,抗 CCP 抗体有着较高的敏感度以及特异性,广泛地应用于临床。就目前结果而言,RA 患者血清中抗 Rbik 抗体阳性率为 41%,与抗 CCP 抗体相比较较低。但是可以和抗 CCP 抗体联合检测,有助于提高诊断精确度。同时,抗 Rbik 抗体与 RA 疾病活动度有一定相关性,即当 $RF \geqslant 100$ 时,IgG 量在抗 Rbik 抗体阳性组显著升高,预示炎症反应增强。骨损伤预测因子 MMP3,当 $RF < 10$ 时,在抗 Rbii 抗体阳性组偏高预示炎症反应降低同时,关节损伤进一步加强。本研究显示,抗 Rbik 抗体对 RA 疾病活动度、治疗效果等有一定预测和评价作用,值得进一步研究其临床应用价值。

九、还需我们关注的有哪些

(一)重要的不是眼前的风险

如果明天一觉醒来,自身抗原不复存在这个世界将会怎样?环境里的化学物质、重金属全部消失,蔬菜全部是有机栽培保证新鲜还没有污染,很多可能的自身免疫系统疾病发生的诱因均已消失不用担心。

现实情况也许不会这么乐观。平均每天有 5 种会给免疫系统带来影响的新的化学物质被发现,尽管大家都知道化学物质、重金属等对自身免疫有重大影响,却至今没有对环境法案部分作出任何影响。今天的环境法规更多关注的是公众卫生和眼前的环境,着重的是目前的风险管理,较少考虑未来,或者说是不去思考怎样改变那些排放有害物质的企业而将重点放在怎样对待尚未发病的人的身体内的三氯乙烯和血液中的水银含量上。

相反,在欧洲制定环境治理政策的时候,将重心放在了怎样对那些于身体有害的物质,防患于未然。面对威胁人类健康这种大事上,就算没有科学的证据证明这也是最正确的想法。如果这种预防原则对地球变暖有用,也许就不会有两极冰川雪崩至北极海的情况吧。

欧共体规定,企业有义务做好诸多化学物质的登录工作。证明化学物质是否有害的责任不在科学家,而是产业界应该负担起确保化学物质安全的责任。这种做法和一些国家完全相反。除非能拿出反驳不了的证据证明毒物和患病之间的因果关系,否则就不能证实人类患病和环境之间的因果关系,这是现在证明责任的科学标准。那些研究化学物质和重金属对人类健康影响的论文最后都会加一句"有必要进一步深入研究"之类的话。平均每个人的身体里积蓄着 100 多种化学物质,如果一直带着这些化学物质生活下去,会给健康造成怎样的影响呢,我们除了推测别无他法,可以称之为帅气的分析麻痹症候群。

我想 70 年以后,坐在教室的孩子们也许会责问老师和老爷爷、老奶奶,也就是以后的我们:为什么不关注有害物质对健康的影响?难道我们不应该想想我们对自己、对事物水、对未来的世世代代、对我们的孩子们能做点什么吗?

难道我们还没有搞清楚世界的环境污染和环境恶化剧增的现象与自身免疫疾病之间的关系吗？

如果我们想为我们的孩子、孩子的孩子留下一个健康的生存环境作为遗产，去参加那些政治活动、去支援那些呼吁保护环境的政治家们的行动也很重要吧。当然，想要一夜之间从已经被污染了几十年的环境里拯救人类是不可能的，所以在那一天到来之前，我们有必要认真思考环境污染问题。

（二）自己的免疫系统自己来保护

如果有每天和疾病打交道的经验，如果有过因为疾病被剥夺生活的体验，那么预防疾病的复发或恶化，就算有病在身也积极寻找在健康有限的情况下好好生活的方法就是最重要的。就算是轻微的疾病复发都有可能引起感染，导致生活被打乱，也有可能引起别的免疫疾病的发作。因此要尽最大可能在最大限度内保证免疫系统的正常工作。

也许本来打算避免引发自身免疫疾病的诱因，但是不知道该从哪里着手，最后导致的结果是认为所有我们所碰触的东西、所吃到嘴里的食物都存在风险。我们到咖啡店喝咖啡会想纸杯的内侧是由全氟辛酸生产的，晚餐的罗非鱼里充满了水银和PCB，把刚从干洗店取回的西装放到车后座发现车内充满了三氯乙烯刺激的气味。

那么，建议大家先将可能导致自身免疫疾病发病、恶化的东西放置一边，奉劝大家购买那些不含化学物质的产品，这样做不仅仅是为了保护健康，同时也显示我们的购买需求。假如大家都选择购买不含化学物质的产品，企业和生产者也会收到这样明确的信息。只有消费者越在意化学物质对自身免疫系统的影响而选择消费，才越能影响到企业为了经济利益而生产出售安全无化学物质的产品。

（三）使用绿色清洁剂

生产家用清洁剂的生产商没有义务在标签上注明商品的毒物含量，实际上用来将餐桌和玻璃窗等擦得光新亮丽的喷雾里到底含有什么成分我们并不知道。但是，环境保护厅进行的研究表明，家庭日常使用的清洁剂会释放烟雾和煤气，致使室内空气比室外的污染重达5倍，这种情况并不只存在于西藏拉萨这样的偏远地区,在北京、上海这样的城市里也是如此。在上海等地,家用清洁剂每日排放的挥发性有机化合物重达 108 吨,和汽车尾气一起成为大城市重要的空气污染源。

也有学校和医院将含有化学物质的洗涤剂换成了天然成分的洗涤剂。部分地区的学校开始使用不含可能导致内分泌紊乱、致癌性或引发哮喘等有害成分的清洗剂,其他地区可能也会采取这种措施。如果大多数的权力者支持这样的法律,这样做的可能性就很大。另外,很多的企业开始生产不含有毒物质的清洗剂产品,大部分的日用杂货店都已经改售这种不含有毒物质的清洗剂。作为市售清洗剂的替代,我们还可以自制清洗剂,比如要将家具擦亮,只要用 1 份醋、3 份橄榄油和柠檬混合使用。要擦拭玻璃,可以试试用一半苏打或醋加一半水混合装入喷壶自制清洁剂。

(四)在购物之前认真考虑

皮肤是身体中最大的脏器,但是因为毛孔太多,最容易吸收有害物质。化妆品里化学物质的含量多到让人担心。环境 NGO 的环境工作小组对 15000 种化妆品成分进行测试,发现其中 80% 包含不纯有害物质。这其中除了致癌物外,还有杀虫剂、致使内分泌紊乱的物质、可塑剂、皮脂去除剂等,尽管如此这些产品大多数还是贴着"有机""纯天然"等标签。因为政府没有制定针对个人护理产品的相关标准,只要其中包含一两种植物提取物就可以号称"有机""纯天然"。现在用于个人护理产品的这 15000 种成分中,只有 11% 是被 FDA 认证是安全的。

化妆品中请避开这些成分:苯甲酸酯类(甲基、乙基、丙基、丁醇防腐剂)、邻苯二甲酸盐、月桂醇聚醚、丁基－1－醋酸酯、凡士林、椰油酰胺、羟基苯尿素、丙烯乙二醇、甲苯、合成着色料和合成香料、三羟乙基胺等。研究发现,多数的合成香水和古龙水里包含着使内分泌紊乱的物质,如邻苯二甲酸盐和苯甲酸酯。最好购买被列入"消费者组织——安全化妆品运动组织"的有机产品,这些生产不含苯甲酸酯和邻苯二甲酸酯的生产商均可以从网页中进行查询。

（五）尽量避免染发

染发剂中的苯二胺是其主要成分，它可以让染后的头发颜色更牢固，但同时也是强过敏原，会导致体质敏感的人皮肤过敏，其中以接触性皮炎最为常见。有研究表明，染发剂中的某些物质可以导致癌症的发生，或者提高癌症的发病率。虽然染发剂是否致癌仍存在争议，但是尽量避免染发还是可以保护自己。

第六章　中医对自身免疫病的认识及治疗

随着西方医学进入中国,经历了将近 200 年的发展,人们对医学的认识主要建立在对现代医学认识的基础上。自 19 世纪末一直到今天,人们对中医的质疑一直未停,这些质疑主要集中在"中医是否科学"这一问题。正如现在的一般民众,除非是专门的中医学人员,一般情况下,如果一个人生病,第一反应绝对不是去找中医进行治疗,而是想着去医院做一系列的检查或者化验。那么,在中华大地上流传千百年的传统医学,到底是什么?

一、流传千百年的医学

中医学作为中国传统文化衍生出来的璀璨瑰宝,是无数古代先民在与疾病长期斗争的生存实践中取得的集体智慧结晶。中国的传统医学承担了几千年来维护中国人民的健康重任,长久以来,中国人民运用中医知识进行养生、保健,防病治病,其理论指导中有"未病先防,既病防变"之说。100 多年前,随着西方文化开始逐渐进入中国,西方医学也随之而入,东西方文化巨大的反差在思想意识领域引发了强烈的震荡和冲击,从而激起了批判古典、反对传统的声浪。传统的中医学在当时被认为是迷信的化身,不应该存在于医学体系之中。时至今日,质疑中医的声音仍未停歇。

中国传统医学在阴阳五行统摄下的本源是被生存实践证实的朴素系统论,依托中国古典文学作品进行传播。在传统文化的早期,文化呈现出一种综合的形态,这种形态称为孕育中国传统医学的摇篮。古有"不成良相,便成良医"之说,儒家代表人物孔子亦有"君子食无求饱,居无求安"的名言,而且中国古典文学作品中亦有不少描绘中医学的场景。无论是诗歌、民歌、民谣还是名著,均有中国传统医学的身影。以《诗经》为例,其中有大量关于医学内容的描写,其中对阴阳、五行、脏腑、疾病、医疗、药物等均进行了相关记述。仅以药物为例,《诗经》中记录的目前已知的花草种类有 149 种,能够作为药物使用的种类大约有 60 种,例如:芣苢——车前子,虻——贝母等。在《诗经》中提及的具有药用价值的事物,木本植物大约有 20 种,比如桐、柏、梨、槐;虫类入药品种超过 90 种,包括蟾蜍、虿(全蝎)、蛇等。

《诗经》不是医学著作,却开了以文传医的先河。后世的医学著作很多都继承了这一文化传统,呈现出浓郁的文学色彩,特别是诗词歌赋等文学体裁,在脉学、方剂、药学、针灸及各科医学著作中都有广泛运用。李时珍的《濒湖脉学》就很典型,其中有着大量关于脉学的绝句,比如"浮脉惟从肉上行,如循榆荚似毛轻。三秋得令知无恙,久病逢之却可惊",这 4 句诗将浮脉的位置、脉象、临床价值等描述得非常清楚。

就学科分类而言,医学与文学,毫无疑问,属于两种不同的学科。但如果单从文化层面进行分析,两种学科都是以人作为研究对象的学科,因此"以人为本"是两种学科的共同本质。医学治疗人体的痛苦,文学帮助人类探索心灵归宿。想当初,鲁迅先生在日本求学,学的就是医学,然而却发出"学医救不了中国人"的感叹。当时的鲁迅先生最终选择"弃医从文",其原因也在于二者之间有潜在的联系。

在分析医学与文学的形成过程时,我们往往会发现这两种学科都曾受到中国传统文化的影响,二者存在天然的共通性。但是作为中国传统文化大树上的不同"分枝",两种学科同根同源,有着本质上的内在关系。事实上,很多医学古籍本身就是有着丰富文学价值的作品。在阅读这些古典医学著作时,往往能够体验到文学中的那份恬然和深邃。仅以中国经典医学中最早的系统医学著作《黄帝内经》来看,其中很多记述充满了文学色彩。其开篇"上古之人,其知道者,法于阴阳,和于术数,食饮有节,起居有常,不妄作劳,故能形与神俱,而尽终其天年,度百岁乃去",就以充满文学色彩的笔法论述了传统医学中的天人感应思想。

中国古典文学作品中亦蕴含着中国传统医学的内容。在中国古典文学作品中,与医学相关的著作很多,包括《左传》《庄子》《吕氏春秋》等,都汇集了大量医药寓言故事。《三国演义》《金瓶梅》《红楼梦》《醒世姻缘传》《老残游记》等名著中的医学思想更是丰富。仅以《三国演义》为例,书中对疾病的描述颇多，曾借书中人物之口，论述过曹操的头痛、司马昭的中风、姜维的心绞痛、刘备的痢疾等。类似文学作品中涉及医学知识的情况很多，在不同时期的市井文学中，都有着明显与医学相关的内容。

《红楼梦》中涉及的疾病有 114 种，方剂共 45 个，对药物的描述超过 120 类，其中对林黛玉病情的描述，一直都是人们津津乐道的话题。林黛玉的"两弯似蹙非蹙笼烟眉，一双似喜非喜含情目"，在中医看来正是肺肾阴虚的一个病征，而《红楼梦》中对林黛玉性格与命运的描述，与其疾病的变化也有着千丝万缕的联系。甚至在某些情节中直接将作者的医学观点表达出来，比如，在第83 回中，王太医给林黛玉的诊疗记录："六脉弦迟，素由积郁。左寸无力，心气已衰。关脉独洪，肝邪偏旺。木气不能疏达，势必上侵脾土，饮食无味，甚至胜所不胜，肺金定受其殃。"由一斑而窥全豹。仅一部《红楼梦》就有着如此丰富的医学内容，如果系统地梳理整个中国古典文学，其中所包含的医学知识恐怕更是不计其数。

不仅文学作品中承载着中国传统医学的内容，在古代，医家和儒家是不可分割的，从儒家创始人孔子开始，就有养生的觉悟，而且很多儒家弟子都选择了成为医生。

比如魏晋著名学者皇甫谧不仅在文史研究方面颇有建树，著有《帝王世纪》《高士传》等作品，同时对中医针灸也颇有研究，被誉为"中医针灸学之祖"。他在瘫痪后自发学习医道，撰写了针灸学史上重要的奠基之作《针灸甲乙经》。而且，他的哲学观点在其医学著作中也有鲜明体现。《针灸甲乙经·精神五脏论》说："天之在我者德也，地之在我者气也，德流气薄而生者也。"论述的就是"生命万物都是由'气'这个根源构成"的观点。东晋著名医学家葛洪以其医学成就著称，但是他在文学与哲学方面的成就同样令人赞叹，鲁迅先生曾赞誉其笔记体小说《西京杂记》"意绪秀异，文笔可观"。而他的哲学著作《抱朴子》，不仅论述了大量对道教思想的研究心得，而且有许多对药用植物的记载。其中《抱朴子内篇·仙药》中就对许多药用植物的成长习性、主要产地、状貌特质、入药部分及医治功效等，都作了详尽的记录和说明，对中国后世医药学的发展产生了重要影响。

二、中医的发展

中医学以阴阳学说、五行学说、经络学说为理论基础,同时又将古代唯物主义及辩证法贯穿其中,以整体观念和辨证论治为基本特点,以五脏六腑的生理病理情况为诊断和治疗的基础。春秋战国时期,社会急剧变化,政治、经济、文化飞跃发展,形成"诸子蜂起,百家争鸣"局面,尤以儒家(道德观——古代医德的形成)、道家(精气神——阐述人体生命意义及养生理论)、阴阳家(阴阳五行学说——解释人体生理、病理及诊断治疗)对中医学影响大,而其发展过程中亦有朴素辩证法的渗透。

中国传统医学从晋·王叔和《脉经》解决了寸口诊脉的关键问题开始,到隋·巢元方《诸病源候论》完成了中医病因病理学,且包含了丰富的临床经验。南宋·陈言《三因极一病证方论》完善了中医病因,使其更系统化、理论化。金元四大家:刘完素——寒凉派,张从正——攻下派,李东垣——补土派,朱震亨——滋阴派。明·温病学说《温疫论》创立了"戾气说",建立中医流行病与传染病学,创卫气营血辨证与三焦辨证方法。清·王清任的《医林改错》修改了古人解剖方面的错误,并且创立了活血化瘀治疗理论及方法。

在治疗疾病的过程中,中医采用的是整体观念与辨证论治相结合的方法。中医认为,人体本身是一个有机的整体,人体内五脏六腑各自成为一个小的整体,再者,人体和自然环境亦是一个整体。只有将人体看作一个整体,再根据每个人的体质或自身情况的不同,采用不同的诊疗方法,开具出不同的药物方剂,才能正确治疗每一个病人。因此,即使是同样一种疾病,可能不同的病人使用的治疗方法和药物也会不一样。

《三国志·魏志·华佗传》中有一段描写同病异治的文字。相传,当时魏国有两个府吏,一个叫倪寻,一个叫李延。有一天,两个人都患上了表现为头痛身热的病,相互商量过后,便一起去寻求神医华佗治疗。华佗分析过后,说:"倪寻的病需要泻下,李延的病需要发汗。"于是在给他们开方时,一个用了泻下药,一个用了发汗药。有人对此疑惑不解,于是问华佗:"为什么他们两个的症状相同,但是您开出来的药方却不一样?"华佗说:"虽然他们两个人的表现是一样的,都是头痛身热,但两个人病的本质却不一样。倪寻的病属于内实证,李延的病属于外实证,所以要用不同的治法。"于是两个人便分开给药,果不其然,到了第 2 天,两个人的病就全都好了。

这便是同病异治的典型事例。无独有偶,当代名医蒲辅周先生,曾经治疗两个得了消化性溃疡的病人,最后使用的治疗方法也不相同。

其中一位是 38 岁的男子,有胃溃疡和胃出血史,近期由于劳累过度,加上路遇大雨,喝了一点冷葡萄酒,突然吐血不止,急忙送到医院治疗。经西医治疗 2 天后,大吐血仍没有停止,恐怕引起胃穿孔,决定立即手术。患者家属有顾虑,半夜请求蒲辅周诊治,蒲老用张仲景的"侧柏叶汤"让病人煎服。第 2 天,病人吐血渐止。蒲老在前方基础上,加了西洋参、三七,又调理了几次,治好了病人的溃疡病,以后也没有再复发。

另外一个 42 岁的男子,患有十二指肠溃疡已经 13 年,经检查,大便潜血阳性,脘腹疼痛,空腹时更是疼痛难忍。曾找过多位中医诊治,都没有什么效果。后来请蒲老治疗,蒲老给他开了张仲景的四逆散合左金丸,后又进行几次药物加减,彻底治好了他的溃疡病。

两者均是消化性溃疡疾病,但是最后的治疗方法却不相同。因为蒲老通过对二者的辨证论治之后,认为两者虽然都属于消化性溃疡,但一个是胃寒血瘀伤络证,一个是肝胃不调兼湿热证,所以分别用了温通胃阳、消瘀止血和疏肝和胃、清利湿热的方法。

与之相类似的病案多之又多,且除同病异治之外,中医还有异病同治之法。顾名思义,异病同治就是根据辨证论治的方法,对两种临床表现不同的疾病施与相同的方药。类似的病案不胜枚举,例如有人使用"补阳还五汤"治疗皮肤病。

众所周知,补阳还五汤为理血剂,具有补气、活血、通络之功效,主治中风之气虚血瘀证,其病征为半身不遂,口眼㖞斜,语言謇涩,口角流涎,小便频数或遗尿失禁,舌暗淡,苔白,脉缓无力。临床常用于治疗脑血管意外后遗症、冠心病、小儿麻痹后遗症,以及其他原因引起的偏瘫、截瘫,或单侧上肢,或下肢痿软等属气虚血瘀者。该方重用黄芪,以之为君药,具有大补元气,使气旺血行之功;川芎、赤芍、当归尾等为臣药,具有养血行血的作用;桃仁、红花为佐,地龙为使,具有破血散瘀、通利经络的功效。经现代药理学研究,补阳还五汤具有扩张血管,尤其是动脉血管的作用,同时能够改善微循环,提高组织的耐氧能力,另外还有改变血液流变学的性质、降低血脂、抗动脉硬化,调节血流分布、改善心脏功能,抑制血液凝固、抗血栓形成及预防血栓再发,促进出血和渗出物的吸收,促进组织的修复和再生,抑制胶原纤维的合成,抗组织增生,促进增生性病变的转化和吸收,增强免疫代谢功能,抗过敏反应或变态反应,增强组织细胞的兴奋性、抗血小板聚集、降低纤维蛋白原等作用。同时,补阳还五汤还可促进脑内源性神经干细胞的生长、存活和向神经元及胶质细胞的分化,并且与神经功能的恢复呈正相关。

基于以上的药理作用,以及补阳还五汤的适应证,根据辨证论治,有人将其用于治疗过敏性紫癜:

吴某,女,15岁,于2000年5月4日来诊,主诉两下肢紫斑反复发作已5个月。近5个月来两下肢反复出现紫斑,层出不穷,且每次发作时总会伴有膝关节疼痛。到附近医院检查,化验血小板计数及出凝血时间均未发现异常,诊断为"过敏性紫癜"(关节型)。口服息斯敏及强的松、葡萄糖酸钙、路丁、维生素E等稍有好转,但停服上述药物后又依然如故。遂转而改服中药。诊见患者面如满月,面色苍白,两下肢满布紫红色斑疹,小如粟米,大如黄豆,形状不规则,压之不退色,两膝关节微肿,按之有痛感。舌质淡红、边缘有小瘀点,舌下脉络紫暗,苔薄白,脉弦。证属气不摄血,血瘀阻络。治宜益气摄血,活血通络。

经过辨证,选用补阳还五汤加减:生黄芪20克,当归、赤芍、地龙、桃仁各10克,川芎、红花各5克,紫珠15克,三七粉(吞)10克。每日1剂,水煎服,连服12剂后,紫斑基本消退,关节疼痛肿胀均消失。继以上方去三七粉,再服6剂,紫斑完全消失。嘱每日服红枣50克,1年内未再发。

同样亦有另一病例,运用补阳还五汤治疗其皮肤病。

吴某,男,60岁,于1999年3月12日来诊,主诉两下肢皮疹反复发作10年余。每次发作前均出现畏寒,发热,四肢无力,两膝关节疼痛,随后则出现大豆大小结节,位于小腿前内侧,呈红色,有痛感,但不破溃。经某医院检查,诊为"结节性红斑"。经用抗生素、抗组织胺、激素等治疗,均未见效,遂改服中药。诊见头晕纳差,两小腿伸侧有多个红色结节,约黄豆及蚕豆大不等,对称性散在分布,略高出皮面,按压时疼痛明显,且有灼热感。舌质淡红,舌体胖,边有瘀点,苔薄黄。证属气虚血瘀,经脉阻滞,宜益气活血,化瘀通络。方用补阳还五汤加味:炙黄芪 20 克,当归、赤芍、地龙、桃仁、川牛膝各 10 克,川芎 6 克,红花 5 克,忍冬藤 30 克。水煎服,每日 1 剂。连服 10 剂后,皮疹基本消失,继服 5 剂而愈。

通过这些可以得知,中医在治疗疾病时,看重的不是疾病名称,而是疾病本身的性质以及每个人的具体不同,通过辨证论治的方法,再加上整体审查的思想,治病求本。因此,我们现在可以看到很多用相同的方药治疗不同疾病的事例。

三、中医学对自身免疫病的治疗

自身免疫性疾病,在现代医学当中,可以算是一个原因不明、治疗也不能彻底的疾病。例如类风湿性关节炎,被称为"不死的癌症"。因此,研究自身免疫性疾病的治疗方法,对于医学以及人类的意义至关重要。

例如中医所说的痹症,其临床表现与现代医学中的全身性结缔组织病、类风湿性关节炎、骨关节炎、感染性风湿病、代谢与内分泌疾病伴发的风湿性疾病相类似。中医学中对痹症的病因病机以及论治已有深刻的认识,早在《素问·痹论》中就有"风寒湿三气杂至,合而为痹"的论述。可见风、寒、湿三邪侵入人体乃是痹证发病的病因。《素问·痹论》曰:"病久入深,营卫之行涩,经络失于疏故不通。"清代名医叶天士云:"大凡经主气,以络主血,久病血瘀。"据《血证论》记载:"血瘀积久,亦能化为痰水。"由此可见,痹证日久,其必有瘀。

痹症属于慢性疾病,其病程长,且多迁延难愈,因此一定会引起正气虚损,出现气血阴阳俱虚的表现,进而引起各个脏腑及四肢关节的病变。中医认为,气为血之帅,血为气之主,气血之间是密不可分的,因此气虚必定造成血行出现障碍,继而形成血瘀。清代医家王清任认为治疗这类痹症,需在化瘀通络之时,辅以补气行气之药。且患病日久还可引起阳虚,因此临床上治疗久痹不愈的患者,还应适当配伍补阳之药,配合化瘀通络之剂,疗效皆佳。

如下病案一则：

王某,女,58 岁,2016 年 7 月 12 日初诊。

主诉:反复全身多关节疼痛 10 年,加重 1 个月。

病史:患者 10 年前无明显诱因下出现右手拇指关节疼痛,未予重视,渐出现双手晨僵,双手手指关节、腕关节、肘关节、双膝关节疼痛。于 2008 年 1 月在当地人民医院风湿免疫科确诊为类风湿性关节炎,曾多处求治,疗效欠佳。近 1 个月双手晨僵明显,各关节处疼痛加重,时有刺痛感,夜间尤甚,双手变形,左手中指关节、腕关节肿胀,双上肢上举、背屈受限,时有胸闷、心烦,头昏,口干不欲饮,纳差,便秘,夜寐尚可。舌质暗红,有散在瘀点,苔白腻,脉细涩。

辅检:2016 年 7 月 12 日在本院检查血沉:55mm/h,类风湿因子:207.5IU/mL,C–反应蛋白:33.5 mg/L。

中医诊断:痹证(痰瘀痹阻证)。

西医诊断:类风湿性关节炎。

治法:益肾祛痰,活络止痛。

处方:益肾清络活血方加减。

用药:炙黄芪 30g,炒当归 15g,大血藤 15g,鸡血藤 15g,青风藤 9g,半夏 9g,雷公藤 10g(先煎),苦参 9g,萆薢 12g,黄柏 9g,蒲公英 25g,火麻仁 30g(打碎),川蜈蚣 1 条,乌梢蛇 10g。

30 剂,每日 1 剂,水煎服。

二诊:2016 年 8 月 13 日。

复诊,病史同前。各关节疼痛减轻,左手中指关节、腕关节仍有轻度肿胀,晨僵好转,无明显胸闷、头昏,轻度口干,纳可,二便调,寐安。舌质红,有散在瘀点,苔薄白,脉细涩。

处方:守 2016 年 7 月 12 日方,去火麻仁 30g,加生地黄 20g、八楞麻 15g、豨莶草 20g。

<u>三诊</u>:2016 年 9 月 3 日。

服药后自觉关节疼痛明显减轻,无关节肿胀,轻度晨僵,双上肢上举、背伸受限较前好转,纳可,二便调。复查血沉:25mm/h,类风湿因子:165.7IU/mL,C - 反应蛋白:13.0 mg/L。

处方:守 2016 年 7 月 12 日方,去半夏、火麻仁,加八楞麻 15g、豨莶草20g。半年后随访病情稳定。

本案痹证患者病程较长,痰浊、瘀血互为交结,凝聚不散,经络痹阻,血气不通,久而成瘀,病程绵长,反复发作。治疗宜从瘀、从痰辨治,治当化痰、化瘀,用此法辨治,取效颇佳。

目前来看,类风湿性关节炎并没有很好的治疗方法,一般的治疗原则就是早发现、早治疗,患者能够及时诊断并且合理用药,可以良好地控制症状,并改善预后。同时,应用非药物 - 药物 - 手术等联合治疗方法,可以更好地缓解患者的疼痛及晨僵症状,同时控制炎症,防止病情进展,以达到改善、提高患者生活质量的目的。

中医古籍对本病的病因、病机、证候演变均有论述。《诸病源候论·风湿痹候》中亦有:"由血气虚,则受风湿而成此病。久不瘥,入于经络,搏于阳经,亦变令身体手足不随。"整个发病过程中的病机特点是本虚标实,气血亏虚则是感受风寒湿邪而发病,随病邪的深入,又进一步损伤肝肾精血,扶正补益肝肾应贯穿治疗全过程,但疾病每一阶段又有其主要矛盾,祛风除湿、活血通络之法是治疗疾病的基本法则,不同时期用药各有侧重,扶正祛邪应相辅相成。

本病早期、急性发作,多以外邪为主,风寒湿相搏于肌肉关节之间,使身体疼烦,病之初亦多有发热、恶寒、头痛等症,若病初起,不迅速用疏风、祛寒湿之品及时驱邪于外,每多酿成慢性疾患。故早期治疗应祛风散寒,解表除湿,宣痹止痛,祛邪为主,兼顾扶正,以邪尽为务。祛邪能保存正气,从而达到治疗的目的。常规治疗行痹用防风汤加减,着痹用薏苡仁汤加减,痛痹用乌头汤加减。本病病程较长,且多数患者迁延不愈,这样的过程很容易耗伤气血,因而呈现不同程度的气血亏虚的证候。另外,临证中由于正虚邪去复感者亦不少见,故此阶段需以扶正固本为主,兼以驱邪。扶正能使气血流通,增强抗病能力,方药可选用独活寄生汤加减。治疗时应知常达变,在辨证准确的基础上灵活用药。如临床上除对症用药外,可针对性地配以某些专用药物。首先从药物功效来看:①鹿角胶、龟板胶属骨胶类药物,为有情之品,功效为温强任督,壮骨充髓,对类风湿关节炎晚期有骨节肿大、骨质疏松、软骨缺损者,适当运用龟鹿二胶能发挥较好的治疗作用;②水蛭属有情之品,且祛邪不伤正,多用于寒热交错、虚实相兼之血瘀所致的关节肿痛诸症;③双花、连翘既能清气分之热,又可解血中之毒,对类风湿关节炎,热盛型之顽固疾患甚为有益;④白芥子味辛性温、散寒化湿、通经达络、消肿止痛,为治疗类风湿关节痛消肿必用之要药;⑤全蝎、蜈蚣、山甲、地龙、守宫能消肿止痛,引药直达病所,软化骨节之僵直,故对于久瘀肿痛,关节僵直,骨节畸形患者可选用。再者,根据《路志正医林集腋》载,同一痹病,所患部位不一,用药应选善走经络者。如:①手臂疼痛者加姜黄、桑枝、秦艽、山甲、桂枝;②下肢疼痛者加松节、木瓜、牛膝,湿重加防己、木通、黄柏、晚蚕沙;③颈部背部疼痛加羌活、独活、葛根、蔓荆子、防风;④小关节疼痛加丝瓜络、忍冬藤、鸡血藤、天仙藤;⑤腰部疼痛加羌活、麻黄、狗脊、杜仲、桑寄生;⑥关节变形者加骨碎补、自然铜、生牡蛎、补骨脂。另外,病久不愈,必有痰瘀,《医门法律·中风门》载"风寒湿三痹之邪,每借人胸中之痰为相援,故治痹方中,多兼用治痰之药"。

但是,单纯依靠中医中药治疗类风湿性关节炎效果缓慢,因此可根据现代医学的研究,进行中医与西医的联合治疗。

再附病案一则:

患者,女性,60岁。入院时间:2017年6月22日。

主诉:反复四肢关节疼痛10余年,再发1周。

现病史:患者于2007年5月无诱因出现双腕、双膝关节肿痛,继而双肩、双髋、双手指、双踝关节游走性疼痛,有晨僵现象,就诊于当地人民医院,诊断为"类风湿性关节炎"。先后3次在此医院住院治疗,双膝关节局部封闭及口服甲氨蝶呤、爱诺华、帕夫林半年,症状缓解。1周前,因感受风寒,病情加重,双腕、双手指关节肿胀、疼痛、双髋关节疼痛,晨僵明显,活动略受限,双膝、双踝关节肿胀、疼痛明显,站立、行走困难。查体:脉搏96次/分,呼吸18次/分,血压110/70mmHg,体温36.5℃,神志清,精神一般,双肺呼吸音清,未闻及干湿啰音,心率96次/分,律齐,未及杂音,腹软无压痛,肝脾肋下未及,双肾区无叩痛,双手掌指关节"鹅颈样"畸形,双手肘关节畸形,双侧膝关节肿大、压痛阳性,脊柱无侧弯畸形,双下肢活动障碍,双下肢轻度浮肿,四肢肌力 5 级,巴宾斯基征阴性。舌淡、苔白,脉沉细。

目前初步诊断:中医诊断为尪痹(肾虚寒盛),西医诊断为类风湿性关节炎。

入院后完善相关检查。血常规:血红蛋白(HGB)80.0g/L,白细胞(WBC)4.0×10^9/L,中性粒细胞比例(NE)80.9%。血生化:白蛋白 33.0g/L,球蛋白 29.3g/L,C – 反应蛋白(CRP)103.6mg/L,类风湿因子85IU/mL。心脏彩超:轻度三尖瓣、二尖瓣、主动脉瓣反流。胸片 + 膝关节 + 手 X 线示:①两下肺纹理增多增粗;②双手及右膝关节类风湿性关节炎。复查:肝肾功能、电解质显示,白蛋白 28.7g/L,球蛋白 31.6g/L,钾 3.48mmol/L,CRP41.6mg/L。血常规:HGB77.0g/L,红细胞压积(HCT)0.26,平均红细胞体积(MCV)83.9fl,平均红细胞血红蛋白含量(MCH)25.3pg。21 项自身抗体:抗核抗体 1:1000,抗 SS – A:弱阳性;抗环瓜氨酸肽抗体(CCP)114Ru/mL,余未见明显异常。治疗方案予强的松抑制免疫、来氟米特、甲氨蝶呤抑制细胞内二氢叶酸还原酶,以及中药止痛、祛风除湿、搜风通络、活血化瘀等对症治疗。

治疗 30 天后,患者症状明显改善,已能自己行走,不用扶杖,两手腕及指关节虽仍有变形,但可用力活动,手按之亦无疼痛,膝关节尚有肿胀。予上方加黄芪 30g。1 个月后已能骑自行车上街,仍守上方。2 个月来诊时,食欲很好,仅腕、背、踝部有时发胀,偶有轻痛,腕、指、膝、踝关节虽外观尚变形,但均不影响活动。先后共诊 22 次,服药 110 余剂,病情已稳定,改用粉剂常服。

处方:制附片、防风、地龙、松节各45g,骨碎补54g,续断、赤芍、白芍各60g,知母、麻黄、桂枝、炙山甲各36g,苍术、白术、泽泻各30g,威灵仙、伸筋草各120g,细辛12g,皂角刺21g。共研细末,每次服3g,每日 2 次,温黄酒送服。

随访 6 个月,关节疼痛未发作。

　　此病案根据中西医结合的方法对类风湿性关节炎进行治疗,效果良好。同样,对于其他类型的自身免疫性疾病,根据西医辨病、中医辨证的治疗方法,适当时候结合手术,可以更好地进行诊治,使患者早日脱离疾病造成的困苦。

第七章　藏医及其发展现状

　　人类社会的发展史,就是一部与疾病相抗争的历史。在我国5000年的发展里程中,为炎黄子孙的健康事业作出巨大贡献的民族医学,有着不可磨灭的光辉。民族医药是一个民族在其生存环境中,长期与疾病作斗争中逐渐形成和发展起来的医药理论、技术技能与物质经过世代累积的总和。中国是一个统一的多民族国家,各族人民在漫长的历史发展进程中,用自己的生命和智慧与自然界艰苦环境作斗争,为了各自的生存创造了属于自己民族的独特医学体系。中医药、民族医药和民间医药统称中国传统医学,传统医药是中华民族的瑰宝,是中国各民族在长期的生产与生活实践中创造的一种典型传统知识结晶。在我国国内,长期以来人们习惯将除汉族以外的其他少数民族的医药知识统称为"民族医药",民族医药在其逐渐完善的过程中也不断吸收汉族医药的营养。相对于汉族医药,民族医药因其历史、地理环境及其他原因,具有其独特性,但随着各少数民族历史上频繁的迁徙和交融,民族医药之间又存在相同之处。同时,由于民族内部分支众多,因此每种民族医药内部又存在不同。

　　在世界第一高峰珠穆朗玛峰山脚下,居住着一个非常具有特色的民族:藏族。"藏"为汉语称谓,其最早起源于雅鲁藏布江流域中部地区。藏族人民有自己的语言、文字以及医学,而在中国的民族医药中,理论最为完备的亦是藏族医学。受藏传佛教文化的影响,自公元7世纪伊始,文成公主嫁与松赞干布,带去不少内地医生及医学著作,同时结合古老的高原医学,以及青藏高原特有的疾病防治经验和药物资源,并吸收古印度、古尼泊尔的医学理论,经历了发展、成熟、繁荣等多个阶段,形成了具有高原特色的藏族医学。藏族医学历史悠久,内容系统而丰富,是一个仅次于汉族医学的完整医学体系,是中华民族文化宝库的重要组成成分。

但是现阶段,包括中医药和民族医药在内的传统医药正在逐渐消失,传统医药在其理论、方法和技术方面不断受到现代医学的挤压。另外,由于传统医药的研究相对较少,更勿论民族医药。所以,关于包括中医药在内的传统医药研究,应该早日提上日程。随着 2018 年对于藏医药浴的申遗成功,藏医药浴成为一项非物质文化遗产,对于民族医药的研究,也逐渐在各大医学类院校受到重视。

因为处于一个比较特殊的环境中,藏族人民对疾病有着属于自己的独特的治疗方法,而随着社会的发展和人民生活水平的进步,西藏自治区的各民族人民也在逐渐接受西医药的治疗。但是对于生活在靠近内部的藏族人民,藏医治疗或者中医治疗依然是他们的首选,对于两种医疗方式的选择,我们进行了如下调查。

选取西藏民族大学为样本,以问卷调查的方式在全校师生中开展了一系列调查,掌握目前这两种民族医学在西藏地区的影响和传承,并试图从调查结果中思考如何促进二者间的交流,完善中医学与藏医学在西藏地区的教育、传承和发展。下面详细介绍西藏民族大学广大师生对中医学和藏医学的了解情况调查。

西藏民族大学作为西藏自治区的窗口单位,是培养西藏地区优秀人才的摇篮,也是西藏地区知识分子的汇集之地。因此,西藏民族大学的广大师生是中医学和藏医学在西藏自治区传承与发展的重要群体,具有一定的代表性。在此,于 2015 年 9 月,笔者对西藏民族大学广大师生进行了一份问卷调查,调查内容涉及中医学与藏医学的常识了解、认同程度、学习愿望等方面,基本涵盖了广大师生对中医学和藏医学认识的现况。此次调查共发放问卷 400 份,其中教师 120 份,回收有效问卷 87 份;学生 280 份,回收有效问卷 213 份。数据统计后,10 月,笔者又针对部分问题进行了深入的个案访谈。

一、西藏民族大学师生对中医学和藏医学的常识了解

中医诊疗讲究"望、闻、问、切",藏医有"隆、赤巴、培根"三因学说。笔者设置问题:①你是否知道中医诊疗需要通过"望、闻、问、切"? ②你是否听说过"隆、赤巴、培根"三因学说? ③你是否听说过中医名著《黄帝内经》? ④你是

否听说过藏医名著《四部医典》？⑤你是否知道中医药分"君、臣、佐、使"？⑥你是否知道"冬虫夏草"是藏医药？

表 7 - 1　西藏民族大学师生对中医学和藏医学常识的了解情况

	教师(共87人,汉族42人,藏族35人)				学生(共213人,汉族103人,藏族110人)			
	回答"是"的汉族教师人数	%	回答"是"的藏族教师人数	%	回答"是"的汉族学生人数	%	回答"是"的藏族学生人数	%
问题1	42	100	32	91.4	71	68.9	37	33.6
问题2	35	83.3	35	100	21	20.4	52	47.3
问题3	42	100	31	88.6	73	70.9	41	37.2
问题4	37	88.1	35	100	15	14.6	70	63.6
问题5	40	95.2	30	85.7	57	55.3	19	13.6
问题6	39	92.9	35	100	55	50.5	84	76.4

从表 7 - 1 中可以看出,总体上接受并配合调查的教师人数虽远低于同时参加的学生人数,但对于各项问题的了解程度却远超学生。并且,藏族教师不仅对藏医学的一些常识性内容十分熟悉,对中医学的一些内容也十分了解。同样,汉族教师对中医学和藏医学内容都熟稔于胸。这说明在之前的教育及传承中,中医学和藏医学不仅在本民族得到了良好的继承,也得到了其他民族的认同。反观学生群体,在藏族学生对中医学问题 1、3、5 回答"是"的比例分别为 33.6%、37.2% 和 13.6% 中可以看出,藏族学生对中医的一些知识已经有些陌生,相应的,从汉族学生回答"是"的比例为 68.9%、70.9% 和 55.3% 中可以看出,汉族学生中也有一大部分不是很熟悉中医常识。除此之外,在对藏医学的问题 2、4、6 进行回答时,从汉族学生的回答率分别为 20.4%、14.6% 和 50.5%,藏族学生的回答率分别为 47.3%、63.6% 和 76.4% 中可以看出,不仅汉族学生不是很了解藏医学的知识,藏族学生也不是很熟悉。综上可以看出,新一代的接班人不仅对本民族的医学常识不是十分了解,对其他民族的医学知识更是少得可怜,让人不免对新一代接班人在传承中医学和藏医学的问题上表示堪忧。由于这只是初步的较为粗糙的调查,笔者决定从参与问卷的人

员中随机挑选 100 人,其中教师 30 人,学生 70 人。

二、西藏民族大学师生对中医学和藏医学深入了解的进一步调查

在对各项问题的深入调查中笔者发现,在调查群体中,存在以下几个共性的容易忽视的地方:①西藏民族大学是一所以西藏自治区为主要生源的学校,在校大学生有近 6 成是藏区生源,故而对于中医学的一些概念性常识问题了解不深;②西藏民族大学是涵盖整个藏区进行招生,难免存在市与市、县与县的地方性教育差距问题;③在新一代接班人中确实存在一部分,而且是相当比例的人数,没有接触过中医学和藏医学,对中医学和藏医学不甚了解。针对以上共性问题,笔者在配合的 100 人中又进行了新一轮的问卷调查与个案问询。

问题设置:①你是否接受过中医学和藏医学的相关教育? ②你是否愿意接受中医学和藏医学的相关教育? ③生病时,你是否接受过中医和(或)藏医治疗? ④如果接受过中医学和(或)藏医学治疗,效果是否较满意?

表 7 - 2　西藏民族大学师生对中医学和藏医学的了解的进一步调查

	教师(共30人,汉族17人,藏族13人)				学生(共70人,汉族30人,藏族40人)			
	回答"是"的汉族教师人数	%	回答"是"的藏族教师人数	%	回答"是"的汉族学生人数	%	回答"是"的藏族学生人数	%
问题1	15	88.2	11	84.6	11	36.7	10	25.0
问题2	17	100.0	13	100.0	26	86.6	37	92.5
问题3	13	76.5	12	92.3	14	46.7	13	32.5
问题4	10	76.9	9	75.0	9	64.3	9	69.2

从表 7 - 2 的问卷调查结果中不难看出:①大多数教师接受过中医学和(或)藏医学的教育,学生则缺乏相关教育;②绝大多数教师与学生愿意接受中医学与藏医学的相关教育;③多数教师和少部分学生接受过中医和(或)藏医的治疗,教师对相关治疗的满意程度高于学生的满意程度。由于以上结论研讨多为共性问题,故而笔者在进一步的调查中加重了个案调查的投入。

在个案调查中笔者发现,在教师人群中,大多数人曾系统地接受过中医学

和藏医学的教育,并在以后的学习实践中深受其益,故而对中医学和藏医学的基础理论、用药方式和治疗效果的认同度较高。而在下一代的学生群体中,大多数人只是浅显地听说过或者接受过为数不多的学校安排的课程学习,故而对中医学和藏医学在相关领域的内容和成绩知之甚少。知识的匮乏,也造成了新一代藏区人群对中医学和藏医学认同度的下降,并且在一定程度上减弱了中医学和藏医学在西藏自治区的影响和发展交流。虽然,中医学和藏医学在新一代群体中的影响力稍有下降,但在问及"是否愿意接受中医学和藏医学教育"时,教师为100%,汉、藏学生分别为86.6%、92.5%。

藏区人民从心理上是十分认同中医学和藏医学的,那么如何改善这种人民接收并乐于学习中医学和藏医学相关知识,却又无从下手的局面,结合个案调查与共性分析,笔者认为:

1. 要改变当前局面,应先明白什么是困境,才能有所发展,有所改善

在对西藏民族大学师生进行深入的个案调查中,笔者发现,在西藏自治区内部传承中医学和藏医学大体分为3种形式:①进入诸如西藏民族大学医学部、西藏藏医学院等院校进行学习;②西藏自治区地处偏远的青藏高原,许多村落、县城还存有大量赤脚医生,医学知识世代相传;③其他,如久病成医,自学成才或是人才引进等。在这3种传承机制中,其传承的系统性和权威性以及塑造人才的众多性,无可置疑地是进入大学进行深造这种机制。但就是这重中之重的传承机制,也存在诸多的难题需要克服。

(1)资金不足,发展缓慢。在对西藏民族大学师生进行"西藏自治区内中医学和藏医学传承与发展"的开放性问卷统计中,有73.3%的师生认为,资金不足是"中医学与藏医学在西藏自治区传承与发展"中需首要解决的问题。西藏自治区地处我国西南边陲,环境恶劣,地广人稀,物产相对较少,客观上造成了医学教育整体投入的弱势。物价消费相对较高,学生家庭环境贫困,也在一定程度上造成了许多地方类医学院校生源的流失。无力引进人才和更新学校的教学设备,加之医学类院校培养师生对资源的高需求、高消耗、高花费,大大延缓了医学类事业在西藏自治区的发展。

(2)师资薄弱,良莠不齐。在对西藏民族大学师生进行"西藏自治区内中医学和藏医学传承与发展"的开放性问卷统计中,这一点处于第二位需要直面的困难。从客观上而言,西藏自治区无论是在气候环境,还是在生活物质上都

远逊于内地,加之教育事业资金投入不足,许多中高档医学类人才在选择就业时,多考虑内地医学事业单位。当然,不可否定的是,西藏自治区可以培养一部分具有相当高素质的医学类人才,也有相当一部分医学类人才从祖国各地奔赴藏区,投身于藏区的医学事业建设当中。但对于"西藏自治区内中医学和藏医学传承与发展"而言,这些人才还远远不够。并且,由于许多人才本身存在的流动性,诸多院校难以构建相对稳定的传授队伍。另外,医学是一个与多种学科相交叉的综合类科目,在传授的过程中,需要传授者把握藏区不同地区同病不同症、当地药材使用等诸多方面的事情,这也造成了许多人才会有"水土不服"之感。加之语言沟通,学生接受能力等方面的原因,使得本就薄弱的师资力量更加显得良莠不齐。

(3)传承力弱,行动不强。在医学传承中,除去以上所提客观因素,还有一个最为重要的就是主观因素。就目前的西藏民族大学医学部而言,其是西藏地区首屈一指的医学教学、医疗、科研、创新基地,但哪怕是西藏地区的最高学府之一,其对中医学和藏医学方面的教授与传承也只是处于起步阶段。虽然学校有关部门已努力争取,但其对于中医学和藏医学课程的安排,还是备受主流文化的排挤,如医学生理学、医学病理学等的排挤,导致本来尚算合理的课程安排变得备受争议。除去课程安排,由于中医学和藏医学的传授还需考虑西藏自治区各地区的历史化、特色化、实用化等方面,教授者往往在传授的过程中难以区分知识的主次,而课程量的限制,也会造成知识的传授变得流于形式。基于前面的分析不难看出,西藏民族大学师生都能意识到传承中医学和藏医学的使命感和责任感,但对传承中出现的一些问题还有待解决。

2. 推进和改善中医学与藏医学在西藏自治区传承与发展的机制建构

邱鸿钟曾提出"用文化阐释医学,从医学理解文化"。这一观点告诉我们,学习中医学和藏医学,不单单是学习其相关的医学知识,更重要的是去学习民族文化。单单去学习医学知识,只是为了行医而学习,并没有从根本上认同兄弟民族的文化。而将学习医学知识与民族文化并重,才能从身、心、行动全方位上去感受兄弟民族的内涵与精彩,同时更好地激发学习动力、巩固民族团结。为此,在推进和改善中医学与藏医学在西藏自治区传承与发展的机制建构时,不仅要推广中医学和藏医学的相关知识,更要大力促进民族文化的交流。因此,这里也为解决民族医学传承问题提供了以下几个解决方法:

（1）促进文化交流,加强民族认同,建设特色医学。西藏自治区自解放到现在已度过了60年,在中国共产党的领导下,这60年中西藏自治区取得了令人瞩目的成就,教育事业也得到了长足的发展,其中以西藏民族大学、西藏大学为代表的一批学府已在藏区独领风骚。但不可否认的是,藏区教育事业发展时间、发展规模相较于其他省份,还是有所欠缺。那如何在资金有限的情况下推进并改善中医学与藏医学在西藏自治区的传承与发展呢? 笔者认为,首先,应当推进民族间的文化交流,增进民族间了解,加强民族团结,使广大师生乐于学习,"愿意"从精神上转变为行动上的"躬行"。其次,明确中医学和藏医学在西藏自治区医疗卫生事业的地位和起到的作用,使广大藏区人民确实了解到并且认识到中医学和藏医学在藏区的生命安全中作出的贡献,只有如此提高了藏区人民对中医学和藏医学医疗的认同感,才会使得中医学和藏医学在西藏自治区甚至在全国有更多的受众。另外,藏区医学的长足发展,除去精神上的意识到,现实中的行动到,还要建设特色医学这条"终南捷径"去吸引区外资金来满足藏区人民建设家园、发展医学的强烈期望。

（2）稳定教师队伍,提高人文素质,增强授课能力。要在西藏自治区推进并改善文化的交流,民族的认同,医学的传承,不容忽视的就是有承上启下作用的教育者。这些致力于西藏发展的教育者,每一个都是西藏自治区的宝贵财富。并且,能使民族认同、民族团结和医学传承发展从现有的困境中脱困而出的人,最好是从教师队伍入手,因此构建一个相对稳定的传授队伍势在必行。不仅如此,更重要的是要明白,医学是一个与诸多学科相交叉的综合课目,在构建队伍的同时,必须提高教师队伍的人文素质。韩愈曾说"师者,传道授业解惑也",教授医学,不仅仅是传授书本上的知识。单纯地从课本上去学习中医学和藏医学不仅枯燥无力,更割裂了两个民族间文化的交流,所以要在传授知识时,透过书本,去了解当地的民俗,民族的文化,只有深入了解,才能从根源上学习好中医学和藏医学的相关内容。另外,要在之前的基础上,尽可能地提高授课能力,做到有所注重,有所舍取,可以将学习中医学和藏医学的真谛传授给每一个乐于学习、愿意学习的人。

（3）拓展交流空间,渗透医学知识,增进民族认同。真正去推进并改善西藏自治区民族的交流,中医学与藏医学的传承与发展这项事业不能仅仅依靠学校和有限的课堂时间,更应该做的是去拓展其在藏区人民生活、医疗等方面的空间,让各民族可以主动地去认识、自觉地去学习,使民族医学能够生存在藏区人民一点一滴的日常生活里,真真正正让藏区人民可以在不知不觉中选择、使用中医和藏医,并在其中用最少的花费得到最优化的效果,从而增进民族间的交流和认同。而想达到以上目的,就需要使人民在日常的生活中加深对民族间的了解,需要采用各种方式去渗透相关知识。如组织有精力的学生节假日去公益场所宣传中医学和藏医学的相关知识和相关文化,媒体或者电台在夜间黄金时间可以开展民族医学、民族文化的相关知识讲座等。

　　综上所述,中医学和藏医学从古至今就存在着相互影响、相互学习的关系,它们不仅是我国民族医学在历史的长河中与疾病相抗争的智慧、经验、人文和自然科学的综合体现,也是我国各民族相互学习、增进了解的象征。其在为加深民族文化交流,促进民族团结方面有着不可比拟的作用。尽管随着时代的进步,中医学和藏医学在传承与发展中面临着主观和客观方面的一些困难,但这些并不能否认它们是优秀的民族医学这一事实。应本着使中医学和藏医学在西藏自治区继续传承并有所发展的责任感,进一步学习民族文化、促进民族团结的历史使命感。

　　尽管前路坎坷,但笔者相信,前途终将光明。

第八章 藏医对自身免疫病的治疗

第一节 话题外的一些例子

对于很多患者来说,新药开发的竞争是悲哀的。住在上海的林莉 32 岁,1999 年,她 24 岁的时候感觉到身体异常而开始寻求病因。一开始她以为是关节炎或者感冒导致的身体疲劳,接诊的医生也没有认真检查。虽说母亲家族中有 4 个类风湿性关节炎患者,母亲还是个糖尿病患者,抗核抗体检查的抗体值相当高,但是接诊医生安慰说就算健康的人也可能有这种数值,不要紧。本来该忧虑的事件被搁置放任了。

发病之前,她是一个喜欢运动的女性,每天除 9 小时工作之外,还作为教职员团队的代表到处跑,每周六、周日在附近公园跑马拉松。然而她日渐衰弱,"经常因为关节痛和疲劳难以入眠,睡着的时候更严重"。通过网络她了解到,ANA 值高可怀疑是狼疮病、类风湿性关节炎、强皮症和其他与自身免疫系统相关的疾病。但是,各疾病独有的特异抗体的检查尚未完备,有很多人就算病情加重,直到最后也未能得到确切的诊断。不久前她才和一位 24 小时执勤的消防战士订下婚约,因为未婚夫工作性质的关系,很多时候她不得不一个人度过。"在公寓的沙发床上躺着的时候,我也会想为什么是我要遭遇这样的不幸,我才 24 岁,喜欢跑步,从事着自己喜欢的工作,正打算和最爱的人结婚。"

6 个星期以后,接诊的医生为她介绍了风湿病专家。在那里再次接受了 ANA 检查,没有检测到显示特定疾病的类型,也就是说既没有检测到狼疮的类型或者强皮症的类型,也没有检测到类风湿性关节炎的类型,医生开始尝试药物治疗。因为绝大多数治疗自身免疫系统疾病的药物对健康有较大的风险和副作用,因此在不知道确切病因的情况下使用强力的药物治疗不是一个好的选择。但是医生对她的高 ANA 值非常担心,因为这可能显示着自身免疫性疾病,最后医生给她开了1日服用4次的艾德维尔处方并且观察。

接下来的1年,对于她来说像是在炼狱一般,病情日益恶化,但到底哪里不好却无法诊断。她一方面焦急等待诊断,一方面期待着婚礼。她开玩笑说,她每天抱着一边夹着她的婚礼细节文件,一边夹着她的病情报告单的彩色文件夹到处奔走。

这期间,林莉搬进了未婚夫的家中和他一起生活,很多个夜晚,她都在消防扫描装置的扫描声中度过。听着这个声音,看着工作中的他才让她觉得充实。未婚夫和自然界的火焰作斗争,她在和身体内部的炎症作斗争。躺在沙发上经常会因为关节肿胀疼痛难以入眠,甚至连翻身都很困难。因为不知道身体里正在发生怎样的变化,她变得很不安,烦恼与日俱增。"在电视上,看到很多的人奔跑穿过荒野的画面会突然打击我,因为我可能再也不能那样做了。"

虽然关节的疼痛和衰弱与日俱增,但是因为需要健康保险,林莉尽力勉强自己继续工作,再次接受了ANA检查却依然无法确诊。1年半以来,尽管坚持治疗病情却一直恶化,看样子已经不能见效。因为病情的恶化,医生开始给她使用治疗关节炎的药物非甾体类化合物的抗炎药萘丁美酮,这个药对她也没有什么效果。"我觉得我就是一个定时炸弹,只要拔掉引线就会立即爆炸。"林莉说,"尽管想阻止病情的发展,但是面对它,医生也好我自己也好,也许只能袖手旁观了。"

对于女性来说,女性荷尔蒙中雌激素的分泌与自身免疫性疾病有很大关系,因此医生建议林莉不要服用避孕药。但是结婚后意外怀孕,不可思议的是孕期病情症状有所减轻。然而女儿陈珊出生以后,健康状况开始急剧下降。

之后几个月内关节疼痛肿胀,甚至难以抱起刚刚出生不久的女儿,白细胞数量极度低下,而且背后长出疹子,涂治疗疹子的乳剂也不起作用。接受了皮肤科医生的活组织检查,直到此时才确诊是狼疮。风湿病医生再次使用萘丁美酮并同时使用了氯奎宁。氯奎宁是治疗疟疾的药物,虽然不很清楚它对炎症的作用原理,但也逐渐应用于狼疮和类风湿性关节炎。

她这之前的4年里没有进行过针对任何狼疮的治疗,在1个月的时间里病情急剧恶化,使用类固醇系抗炎药强的松1个月里病情稍有缓和,但之后又出现反复。风湿病专家担心强的松这过山车般时好时坏的效果,因此决定试用有免疫抑制效果的化学制剂硫唑嘌呤。因为这是一种可能引起淋巴肿瘤、白血病等并发症的药物,所以不到万不得已医生和她都不想用。硫唑嘌呤的服用期为 15 个月,到 15 个月结束的时候林莉的病情比较平稳。接着医生决定减少用量,却突然发现别的症状在恶化,关节肿胀,还引发了胸膜炎,开始了剧烈的偏头痛,因此医生决定再次使用强的松。

有时候林莉和医生一起讨论一种 40 年前被承认对狼疮有效却仍处于临床试用阶段的新药,而临床试用的新药尚不能确定对健康的风险和副作用。"医生告诉我,如果我年纪大一些,可能建议我用利妥昔单抗这一类的临床试用新药。但是目前我正在养育孩子,而新药的疗效尚不确定,而且到疗效确定之前还需很多年,没有人愿意赌上性命感染可能致命的病毒吧。"林莉说。

"一边照顾孩子一边接受免疫治疗确实很辛苦,女儿在保育院感染得病一般两三天就能治好,而我受传染患病治疗需要几个星期的时间,因此病情加重,需要再次进行免疫抑制药物的治疗。这样进入恶性循环。"从林莉和丈夫相爱开始,他们就觉得家人越多越好,但是女儿出生以后她的病情开始恶化,他们十分清楚如果再要第二个孩子何等危险。"我希望林莉在我的身边,如果为了要第二个孩子而失去她不是我想要的,而且我们现在有一个孩子,她需要母亲。"丈夫这样想。

"这真令人生气。"林莉说,"我喜欢养育孩子,也想给女儿添个弟弟或妹妹,希望能有让病情暂缓的药物,暂时停用药物,怀孕生子,之后再服药。但是实际上没有这样的药,恐怕以后也是这样。"为了能为狼疮病做些事情,林莉为进行狼疮研究的团体筹集资金,还为在上海召开的"狼疮·行走"活动寻找企业出资人而到处奔走。但是,从 8 年前的夏天患病以来,她早就放弃了跑步,作为母亲也受到很多限制:她不能追赶奔跑的女儿,还因为阳光的照射会引发病情恶化,不能在室外陪女儿玩水、玩足球等。一旦病情恶化就只能在床上度过,根本不能成为自己曾经想象的那样的母亲。

如果能够在病情恶化之前就检测到疾病的存在,并能买到有针对性的自身免疫治疗药物会怎样?那将有多少个像她这样的女性,不用受多年病痛的折磨,作为母亲、妻子、运动员或职业女性,一生过着想要的生活。

对付这样的疾病,不能只是一条路走到头,而应尝试不同的道路,从若干选择项中选择合适的道路。某些药物也许对狼疮、风湿性关节炎的症状有效,但是神经性的自身免疫性疾病患者也许适用其他药物。现在,医院中进行的正是面向神经性免疫疾病患者的药物组合。担任前锋指挥的是神经科学的副教授。最近,教授在位于医院病理楼五楼的个人研究室里,发现人类的神经细胞可以自然生长出独特的成长因子,它有惊人的使病受损的神经修复、再生的能力。

一旦受伤,神经就很难再恢复,但人类的情况不同。和在实验室中使用的老鼠的情况不同,人类的脊髓和神经损伤引起的神经终端之间有相当长的距离。为了使手腕或脚部的神经再生,神经轴索需要在身体中从脊髓延伸1米左右的距离到达指尖或脚尖。教授在不清楚会有怎样的效果的情况下,持续着PTN成长因子的研究,结果有了惊人的发现:PTN有着强大的促进运动神经生长的力量。如果PTN能够使远距离的神经轴索再生,那它就有可能使不能运动的筋肉重新运动起来。因为在拉波的老鼠实验中,使用少量的PTN就可以大大促进神经轴索的再生,所以教授期待这是神经性自身免疫性疾病治疗的新开端。

这很重要,因为治疗四肢末梢神经有障碍患者的方法主要是抑制症状的治疗法,也有使用利妥昔单抗预防疾病再生的情况,但是对神经的再生却无用。"PTN好像是一种独特的长距离成长因子,"教授说,"如果能挖掘它的潜在能力,或许可以开发出成长因子药剂,提高神经细胞的再生能力,促进受损的神经轴索的生长,而且没有副作用。"

如果使用生物检测技术,能提前预知谁会患上自身免疫性疾病,就能够准确无误地针对将会患病的人实施无副作用的介入治疗,像那些相对比较健康的患者就不再使用可能引起危及生命的并发症的一些危险药物。

这样一来可以增加患者的资金补助,可以确定对某些特异分子采取安全有效的治疗方法,在发病之前就采取行动击退疾病,这几千万的患者就算患病也可能过自己想要的生活。

如果实现了这些技术,可以削减大笔医疗费用。现在每年用于自身免疫系统疾病患者的资金达到1200亿元,但是有这么多资金吗?

第二节　藏医对类风湿性关节炎的治疗

位于喜马拉雅山脚下的青藏高原,藏族人民在这里生活了 1000 多年,他们有自己的生活方式以及医疗系统,亦有自己地区的常见病、多发病。在西藏,常见的疾病主要有 4 大类:胃炎、关节炎、脂肪肝、泌尿系统疾病。对于这些疾病形成的原因,有以下几种:

(1)胃炎。藏族人民主要的发病原因是单一的饮食结构。高原地区群众绝大多数是藏民,其主要以畜牧业为主。特殊的生产生活方式决定了其饮食以牛肉、羊肉及糌粑为主。由于藏族地区地处高寒,海拔高、气温低,因此缺少富含维生素的新鲜蔬菜。另外,由于高原地区的海拔高,所以空气含量较低,气压也随之降低,从而导致食物在制作过程中无法达到彻底熟透的状态,故他们所烹饪的肉类中也许会残留多种致病微生物。同时,藏族人民喜欢食用风干的牛羊肉,其中残留的病原微生物或寄生虫,亦会导致疾病的发生。

(2)关节炎。这里的关节炎主要是因藏族地区特殊的自然环境以及藏族人民特殊的着装习惯所造成。高寒地区造成的缺氧环境以及有些湿地造成的寒冷潮湿环境,给关节炎的发病提供了有利条件。同时,藏族人民长期以开襟长袍和马靴为主要着装打扮,又给关节炎的发病提供了条件。类风湿性关节炎是众多关节炎种类中的一种,是临床上比较常见的一种慢性疾病,同时类风湿性关节炎在高原高寒地区发病率较高,因此研究类风湿性关节炎在高原地区的治疗方法,或许可以为平原地区的患者提供一些治疗上的帮助。

(3)脂肪肝。脂肪肝在高原地区同样比较常见,其主要原因一方面是由于藏族人民主要以牛羊肉为主的特定饮食结构造成,另一方面也和高寒地区为取暖而饮酒的原因有关。

(4)泌尿系统感染性疾病。这种疾病的发生主要和高原地区卫生条件落后以及传统文化观念有关。绝大多数生活在高原地区的藏族人民,生活上以游牧为主,他们的居住地随着季节的变化跟随牧草的生长而变化。而其居住条件则以帐篷为主,落后的生活条件使之难以达到比较好的卫生条件,因此居民多患有泌尿系统疾病。另外一个比较特殊的原因是,由于传统文化和宗教信仰的影响。对于妇女而言,去医院进行相关方面的检查是属于禁忌的,因此泌尿系统感染在高原女性多发。

如上所述,高原地区因为特殊的高寒缺氧气候环境,藏族人民当中有相当一部分人患有类风湿性关节炎,而对高寒地区类风湿性关节炎患者的治疗十分重要。随着藏医药浴申遗的成功,这一具有民族特色的治疗方式逐渐进入公众的视野。藏医药浴疗法是千百年来流传下来针对类风湿性关节炎的一种治法,在类风湿性关节炎的治疗方面具有显著疗效。而藏医药浴则是利用西藏地区的道地药材,根据藏医独特的组方方法发展起来的药浴疗法。常用的药浴组方是"五味甘露汤"。顾名思义,就是将全身或发生类风湿性关节炎的局部肢体浸入以 5 种药物为主、经过煮熬形成的药汁中,通过发汗的方法,使患者腠理开放,以达到祛风除湿、通经活络、活血化瘀的目的一种外治疗法。

对于藏医药浴的记载,8 世纪编写的藏医经典《四部医典》中后续部"五械药浴"中,专门详细论述了藏药浴的适应证、禁忌证、方剂、用法和注意事项等。其秘诀部中亦有诸多章节,对药浴的具体应用方法作了论述。这些方法的记载距今已有1000 多年的历史,然而藏族人民仍然在使用此方法治疗相关疾病,因此,藏医药浴可以流传至今而经久不衰必然有其独特之处。

坐落在喜马拉雅山北麓,冈底斯山脉以南的西南边缘的萨嘎县,平均海拔4600 多米,位于雅鲁藏布江上游,北有冈底斯山、南有喜马拉雅山,中间夹有强拉山、同日伦布山等众多高山,山与山之间隔着开阔不等、互不连通的平川、沟谷。萨嘎县位于西藏自治区西南部,日喀则市的西北部,为日喀则市西部三县(仲巴、萨嘎、吉隆)之中心,东与昂仁县、聂拉木县接壤,南与吉隆县、尼泊尔为邻,西与仲巴县,北与阿里地区的措勤县相接,现隶属西藏自治区日喀则市。萨嘎地处高原严寒带半干旱地区,空气稀薄,日照充足,昼夜温差大,干燥寒冷,只有温、寒季之分,总面积为12411 平方千米,养育着大约 13000 人,绝大多数人在这里出生,在这里成长,最后在这里结束自己的一生。

萨嘎,藏语意为"可爱的地方",14 世纪帕竹政权在此设立"萨嘎敦巴宗"。西藏和平解放前,萨嘎县被称为萨嘎宗,属西藏嘎厦(地方)政府管辖。这里草场广阔,牛羊成群,水草丰美,自古以来就被誉为"美丽的地方"。萨嘎人从小生活在这片高寒地区,简单的畜牧生活造就了萨嘎人民热情奔放的性格,和"美丽的地方"相得益彰的是每一位萨嘎人美丽的心灵。这里历史悠久、文化灿烂、乡风淳朴,因为地处严寒,所以无论是萨嘎人还是其他地方的藏族人民,上至耄耋老人,下至 3 岁孩童,每一个人平日里都会或多或少饮上些许青稞酒。

珠杰措姆一家就是生活在萨嘎的普通藏民,家里的小女儿白玛索娜今年 6 岁,正是天真烂漫的年纪。红扑扑的小脸蛋,和她的阿妈央金一样,有着一双又大又圆的眼睛,那双乌黑的眼睛盯着你的时候好像会说话一样,走起路来一蹦一跳,很像他们家养的那只活泼的小羊羔。白玛索娜还有一个哥哥桑木,比她大 5 岁,今年正好 12 岁,正是活泼好动的年纪,又学阿爸珠杰措姆那一身本领,摔跤射箭、骑马狩猎都像模像样。白玛索娜从出生起便跟随阿爸阿妈以及哥哥生活在这片富饶的土地上,她的阿爸阿妈和哥哥也在这里出生、长大。虽然白玛索娜才 6 岁,但是她同样有着藏族人民能歌善舞的特点,又能帮助阿妈做一些轻巧的活计,阿爸阿妈都很喜欢这个活泼可爱的小女儿。不出意外,等到合适的年龄,白玛索娜会在一众男子中挑选自己的如意郎君,然后生儿育女。当然,这些事情对于一个 6 岁的小姑娘来说还很早,现在的白玛索娜还处于无忧无虑的时候。

珠杰措姆祖祖辈辈都生活在这雪域高原之上,他们的生活习惯几乎已经定型,和这片土地上其他藏民一样,因为地处高寒,除了气温较高的日子,其余时候珠杰措姆一家都会适当饮用一些青稞酒,甚至连白玛索娜也能喝上几口。他们不知道自己的生活习惯会对自己的身体造成什么样的影响,也不知道长期饮酒及摄入过多肉食会对以后的身体变化埋下怎样的伏笔。虽然珠杰措姆的长辈们也有关节疼痛难忍的疾病,但是他们仍然不明白这些疾病和他们的生活方式或生活环境有什么样的关系,毕竟他们一直以来都是这样生活,长期没有改变。可以说,如果不出现特殊情况,珠杰措姆一家会和他们的祖祖辈辈一样,在这里出生、生长直至死亡。然而,平静生活的表象之下,却埋伏着暗流。

萨嘎这个地方四季并不分明,入秋以来,一天比一天冷。最开始的异常并没有人去在意,那只不过是一个和平时一样的早晨,如果说有什么不同,也许那天比平时更加湿冷。白玛索娜和往常一样醒来,因为家里没有钟表,而她的年龄也并没有允许她去关注起床的时刻,因此她并不清楚现在是几点。但是值得肯定的是,平常她睡醒的时候,阿妈肯定已经早早起床去做早餐、收拾家务,可是白玛索娜今天醒来的时候发现阿妈还没有起床。白玛索娜并没有觉得奇怪,反而很开心,因为这样阿妈就可以陪自己多睡一会儿。

其实央金并非不愿意起床,而是此时的她无法像往常一样从容地从床上起身。她的身体僵硬得仿佛不属于自己,但她并没有意识到这个现象的严重性,因为在白玛索娜醒来爬到她身边没一会儿,她的身体就恢复了正常,和平时没有区别。但实际上疾病的种子已经埋下。

随后的 1 个月,央金和每年的这个时候一样,准备需要过冬的吃食,衣服也要重新准备。桑木越来越大,前一年的衣服今年已经穿不上了,还有索娜,要给小姑娘准备一些漂亮的衣服,毕竟小姑娘也爱美。趁天气还比较晴朗,需要把家里的东西都整理晾晒一遍。于是为了洗刷东西,央金的双手几乎又是每天都在凉水里面泡着。就这样,1 个月过去了。

再过一段时间就是藏族的新年了,这几天的天气尤其不好,好在勤劳能干的央金几乎已经把过年需要的东西准备完善,即使差点什么,珠杰措姆也可以带着桑木去做。在距离新年还有 2 周的时候,央金发现她的双腿开始有点麻木,脚踝好像肿了起来,而且双手关节处也开始肿大。刚开始,她并没有和之前那一次早上的身体僵硬相联系,以为是这段时间过于劳累导致双手双脚肿胀,或许休息一下就会恢复正常。

就这样过了 3 天,央金的手脚还是肿胀,并且无法正常活动。央金这时候慌乱起来,于是对孩子的阿爸珠杰措姆说了,并和他商量该怎么办。珠杰措姆看到央金的手脚之后,发现她的这些表现和自己阿妈以前的一些症状很像,于是就带着央金去以前给阿妈看病的藏医院那里寻求帮助,希望央金可以恢复正常。

来到医院的珠杰措姆和央金见到了之前给阿妈看病的医生,医生告诉央金,央金现在的症状还算是比较轻,并没有发展到特别严重的地方,但如果不加以治疗,后面的情况会更加严重。医生问央金之前有没有什么不正常的表现,央金这才与那次早晨的身体僵硬联系起来,说自己曾经有过一次全身僵硬的表现。医生说:"幸亏你们就诊比较及时,这种病不能拖延,不然只会越来越严重,不像普通的感冒,过一段时间会自己好转,这种病不加以治疗,情况只会变得更糟糕。"珠杰措姆问医生:"医生,我阿妈也是这种情况,但是现在已经好了。请问这个是什么病?"医生告诉珠杰措姆,这个病现在叫类风湿性关节炎,但是藏医的理论中也有类似的情况,虽然病的名称不一样,但是表现有相似之处。

藏医理论认为,人体内存在三大因素,即"隆"(气)、"赤巴"(胆)、"培根"(涎)。其三大因素支配着七大物质基础(即饮食精微、血、肉、脂肪、骨、骨髓、精)及3种排泄物(即大小便、汗)的运动变化,在一定条件下,这三大因素保持相对平衡,但在内外因素发生变化、平衡失调后,就会导致疾病的发生。

而黄水存在于人体全身各处,在身体肌肤和关节处比较多。它的本性既不属热,也不属寒,病变后寒热两性俱全,所以发生血和希拉所转化者与热相结合,成为热性黄水病,亦称黑黄水病;为巴达干和赫依所转化者与寒相结合,成为寒性黄水病,亦称白黄水病;病变之黄水亦能以合并、聚积等类型进而引起各种疾病,如白癜风、牛皮癣、虫病、疥癣、痹病、白喉、炭疽、丹毒、疱疹、浮肿、水肿等。临床上热性黄水病常见于青年人群、希拉型体质者和对血与希拉之某些条件尚不适应者;寒性黄水病则发生在儿童与老年人人群、巴达干、赫依型体质者和对巴达干与赫依之某些条件还不适应的人。

黄水病变后,虽然散布于全身,但主要窜行于皮肌间、腹腔、关节等部位。由于外部环境影响,隆、赤巴、培根3种维持人体正常生命的因素机能失调,体内坏血、黄水产生。黄水注于关节,则关节疼痛、肿胀、黄水积聚(相当于中医的血瘀气滞、风、寒、湿浸入)引起关节病。黄水病发病时,关节红肿,肌肉疼痛、麻木,或热痛,或遇冷加重,关节屈伸不利,活动不便。若不及时治疗,延长不愈,黄水留滞,可造成关节畸形僵硬,肌肉萎缩。若黄水内传脏腑,可引起脏腑功能紊乱,如心悸气促等。

根据藏医药理论,治疗黄水病的方法是"黄水消导",口服药物包括十味乳香胶囊,功效在于干涸黄水、去除病灶,主治四肢关节肿痛等疾病。而十八味欧曲丸则具有清热、杀疠、开窍之功效,用于麻风、湿疹、四肢关节红肿、黄水病以及风邪毒气引起的一切疾病。除此之外,针对骨关节疾病患者,藏医治疗过程中还有独具特色的藏医药浴疗法。藏医药浴应用五味甘露汤,用于治疗四肢僵直或拘挛。

藏医院的医生通过辨证之后,根据央金的症状给她开了一些药物,最主要的是让她按照药方进行药浴。具体的药方及使用方法如下:

药浴药方：圆柏叶、黄花杜鹃叶各 0.5 千克，水柏枝、麻黄各 1 千克，丛生亚菊 1.5 千克。

药浴方法：将以上 5 味药物装入纱袋内，置于大锅中，加水 250～300 千克，浸泡片刻，加热煮沸 1 小时，取药液放入浴盆内，待水温降至 38℃ 左右时即可开始浸浴。每次浸浴 10～20 分钟，浴后盖上被子，在热炕上发汗 1 小时，如果浸浴时加入麝香、白酒或驱黄水散等，效果会更好。

药浴时间：每日可浸浴 2 次，7 天为一疗程，药浴期间要注意保暖、避风，同时要注意适当增加患者的营养。

药浴禁忌：若患者同时患有严重的心脏病、高血压、肝病、哮喘、肺结核、肺水肿或肾功能不全引起的水肿，禁止进行药浴。除此之外，气温过高或过低，均不适宜进行药浴。

内服药物：口服十味风湿散、二十三味秦皮散和十九味黄水散。

注意事项：家属应密切观察患者的病情，包括关节肿痛部位、晨僵发作持续时间、活动受限程度等，如果发现异常情况应及时报告给主治医生，并做出相关处理。

饮食方面：多吃一些容易消化、易吸收、富含营养的食物，要保证营养均衡。主要以少糖少盐的食物为主，多吃蔬菜和水果，尽量少吃太油腻、含胆固醇高的食物，如小麦、奶制品等。

生活起居：多参加活动，养成喜欢锻炼的习惯，保持心情舒畅；保证充足的睡眠，在睡觉过程中要注意保暖；天气变化时要及时添加衣物，天气转凉时应避免外出，做好保暖工作；尽量不要使用凉水洗手洗脚。

心理疏导：患者家属应加强与患者的沟通和交流，多关心患者，避免患者产生焦虑、紧张的不良情绪。同时应了解患者内心深处的想法，消除患者心中的顾虑，给患者一份理解和爱心，从而帮助患者树立治疗信心。

除此之外，进行治疗的医生还对珠杰措姆一家进行了健康方面的教育。他告诉珠杰措姆，类风湿性关节炎并不是不可治愈的，相反的，药物的治疗再加上良好的心理治疗，以及患者自身的加强锻炼，虽然患有类风湿性关节炎，但生活质量还是可以保障的。医生又给珠杰措姆详细介绍了类风湿性关节炎产生的原因、治疗方法以及各种注意事项等,提高了珠杰措姆一家对疾病的认知,并指导央金要养成良好的生活习惯,保证充足的睡眠,避免太过劳累。同时又叮嘱央金一定要严格遵照医嘱用药,不可以私自停药,并且要定期回医院进行复查。另外,还要主动做一些功能锻炼,提高机体的免疫力。

第九章　中医与藏医之间的比较

　　无论是中医还是藏族医学,对于中华民族来说都是无价之宝,在经历千年之久能够完整地流传下来,肯定有其过人之处。

　　中医学学说主要包括阴阳五行学说、藏象学说、五运六气学说、气血精津液神学说、体质学说、病因学说、病机学说及养生学说、经络学说等,其理论的基本特点为"整体观念"和"辨证论治"。中医以阴阳五行作为理论基础,认为人体是以气、形、神为基础的统一的整体,通过望、闻、问、切,四诊合参,探求病因、病性、病位,分析病机以及人体内五脏六腑、经络关节、气血津液的变化,判断邪正消长,继而得出病名,归纳证型,以辨证论治原则,制定"汗、吐、下、和、温、清、补、消"等治法;使用中药、艾灸、针灸、推拿、按摩、拔罐、气功、食疗等多种治疗手段,使人体达到阴阳调和而康复。

　　历史悠久的藏族医药拥有大量的历史文献、专著以及丰富的临床实践经验,成为具有自己医药理论体系的传统民族医药。作为中国传统医学重要组成部分的藏族医药,藏族医学理论同中医学理论类似,受当时的哲学思想的深刻影响,认为宇宙是由小五行和大五行组成。其中小五行指金、木、水、火、土,对应人体的肺、肝、肾、心、脾 5 个系统;大五行包括整个宇宙,大五行的运行支撑了整个宇宙的运行。藏族医学理论认为,隆、赤巴、培根三者是构成人体的三大元素,任何一个元素失调都会导致疾病的发生。藏医学以三因学说、七大物质、3 种排泄物为基础,形成了自己独特的理论。而其理论的形成与完善亦非一时一人之力,是许多代人共同努力的结果。

　　藏族人民世世代代生活在青藏高原,那里高寒、缺氧,日照强、烈风多,气候多变,而藏族人民又长期以游牧为主,肉食居多,燃料缺乏,因此高原病、高血压、中风、肺心病、风湿病、肝胆病、肠胃病多发,故藏医药对这些疾病的治疗经验相当丰富。在诊断上验尿诊断是藏医的一大特点,治疗上多为藏药浴疗法。

现从中医学和藏医学的基础理论、病因和疾病的简要分析、诊断方法和治疗用药等方面论述二者的区别。

一、基础理论的区别

（一）藏族医药的基础理论

藏医理论认为,人体内存在着隆、赤巴、培根三大因素,饮食精微、血、肉、脂肪、骨、骨髓、精七大物质基础,以及小便、大便、汗3种排泄物。三大因素支配着七大物质基础及3种排泄物的运动变化。藏医学中有关三大因素的论述也被称为"三因学说",和中医学中的三因学说名称有相似之处,但实质却不相同。在藏医学理论中,三大因素指上述所说"隆""赤巴""培根"等,其具体含义如下:

隆,译成汉语是风或气,但其含义比中医的风或气更为广泛。其功效为:主呼吸、血液循环、肢体活动、五官感觉、大小便排泄、分解食物、输送饮食精微,是维持人体生理功能活动的动力。隆一旦失调,则会出现心、肺、肝、胃、肠、肾、骨、胆、血液等各部疾病。同时由于隆在人体所在的部位及功能的不同,又可分为索增隆、紧久隆、麦娘姆隆、恰不欺隆、吐塞隆5种。

赤巴,译成汉语是胆或火,但含义比中医学中的概念更为广泛。其主要功能是产生热能,维持体温,增强胃腑功能,长气色,壮胆量,生智慧等。根据其功能又可分为赤巴觉久、赤巴当己、赤巴朱谢、赤巴同己、赤巴多塞5种。

培根,译成汉语是涎或水和土,相当于中医的津、涎,但含义更广。其功能包括磨碎食物,增加胃液,使人体内的食物消化吸收,主司味觉,供人体营养和输送体液,保持人体的水分,调节人体的胖瘦,使睡眠正常、性情温和等。若培根失调则会出现脾、胃、肾等脏器功能紊乱致病。由于培根在人体所在的部位及功能的不同,又可分为培根登及、培根疟及、培根娘及、培根寸及、培根局尔及5种。

《月王药诊》中认为,人体由隆、赤巴、培根三大因素构成,而南开诺布仁波切所著《出生、生命和死亡》一书则称人类身体的形成、保持和灭亡由三种体液,即具有风大元素的运动属性的风大体液、具有热也就是火大元素的燃烧属性的胆汁体液,以及兼具地大元素的坚固和稳定品质和水大元素的潮湿属性的"培根"(黏液)体液维系。而这三种体液构成"一个集合",即藏语中的 duwa。

无论是三大因素还是三种体液,在一定条件下,上述三者相互依存、制约,保持着相互协调和平衡,当三者中的任何一种或几种因素由于某种或某些原因出现偏盛或偏衰而失调,平衡被破坏,则由原来的生理性变成病理性,继而出现隆病、赤巴病和培根病,危害人体健康。因此治疗上需对三者进行适当调整,使其重新恢复至相互协调。

(二)中医学基础理论

中医理论认为,人体由精、气、血、津液、神,以及五脏、六腑、奇恒之腑和经络等多种物质及结构基础共同支撑。其中精、气、神被称为人的"三宝",而"精"分为"先天之精"和"后天之精","气"包括元气、宗气、营气、卫气以及各脏腑之气,"神"则指使人体各种生理机能及生命活动正常的主宰。中医学理论则是在中国古代唯物论和辩证法思想的影响和指导下,以哲学、阴阳五行学说、藏象学说等概念为基础,通过长期的医疗实践,不断积累,反复总结而逐渐形成的具有独特风格的传统医学科学。中医学理论旨在研究阐发中医学的基本观念、基本概念、基本理论和基本原则,在整个中医学科中占有极其重要的地位,是中医学各分支学科的理论基础。

二、病因学说及疾病的简要分析

病因是导致人体发生疾病的原因,又称作"致病因素""病原"(古作"病源")、"病邪"。疾病是人体在一定条件下,由致病因素所引起的有一定表现形式的病理,包括发病形式、病机、发展规律和转归的一种完整的过程。疾病病因作用于人体之后,机体的生理状态被破坏,产生了形态、功能、代谢的某些失调、障碍或损害。换句话说,病因是指能破坏人体生理动态平衡而引起疾病的特定因素。藏医和中医理论中对于引起人体生理功能发生异常的原因有不同的论述。

（一）藏族医药中病因学说及疾病的简要分析

《月王药诊》中将引起疾病产生的原因大致分为以下 3 种：①由于隆、赤巴、培根三者的或余或缺，导致身体受损，体质衰弱；②组成人体的 4 大种（土、水、火、风）失调，魅魑作祟，起居无规，受外伤等使因缘失调；③食物因素诱发。

以食物因素诱发疾病为例，饮食引发的疾病，是由于饮食和药物不消化而致病。培根消化饮食是水，赤巴消化饮食是火，隆消化饮食是分解和生隆。培根位于身体的上部，赤巴位于身体的中部，隆位于身体的下部。除此之外在各个脏腑也有其各自的位置。三者的功能是，培根将饮食粉碎后，如果不消化会产生脏腑疾病；赤巴将粉碎的饮食进行消化，如果发生盈亏现象就会产生疾病；隆将消化了的饮食分解成 3 份，一份精华滋润人体，一份被寄生虫吸收，一份成为大小便排出体外。如果隆的功能失调，人体就要发生疾病。

饮食和药物首先在胃腑停留，由培根将其粉碎，再由赤巴将饮食消化，然后由隆分解成精华与渣滓，此时精华与渣滓共同停留在胃部。精华进入肝脏，由培根将它粉碎，再由赤巴进行消化，由隆再分解成精华与渣滓，由隆将一部分精华送入心脏和肺腑的脉道，进入肺腑的隆，又被送入 4 条脉道，由培根将其粉碎，赤巴进行消化，由隆分解为精华与渣滓，精华滋养脉道和器官，纯精华充实到周身，滋润肤色、汗毛等，渣滓就是粪便及唾液；另一部分精华进入脑部，鼻涕、眼眵、耳垢等都属于器官产生的污物。如果消化过程不完全，会产生皮肤疾病、脏腑疾病、心脏疾病。如若腐熟不完全会产生培根疾病、脾脏疾病、胃腑寄生虫疾病、胃腑痞瘤症、脾脏肿大、呕吐。胃腑里有胆脉和脾脉及肾脉，留在肝脏里的一份精华，由培根、赤巴、隆三者将它们分解产生热量，再由运行风输送至周身。腑器疾病主要是胆病。培根和赤巴、隆分解后，精华充实到各条脉道和脏腑，渣滓坠入肠道。若培根、赤巴、隆三者未能使其腐熟，会产生盈亏现象使胆囊产生疾病。肝脏的渣滓坠入肾脏，由隆、培根、赤巴分离，由持命隆将身体之元气输送至肾脏，由培根、隆、赤巴消化后，精华充实到血管，滋养关节、骨髓、骨骼等。

根据藏医药理论，藏医一般将疾病分为寒证和热证。《月王药诊》中将疾病简要地分为单一性的疾病、二合症及三合症等，三合症一般发生在秋季的 3 个月。培根的位置坠入赤巴称为二合症，如果被培根、赤巴、隆三者强占，寒热强盛称三合症。培根的位置坠入赤巴,隆会诱发热症,培根下降会呈现出寒象,若果被隆所乘会出现寒隆相斗的现象。南开布诺仁波切在《出生、生命和死亡》一书中又将疾病分为单一体液疾病、两种体液的疾病、三种体液结合起来的疾病 3 种。对于"单一体液的疾病""两种体液的疾病""三种体液结合起来的疾病"的大致描述可参考以下文字:

1. 单一体液的疾病

指因单一体液变异的增长引起的疾病,而导致增长的原因有主因和助缘。其中主因包括食物的各种味道、潜能和品质及医药成分,助缘即季节的变化。"增长"一词指在主因以及助缘的基础上,积累、显现和平息的特定信号会以体液本身性质的生起、表现和消失的方式清晰地显现出来。如果结合季节则可理解为:隆(即风大体液)在冬季 3 月发作,夏季 3 个月蓄积;培根在春季 3 个月发作,秋季 3 个月是兴盛期;赤巴(即胆汁体液)在夏季 3 个月发作,冬季 3 个月是兴盛期。

2. 两种体液的疾病

由于错误的饮食和行为导致的两种体液不平衡的增长引起的疾病被称为"两种体液的疾病"。根据藏医药理论以及两种体液不平衡的增长和损耗形式的不同,将"两种体液的疾病"分为 18 种,其中 9 种疾病以增长的模式和不足的水平来做出区分,标记为增长;另外 9 种疾病以损耗的模式和不足以及严重不足的水平来区分。

(1)以增长的模式和不足的水平区分的 9 种疾病。这 9 种疾病又分为培根和胆汁等同增长,风大剧烈增长;培根和风大等同增长,胆汁剧烈增长;风大和胆汁等同增长,培根剧烈增长 3 种。培根不足,胆汁增长,风大剧烈增长;胆汁不足,培根增长,风大剧烈增长;培根不足,风大增长,胆汁剧烈增长;风大不足,胆汁增长,培根剧烈增长;风大不足,培根增长,胆汁剧烈增长;胆汁不足,风大增长,培根剧烈增长 6 种。

(2)以损耗的模式和不足以及严重不足的水平来区分的 9 种疾病。此 9 种疾病又分为培根和胆汁的等量损耗,风大严重损耗;培根和风大的等量损耗和胆汁严重损耗;风大和胆汁等量损耗,培根严重损耗 3 种。培根平衡,胆汁损耗,风大严重损耗;培根平衡,风大损耗,胆汁严重损耗;胆汁平衡,培根损耗,风大严重损耗;胆汁平衡,风大损耗,培根严重损耗;风大平衡,培根损耗,胆汁严重损耗;风大平衡,胆汁损耗,培根严重损耗 6 种。

3. 三种体液结合起来的疾病

由于错误的饮食或错误行为导致的所有三种体液从它们的自然状况中发生偏离和变异而失去平衡,被称为"三种体液结合起来的疾病"。而三种体液以增长和损耗的形式结合起来的疾病共有 26 种,在藏医药理论中,根据三种体液之间结合起来是增长或损耗的形式不同,又可将 26 种疾病分为两类,其描述具体如下:

(1)根据增长模式区分。所有三种体液的等量增长,为增长模式中较为特殊的一种。

根据它们的增长程度为极度、中等和弱等区分,排列组合起来,共有 6 种,分别为:风大极度增长,培根中度增长,胆汁弱增长;风大极度增长,胆汁中等增长,培根弱增长;胆汁极度增长,培根中度增长,风大弱增长;胆汁极度增长,风大中度增长,培根弱增长;培根极度增长,胆汁中度增长,风大弱增长;培根极度增长,风大中度增长,胆汁弱增长。

其中一种体液严重增长的 3 种疾病为:培根和胆汁增长,风大严重增长;风大和培根增长,胆汁严重增长;风大和胆汁增长,培根严重增长。

其中两种体液严重增长的 3 种疾病为:培根增长,风大和胆汁严重增长;胆汁增长,风大和培根严重增长;风大增长,培根和胆汁严重增长。

(2)根据损耗模式区分。所有三种体液等量损耗,为损耗模式中较为特殊的一种。

根据它们的损耗程度为极度、中等和弱等区分,共有 6 种,分别为:风大极度损耗,培根中度损耗,胆汁弱损耗;风大极度损耗,胆汁中度损耗,培根弱损耗;胆汁极度损耗,培根中度损耗,风大弱损耗;胆汁极度损耗,风大中度损耗,培根弱损耗;培根极度损耗,胆汁中度损耗,风大弱损耗;培根极度损耗,风大中度损耗,胆汁弱损耗。

其中一种体液严重损耗的 3 种疾病为:培根和胆汁损耗,风大严重损耗;培根和风大损耗,胆汁严重损耗;风大和胆汁损耗,培根严重损耗。

其中两种体液严重损耗的 3 种疾病:培根损耗和风大胆汁严重损耗,胆汁损耗和风大、培根严重损耗,风大损耗和培根、胆汁严重损耗。

此外,亦有因外部伤害导致人体疾病的,称为创伤。

(二)中医药理论中对病因学说及疾病的简要分析

中医学认为,疾病的发生、发展和变化,与患病机体的体质强弱和致病邪气的性质密切相关。无论是外感六淫,还是内伤七情或饮食劳逸,在正气旺盛,生理功能正常的情况下,不会导致人体发病。病邪作用于人体,人体正气奋起而抗邪,引起了正邪相争。若正气虚弱,人体功能活动不能适应诸因素的变化,邪气对人体的损害居于主导地位,破坏了人体阴阳的相对平衡,或使脏腑气机升降失常,或使气血功能紊乱,从而影响全身脏腑组织器官的生理活动,继而产生一系列的病理变化。

祖国医学在发展过程中,历代医家对疾病的病因提出了不同的分类方法。如《黄帝内经》中的阴阳分类法,汉·张仲景、宋·陈无择的三因分类法。其中陈无择在《三因极一病证方论》中提出"三因学说",即把六淫外感归为外所因,七情内伤归为内所因,饮食劳倦虫兽金刃归为不内外因,此分类方法比较系统、明确,对后世医家影响较大。古人这种把致病因素和发病途径结合起来的分类方法,对临床辨证确有一定的指导意义。

在疾病的发生发展过程中,原因和结果是相互制约、相互作用的。在一定的条件下,因果之间可以互相转化。在某一病理阶段中是病理的结果,在另一阶段中则可能成为致病的原因。例如,痰饮和瘀血,是脏腑气血功能失调形成的病理产物,但这种病理产物一旦形成,又可作为新的病因,导致其他病理变化,出现各种症状和体征。这种病因和病变的因果关系,是通过人体脏腑功能失调发生的,而疾病的发生形式、轻重缓急、病证属性、演变转归等,是个人体质、病邪、情志、行为、时间以及地域等多种因素共同作用的结果。

中医病因学的特点包括整体观念和辨证论治。中医学认为,人体内部各脏腑组织之间,以及人体与外界环境之间是一个有机的统一整体。因此,中医学将人体与自然环境,人体内部各脏腑组织的功能联系起来,用整体的、联系的、发展的观点,探讨致病因素在疾病发生、发展、变化中的作用。在天人相应统一整体观的指导下,用普遍联系和发展变化的观点,辩证地探讨了气候变化、饮食劳倦和精神活动等在发病过程中的作用,奠定了中医病因学的理论基础。

辨证论治是中医特有的认识疾病及其病因的方法。中医理论认为一切疾病的发生,都是某种致病因素影响和作用于机体的结果,由于病因的性质和致病特点不同,以及机体对致病因素的反应各异,所以表现出来的症状和体征也不完全相同。因此,根据疾病反映出来的临床表现,通过分析疾病的症状推求病因,就可以为临床治疗提供理论依据。从人体的反应状态和生活条件变化及治疗手段等因果关系,总结出规律性的认识,从症状和体征来推求病因。以病证的临床表现为依据,通过综合分析疾病的症状、体征来推求病因,为治疗用药提供依据,这种方法即为辨证论治。只有采用辨证求因的方法认识病因,把对病因的研究与对症状、体征的辨析联系起来,才能对临床治疗起指导作用。

三、诊断方法之间的区别

疾病的诊断是医生在工作中的重要一环,而只有正确地诊断,才能对症治疗。对人体疾病的诊断是一个认知过程,认识的目的在于进一步指导实践。中国的民族医药亦属于中国传统医药的一部分,因此其诊断方法和中医有相同或相似之处。中医一般采用四诊法诊断疾病,即通过望其外部的神色、听其声音、嗅其气味、切其脉候、问其所苦4种手段,收集与疾病相关的信息,在此基础上做出与疾病相关的判断。人体疾病的病理变化,大都蕴藏于内,仅通过这4种诊断方法,即能判断出疾病的本质,其主要就在于"司外揣内"。民族医药多采用与之相似的方法,但在此基础上有较大发展,具有民族特色。

(一)藏医的诊断方法分析

藏医的诊断方法,主要包括望、切、问三诊。望诊是察看病人的体型、肤色等外在的体征,其中尿与舌是重点观察对象,通过观察舌苔、检查小便,从隆、赤巴、培根等的具体形态诊断疾病;切诊是触摸全身的寒热,皮肤的润燥、凸起等,切脉是一个很重要的方面;问诊即询问病因、患病的时间、患病部位、症状等。一般来说,对一种疾病的诊断,必须综合运用各种诊断方法,全面分析,才能得出正确的结论。

1. 尿诊

在藏医所有的诊断方法中,尿诊最具特色。尿诊是根据尿液的色泽、气味等内容判断疾病的病性、病位等。藏医的尿诊和现代医学中的尿液化验有所不同,藏医对验尿所用的标本有严格的要求。首先,是对患者本身的要求,要求患者在验尿前切勿多饮,保持安静,不要有剧烈的情绪波动,不要过于劳累,睡眠要足够,这样才能保证尿液反映体内的真实情况。其次,用于诊断的尿液应该在清晨收集。因为子夜以前,尿液为白天饮食所化,难以正确反映体内真实情况;而子夜以后,饮食已经消化完毕,此时的尿液最能代表体内的实际情况。再者,在晨曦初露之时收集标本,可以观察尿液的颜色,也便于观察其蒸汽的逸出情况,尿液表面漂浮的浮膜及尿中的漂浮絮状物等。同时,观察尿液时候的光线选择也有讲究,太暗或太强均不适宜诊尿。光线太暗不易观察清除尿液的状态,光线太强则容易掩盖真实情况。最后,对于尿诊所用的容器也有一定要求,验尿所用的器皿只能是白色,而不应使用黄色、黑色和红色的容器,以免掩盖尿液本身的颜色。

取得尿液之后的观察分3个阶段:第一阶段是在尿液刚取得时,主要观察其颜色、气味、蒸汽、泡沫等;第二阶段是在放置片刻后,观察其液面漂浮的浮膜和其他漂浮物;第三阶段为尿液冷却后,观察其色素的变化。最后全面分析3个阶段观察的结果,为正确诊断疾病提供依据。

验尿还与四季因素相关。尿诊的方法包括三境验尿法、九格验尿法等。其中三境验尿法指在不同的季节应从不同方面进行尿诊,包括木之三境(春季3月)、金之三境(秋季3月)、火之三境(夏季3月)、水之三境(冬季3月)和土之三境。木之三境应从尿液的泡沫诊断疾病,金之三境应从尿液变化的时间诊断疾病,火之三境应从尿液的蒸汽诊断疾病,水之三境应从尿液的尿膜诊断疾病,土之三境应从尿液的颜色诊断疾病。

2. 脉诊

藏医诊断过程中另一种十分重要和具有民族特色的方法是脉诊。虽早在7世纪,内地的中医脉诊便传入西藏,且据调查,藏医的发展历史过程中亦出现过譬如《脉学师承记》的著作,二者内容上有明显相似之处,但藏医的脉诊和中医切脉略有不同。

藏医诊脉前要求患者必须充分休息,不能饮酒,不能过度疲劳,情绪方面要求不能有太大的波动,且需禁房事。诊脉当天,患者清晨起床,不许进食,亦不许过度劳累或吸入冷空气,且诊脉时应在细微脉道血液未充盈、大脉管血液未衰败之时,此时医生用寸、关、尺三指平按诊脉。藏医诊脉的部位与中医相似但略靠近肘窝部,且与中医分别诊左右手不同的是,藏医诊脉有时会左右两边同时进行。在诊脉指力方面,与中医中轻、中、重指力不同的是,藏医在指候冲脉处轻按,候甘脉处中按,候恰脉处重按。中医在不同性别之间的诊脉方式区别不大,但藏医理论中,医生应以右手三指诊男性患者左手之脉为主,以左手三指诊女性患者右手之脉为主,再诊另一只手作为参考。藏医中亦有诊治临危病人的足背跗阳脉之特殊脉诊。

藏医理论认为,寸脉主心脏,关脉主肝脏,尺脉主肾脏。亦有右腕寸脉主肺腑,关脉主脾腑。人体正常脉象有阴脉、阳脉和中性脉 3 种,医生诊脉之初须辨别患者脉象正常时是属阳、属阴或中性。一般来说,女子多为阴脉,男子多为阳脉,而中性脉则男女均可遇见。藏医中对异常脉象的分类包括浮、沉、洪、细、大、小、滑、涩、满、实、空、迟、数、长、短、缓、紧、弱、粗、硬、柔、促、扁、间歇、慢等 20 多种。

3. 试验诊断法

试验诊断法属藏医诊断过程中一种独特的诊断方法,当医生对疾病诊断有所怀疑时,可先用药物进行试探,观察患者的反应,然后再作分析,最后得出结论。例如对于隆病有所怀疑时,一般使用踝骨汤试探;对于赤巴病有所怀疑时,可用藏茵陈汤试探;对于培根病有怀疑时,可用三味光明盐汤进行试探。其他疾病亦可运用少量药物进行试验,分析疑点,最终得出诊断治疗方法。

(二)中医诊断方法

中医的诊断理论有多个内容,除了与藏医相类似的四诊之外,辨证属中医诊断中具有特色的一点,包括八纲辨证、病因病机辨证、气血津液辨证、脏腑辨证、经络辨证、六经辨证、卫气营血辨证和三焦辨证等多个内容。其中八纲辨证即运用中医基础理论,从阴阳、表里、寒热、虚实 8 个方面对疾病进行归纳分析,进而判断疾病的本质,寻找最佳的治疗方法。

中医的四诊包括望、闻、问、切 4 个方面。医者运用视觉,对人体全身和局部的一切可见征象以及排出物等进行有目的的观察,以了解健康或疾病状态,称为望诊。望诊的内容主要包括:观察人的神、色、形、态、舌象、络脉、皮肤、五官九窍等情况,以及排泄物、分泌物,分泌物的形、色、质量等。闻诊包括听声音和嗅气味两个方面:听声音,主要是听患者言语气息的高低、强弱、清浊、缓急等变化,以及咳嗽、呕吐、呃逆、嗳气等声响的异常,以分辨病情的寒热虚实;嗅气味,主要是嗅患者病体、排出物、病室等的异常气味,以了解病情,判断疾病的寒热虚实。问诊是医生诊断过程中比较重要的一个环节,很多信息只有通过问诊得出。良好的问诊技巧可以获得大量的有用信息。问诊既包括询问患者本身,也包括询问患者家属或患儿的家长,可以提示病变的重点,有利于疾病的早期诊断。切诊包括脉诊和按诊 2 部分内容,脉诊是按脉搏,医者通过指腹按一定部位的脉搏,判断不同的脉象,进而诊察疾病;按诊则是在患者身躯上的一定部位进行触、摸、按压,以了解疾病的内在变化或体表反应,从而获得辨证资料的诊断方法。

四、用药及治疗方法的分析

对药物的认识和理解是医生用药的前提,用药的正确合适与否又是影响疾病是否能够治愈的重要因素。因此,药物的理论和使用方法在疾病治疗过程中尤为重要。中国是一个地大物博的国家,幅员辽阔,祖国各地广泛分布着各种少数民族的人民。由于各族人民各自生活的地理环境和自然资源差异很大,因此,每个民族在长期与疾病作斗争的实践过程中,因地制宜,逐渐形成了具有自己民族特色的药物治疗理论和实际应用。但同时由于各民族之间的相互交流,其治疗理论与药物的使用方面亦有相通之处。

(一)青藏高原上的药物及其使用方法简析

1.青藏高原上的藏药资源

被称为"世界屋脊"的青藏高原是藏族人民的聚居之地,也是藏医药发生发展的摇篮。青藏高原地域辽阔,自然条件多变,动植物资源十分丰富,根据前人多年来的调查资料统计,已入藏药的植物总计 2000 多种。其中既包括有被子植物,还包括各种菌类、裸子植物和地衣、藓、蕨类植物。动物药达到160种左右,矿物药达50余种。常用藏药中有1/3用药与中药相同,藏区本地草药则占常用藏药一半以上。由于藏药材生长在强阳光、强紫外线、高寒缺氧、昼夜温差大的高海拔地带,因此具有高活性、低污染、药力充沛等特性。因此,高原地区的各种藏药是天然药物领域中一颗颗闪亮的明珠。

2. 藏族用药

(1)藏药的性能及应用。藏医药理论认为,药物与五行(土、水、火、气、空)有关,其性、味、效亦源于五行。正如《月王药诊》中文殊菩萨回答众信徒时所言:"药物可以消除疾病,它是由土、木、水、矿物等产生。"药物依赖五行生长或为五行所化,五行缺一,生物则不能正常生长。对于藏药在临床使用,与中医理论药物应用亦有类似之处,其应用是根据药物的六味、八性、十七效辨证取用。

六味即甘、酸、咸、苦、辛、涩。藏医理论认为,土水偏盛的药物味甘,火土偏盛的药物味酸,水火偏盛的药物味咸,水气偏盛的药物味苦,火气偏盛的药物味辛,土气偏盛的药物味涩。药物的六味对于治疗疾病的作用各不相同。总的来说,甘、酸、咸、辛能治隆病,苦、甘、涩味能治赤巴病,辛、酸、咸味能治培根病。正常使用药物可以治疗缓解疾病,但是药物的过量使用亦可造成毒害。因此,在药物的使用过程中,应严格控制药量。

对于不同药味的药物,在经过消化之后,使原有之味发生变化。如甘、咸两种药物,经过初步培根消化后,化为甘味。酸味在中期赤巴消化后,仍然化为酸味。苦、辛、涩三味在后期等火风消化后转化为苦味。而经过消化后的药物,因其药味发生改变,药物的作用也随之出现相应的变化:甘味能治隆与赤巴病,酸味能治培根与隆病,苦味能治培根与赤巴病。

药物的特性除六味之外,还有八性和十七效,即重、润、寒、钝、轻、糙、热、锐8种性质,以及柔、生、温、润、稳、寒、钝、凉、软、稀、干、燥、热、轻、锐、糙、动17种效能。根据药物性质、效能的不同,其所治疗的主要疾病亦有不同。药性"生、润、寒、钝"者可治隆病、赤巴病,药性"轻、糙、热、锐"者则可治疗培根病。每种药物都具有固定的性、味、效,因此必须根据十七效的对治配伍主方。而所谓对治,就是两两相对,其性相反,一为药性,一为病性。如寒与热,寒性病用热性药治之,热性病用寒性药治之。

另外,藏药对于不同药物的使用亦有不同的要求,方剂既有单方,也有复方,复方的药物少则一二味,多者达到数十味,临床上根据患者和疾病的不同进行选择。同时,藏药在应用过程中,对重金属和矿物质药物的使用非常多,远高于中药中同类药物的使用量。

(2)药物的炮制及剂型。药物炮制的目的是去除杂质和非药物部分,降低或消除药物的毒性,改变或缓和药物的药性或药效,提高临床治疗效果,便于制剂和储存。因此,藏药在使用过程中亦离不开对药物的炮制。常见的藏药炮制方法有火制法、水制法、水火共制法 3 种,其中火制法又包括煅、烫、炒、炙、熬 5 种,水制法包括洗、淘、泡 3 种,水火共制法包括淬、煮、蒸 3 种。藏医对于各种名贵藏药的炮制提炼技术的工序十分严谨,具有较高的难度。

剂型是药物使用过程中的必要形式,药物的剂型可以根据药物实际应用的需要进行选择,与中药类似,藏药在临床应用中亦存在不同的剂型。常见的藏药剂型有散剂、糊剂、汤剂、丸剂、药酥油剂 5 种,其中散剂或糊丸用途较广,汤剂则较少使用。

(二)中药的使用及其使用方法简析

中草药的来源有植物、动物和矿物,与藏药不同的是,中草药以植物药占绝大多数,使用也更普遍,所以古代相沿把药学叫作"本草"学。中草药的应用充分反映了中国历史、文化和自然资源等方面的诸多特点,有着独特的理论体系和应用形势,因此又称为"中药"。几千年来,中草药一直被中国人民用作防治疾病的主要工具,现存最早的一部药物学专著为《神农本草经》,后世亦有相当完善的《本草纲目》问世。

1. 中草药的性能及应用

医者在诊疗过程中,除了必须对患者的病情作出正确的诊断以外,还必须熟练掌握中草药的性能,才能进行正确的选择和应用。对于中草药的学习,应从其性味、归经、升降浮沉、药物补泻等方面共同理解。其中,中草药的性味指中草药的四气和五味。

四气,是寒、热、温、凉 4 种药性,是通过长时期的临床实践与观察,根据药物作用于人体所产生的反应归纳总结所得。其中,寒凉和温热相互对立,而寒和凉、热和温,只是程度上的不同,温次于热、凉次于寒。作为医者,只有熟悉各种药物的药性,才能根据药物的药性和疾病的性质进行针对性的治疗。"疗寒以热药、疗热以寒药"和"热者寒之、寒者热之"是药物应用过程中常见的治疗原则。中草药中的寒凉药,大多具有清热、泻火、解毒等作用,常用来治疗热性病症;温热药,大多具有温中、助阳、散寒等作用,常用来治疗寒性病症。此外还有一些药物的药性较为平和,称为"平"性药,但习惯上仍称为四气。

五味,指药物酸、苦、甘、辛、咸 5 种不同的滋味。药物五味主要是由味觉器官辨别或根据临床治疗中人体反映出来的效果而确定的。辛有发散、行气或润养等作用,一般发汗的药物与行气的药物大多数有辛味,某些补养的药物,也有辛味;甘有滋补、和中或缓急的作用,一般滋补性的药物及调和药性的药物,大多数有甘味;酸有收敛、固涩等作用,一般带有酸味的药物大都具有止汗、止渴等作用;苦有泻火、燥湿、通泄、下降等作用,一般具有清热、燥湿、泻下和降逆作用的药物大多数有苦味;咸有软坚、散结或泻下等作用,一般能消散结块的药物和一部分泻下通便的药物带有咸味。除五味以外,还有淡味、涩味。其中淡是淡而无味,有渗湿、利尿作用,一般能够渗利水湿、通利小便的药物大多数是淡味;涩有收敛止汗、固精、止泻及止血等作用。由于淡味没有特殊的滋味,所以一般将它和甘味并列,称"淡附于甘";同时,涩味的作用和酸味的作用相同,因此,虽然有 7 种滋味,但习惯上仍称"五味"。中草药使用过程中比较特殊的一点是归经理论。归经,就是药物对于人体某些脏腑、经络有着特殊的作用。药物归经这一理论,是以脏腑、经络理论为基础的。由于经络能够沟通人体的内外表里,所以一旦人体发生病变,体表的病症可以通过经络影响内在的脏腑,脏腑的病变也可通过经络反映到体表。疾病的性质有寒、热、虚、实等不同,用药也必须有温(治寒症)、清(治热症)、补(治虚症)、泻(治实症)等区分。但是发病脏腑经络又是不一致的。在治疗上,温肺的药物,未必能暖脾;清心的药物,未必能清肺;补肝的药物,未必能补肾;泻大肠的药,未必能泻肺……所有这些情况,都说明药物归经的重要意义。

性味和归经是药物应用过程中的重要参考依据,其他的还有升降浮沉、补泻等性能。对于中草药的应用,只有全面掌握其性能,才能在临床治疗中更好地运用。

2. 中草药的炮制及剂型

对于中草药的炮制,和藏药类似,亦有火制法、水制法、水火共制法等,不同点在于炮制过程中所用的介质不同。中草药的使用方法包括内服法和外服法,外用的一般用于外科、伤科、针灸科及眼耳口腔等疾病,应用方法很多,如灸法、敷药法、洗浴法、吹喉法、点眼法、温烫法、坐药法等;内服法则有汤、丸、散、膏、露、酒等,适应范围较广。

五、藏医特色疗法

藏医亦有其独特的治疗方法,既包括药物治疗,又有非药物治疗。

1. 药物治疗

藏医的药物治疗也包括外用及内服,外用法中最具藏族特色的便是藏族药浴疗法。

药浴是指将不同方式加热或不加热的草药制品,通过熏、蒸、敷、熨、洗浴等方法治疗人体相应部位疾病的一种外治疗法。药浴疗法是全面体现藏族医药理论体系和药物特点的外治疗法之一,在藏医古籍《四部医典》中已经有关于药浴的专门治疗。而藏医药浴在治疗风湿病、类风湿病、关节病、皮肤病等某些疑难杂症方面具有独特的疗效。

藏医药浴最常用的是水浴。水浴亦分为两种,一是取天然温泉水做药浴,另一种是用五味甘露汤。前者对于风湿肌肉关节疼痛、关节强直、肌肉干瘦等具有一定疗效,后者的使用要根据患者病情进行及时改变。药浴进行时温度要适宜,不可过热或过凉,洗浴过程中以舒适为度。药液可以反复使用,但为加强药力,每隔一段时间要再加入新的药液,以保证疗效。除此之外,亦有蒸汽药浴和"缚浴法",前者是利用药液蒸发出的蒸汽进行疾病的治疗,后者是将药物放置于布袋中,对患病局部进行治疗。

此外,药物治疗还包括藏药催吐法和藏药搽涂外敷法。催吐法主要用于食积不化、误食毒物、腹内寄生虫,亦可治疗胃中各种培根病证。藏医药理论认为搽涂法对身体具有补益作用,但皮肤病患者不宜使用。外敷法亦是藏医药物治疗中的一种方法,分为冷敷和热敷两种,用于治疗隆型或培根型的消化不良、内脏绞痛、黄水病、血病等病症。冷敷法一般用于热病,热敷法则一般用于风寒引起的寒性病症。

2. 非药物治疗

藏医理论中的非药物治疗主要包括放血疗法、灸法等,和中医的放血疗法及灸法相类似,这里不过多赘述。

此外,利用藏医药浴对类风湿性关节炎进行治疗,亦取得了良好的治疗效果。藏医院的医生在临床治疗过程中,将 60 例类风湿性关节炎患者随机分为对照组和实验组。其中对照组采用常规护理,实验组采用藏医药浴的护理方法,之后对照两组的躯体功能、社会功能、心理功能、物质状态功能等各项指标。经观察,经过藏医药浴护理的类风湿性关节炎患者,明显比常规护理的患者恢复状况好。

后来对 120 例类风湿性关节炎患者进行中医、西医及藏医等治疗方面的对比分析发现,中医与西医联合治疗、中医与藏医联合治疗、西医与藏医联合治疗比单纯应用中医、西医、藏医的治疗效果好,但是比三者联合应用要差。因此,在治疗疾病时,若能将三者联合应用,必将事半功倍。

六、总结

在藏医理论中,饮食疗法受到高度重视。其理论认为,人在患病之初应先进行饮食方面的调理,注意起居养生,只有当饮食疗法失败后,才转而寻求其他治疗方法。同时藏医理论还强调,要根据季节的不同进行起居饮食等方面的调节,从而更好地适应环境,以达到养生长寿的目的。这和《黄帝内经》中"法于阴阳,和于术数,食饮有节,起居有常,不妄作劳,故能形与神俱,而尽终其天年"一句有相似相通之处。由此可见,无论是中医学还是民族医学中的藏医学,都认为人与自然是统一的整体。